数字中医

开启健康管理新时代

探索中医治未病数字化健康管理
糖尿病前期的新服务模式实践

陈玮 黄文秀 主编

全国百佳图书出版单位
中国中医药出版社
·北京·

图书在版编目（CIP）数据

数字中医：开启健康管理新时代 / 陈玮，黄文秀主
编 . -- 北京：中国中医药出版社，2025.3
ISBN 978-7-5132-9309-9

Ⅰ . R211

中国国家版本馆 CIP 数据核字第 20253XC431 号

中国中医药出版社出版

北京经济技术开发区科创十三街 31 号院二区 8 号楼
邮政编码　100176
传真　010-64405721
北京盛通印刷股份有限公司印刷
各地新华书店经销

开本 710×1000　1/16　印张 15.5　字数 252 千字
2025 年 3 月第 1 版　2025 年 3 月第 1 次印刷
书号　ISBN 978 – 7 – 5132 – 9309 – 9

定价　76.00 元
网址　www.cptcm.com

服 务 热 线　010-64405510
购 书 热 线　010-89535836
维 权 打 假　010-64405753

微信服务号　zgzyycbs
微商城网址　https://kdt.im/LIdUGr
官 方 微 博　http://e.weibo.com/cptcm
天猫旗舰店网址　https://zgzyycbs.tmall.com

如有印装质量问题请与本社出版部联系（010-64405510）

《数字中医——开启健康管理新时代》
编委会

主　编：陈　玮　黄文秀

副主编：肖斌斌　刘　川　霍彦金　荣　超　林　敏

编　委：（按姓氏笔画排序）

毛　勇　刘　莹　李成程　吴　丹　吴敏之

汪　雯　张松蕊　陈奕滔　赵国森

序

　　随着生活节奏的加快和生活方式的改变，慢性病和亚健康问题日益突出，传统的医疗模式已经难以满足人民群众日益增长的健康需求。中医作为中华民族的瑰宝，历经千年的传承，其"治未病"的理念在预防医学领域展现出独特的优势和重要的价值，中医治未病作为中医药的核心理念，强调通过提前识别和干预潜在的健康风险，预防疾病的发生，进而实现对健康的有效管理。而将这一古老智慧与数字化技术相结合，更是为健康管理服务带来了新的机遇与实践价值，两者相结合，我们可以实现更为高效、便捷的健康管理服务，有利于解决目前医疗资源短缺、分配不均等难题，为实现个体化医疗和"治未病"的目标提供帮助。

　　然而，如何将中医治未病的理念与现代科技相结合，构建一个科学、系统、高效的健康管理服务模式，是当前亟待解决的重要问题。中医治未病的数字化健康管理服务在实际应用中面临众多挑战，存在的多种制约因素影响了其发展，涉及技术、政策、资源、人员和服务实施等多个方面。这些制约因素相互交织，影响了数字化服务的推广和应用。为有效应对这些挑战，需要相应地从技术创新、政策支持、资源配置、人员培训和服务模式转型等多个方面着手，推动中医治未病数字化健康管理服务的全面发展和优化。

　　很欣喜看到作者深度分析了目前中医治未病数字化健康管理服务模式的现状和挑战、优势和特点、目标定位和发展思路，系统阐述了构建科学高效的中医治未病数字化健康管理服务模式的实施路径和保障要素，并将该模式运用于实践案例——糖尿病前期管理。该书既有丰富的理论，又有成功的案例实践，真正实现了现代与传统的结合，落实了健康促进政策，丰富了健康管理服务理论，赋予了中医治未病更多的时代价值和现代意义，推动了中医治未病在新时代的传承和创新，推进了数字中国与健康中国建设。

　　建立并推广中医治未病数字化健康管理服务模式已是大势所趋。相信在未来的发展中，这一服务模式将会得到更为广泛的应用和推广，为公众的健康生活带来更多的福祉。

于文明

2024 年秋

进入 21 世纪后，医学模式及医学发展趋势由"以治病为目标，对高科技的无限追求"转向"预防疾病与损伤，维持和提高健康"。中医理念的"未病先防、既病防变"思想与"预防为主"的健康管理思维不谋而合，这一思想是我国卫生界至今所遵循的"预防为主"战略的最早源头，且已经过数千年、亿万民众实践的检验。

健康管理是以现代健康概念和新的医学模式为指导，对个体和群体健康状况及影响健康的危险因素进行全面检测、评估、有效干预与连续跟踪服务的医学行为和过程。中医治未病理念与现代健康管理服务相结合，正引领现代健康管理朝着正确的医疗模式结构发展，能有效地利用有限的资源来达到最大的健康效果。借助数字技术的发展，医疗健康领域将未来愿景变成了现实，对公众健康产生了重大且深远的影响。数字医疗可以实现健康医疗服务的数据化、标准化和智能化，是公共医疗的发展方向和管理目标。数字化建设是促进中医药事业传承创新发展的必经之路，中医药学与现代科学的汇聚和互补已经成为迅速发展的时代潮流。它不仅成为医学科学发展的强大推动力量，而且也成为临床实践中提高医疗保健水平、降低医疗费用和社会成本的有效手段。

现在国内所运用的中医健康管理模式是在传统中医辨证理论和治未病思想的指导下形成的。然而，目前的"治未病"服务及其所采用的健康评估和干预方法无法满足人民不断增长的健康服务需求。本著作旨在探索数字化时代背景下如何全面发挥治未病在全生命周期中的作用，政策的实施性和先进性以及数字时代背景下的治未病学科的发展方向，以期充分发挥中医的特色与优势。同时，探索中医治未病理念融入健康维护和疾病防治全过程的路径和方法，形成可推广的全周期中医治未病数字化健康工程升级模式。本著作通过文献资料研究、调查研究和实践研究，通过比较国内外健康管理模式，将"治未病"思想与现代"互联网＋"大数据平台相融合，借助数字技术形成基于治未病理念的新的健康管理模式，并寻求建立有效的运行机制和管理机制，将数字化技术充分应用于中医治未病实践，形成可复制的治未病数字化健康管理服务模式，推动健康管理服务朝着便捷化、高效化、科学化、标准化、现代化方向发展。

本著作在最后一章分享了中医治未病数字化健康管理服务模式运用的实践案例——基于动态血糖监测技术与中医辨证施治的糖尿病前期个性化健康管理模式的应用实践，以期为更多的糖尿病高风险患者提供借鉴，也为其他的慢性病患者提供参考。此外，也希望更多的医务人员能更深入地了解中医治未病数字化健康服务模式，并灵活地加以运用，以帮助更多的患者增强健康意识、提高生命质量，共同推动健康中国建设。

编者

2024 年 10 月

目录

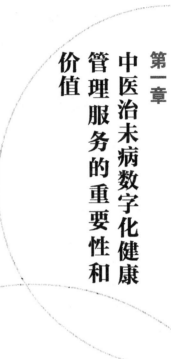

第一章 中医治未病数字化健康管理服务的重要性和价值

第一节 中医治未病数字化健康管理服务的背景分析及其关键性

一、中医治未病数字化健康管理服务的背景分析

（一）中医治未病理论的深刻内涵与健康管理服务价值

进入 21 世纪后，随着医学模式的不断演变及医学发展趋势的变化，医疗领域已经从以往"以治愈疾病为目的的高科技追求"逐渐转向了"预防疾病和损伤，维持和促进健康"的新方向。只有将"预防疾病、促进健康"作为首要目的的医学，才能成为真正意义上的"供得起，因而可持续的医学"，并且"才有可能是'公平的'和'公正的'医学"。

中国传统医学的核心理念——"上工治未病"，与 21 世纪医学目的调整的方向完全一致，集中体现了医学目的调整和医学模式转变的核心价值。中国传统医学的基础是身心统一的生命整体观，以及人与社会、人与自然统一的天人合一论，这体现了"生理—心理—社会—环境"相结合的新医学模式，该模式已经过数千年亿万人实践的检验。

中医理念的"未病先防、既病防变"思想与"预防为主"的健康管理思维不谋而合。"不治已病治未病"是早在《黄帝内经》中就提出的防病养生谋略，也是我国卫生界至今所遵循的"预防为主"战略的最早思想来源。治未病是采取预防或治疗手段，防止疾病发生、发展的方法，是中医治则学说的基本法则。治未病包含三种意义：一是防病于未然，强调摄生，预防疾病的发生；二是既病之后防其传变，强调早期诊断和早期治疗，及时控制疾病的发展演变；三是防止疾病的复发及后遗症。我国古代医家十分重视治未病，纵览中医治未病的思想发展史，历代医家对治未病思想多有阐发，尤以孙思邈贡献显著。他把疾病分为"未病""欲病"和"已病"三个层次，并强调"古人善为医者，上医医未病之病，中医医欲病之病，下医医已病之病"。孙

思邈由于治未病的养生保健得法，得以享寿百岁。

健康管理是以现代健康概念和新的医学模式为指导，对个体和群体的健康状况及影响健康的危险因素进行全面检测、评估、有效干预与连续跟踪服务的医学行为和过程。2007 年，我国明确提出要打造以"治未病"为主导的、具有中医药特色的健康保障体系，运用中医治未病的"未病先防、既病防变、瘥后防复"思想，将中西医结合的疾病预防、病中管理、病后康复调养衔接在一起，形成连续的"全周期大健康管理"格局，为中医药健康服务的高质量发展注入了新动能，使具有中国文化特色的医疗健康管理发挥更大的作用。中医治未病理念与现代健康管理服务相结合，正引领现代健康管理朝着正确的医疗模式结构发展，目的在于调动整个社会的积极性，有效利用有限的资源，以达到最大的健康效果。中医药学与现代科学的汇聚和互补已经成为迅速发展的时代潮流，不仅推动了医学科学的发展，而且已成为临床实践中提升医疗保健水平、降低医疗费用和社会成本的有效手段。

从政策层面来看，政府已经将治未病的中医药健康服务体系提升至战略高度。国家出台了一系列支持中医药发展和数字化健康管理的政策。2008 年，国家中医药管理局启动全国中医"治未病"健康工程，旨在构建具有中医特色的预防保健服务体系。党的十八大以来，全国卫生健康系统坚持新时代党的卫生与健康工作方针，贯彻落实党中央、国务院的决策部署，推动卫生事业高质量发展，取得了一系列重要成就和积极进展。特别是坚持预防为主，从源头上护佑百姓健康，实施了爱国卫生运动、健康中国行动，开展了一系列健康知识宣教活动。近年来，老百姓对于健康知识的需求日益迫切且多元，国家卫生健康委坚持高频次发布健康知识，传播健康信息，促进居民和公众养成良好的生活方式和生活习惯。结合时令节气的变化，向老百姓讲明因时因地应该注意的生活方面的健康常识，受到了广大群众的热烈欢迎。通过监测发现，人群健康素养逐步提升，重大心脑血管疾病、慢性病等危险因素得以进一步控制。"十四五"时期，将进一步发挥中医药在整体医学和健康医学方面的优势，着力推动建立融预防保健、疾病治疗和康复于一体的中医药服务体系。

2014 年，国家中医药管理局颁布了《中医医院"治未病"科建设与管理指南》，为中医药在预防保健领域的发展提供了指导。

2016 年，《"健康中国 2030"规划纲要》发布，将健康摆在了优先发展的战略地位，树立了"大健康、大卫生"理念，并提出了新时期卫生健康工作的方针。

2019 年 6 月，《国务院关于实施健康中国行动的意见》提出，卫生与健康服务方式要从"以治病为中心"转变为"以人民健康为中心"。

2019 年 10 月，习近平总书记发表重要指示：中医药学包含着中华民族几千年的健康养生理念及其实践经验，是中华文明的一个瑰宝，凝聚着中国人民和中华民族的博大智慧。新中国成立以来，我国中医药事业取得显著成就，为增进人民健康作出了重要贡献。要遵循中医药发展规律，传承精华，守正创新，加快推进中医药现代化、产业化，坚持中西医并重，推动中医药和西医药相互补充、协调发展，推动中医药事业和产业高质量发展，推动中医药走向世界，充分发挥中医药防病治病的独特优势和作用，为建设健康中国，实现中华民族伟大复兴的中国梦贡献力量。

2020 年 9 月 22 日，习近平总书记在教育文化卫生体育领域专家代表座谈会上的讲话中指出：要促进中医药传承创新发展，坚持中西医并重和优势互补，建立符合中医药特点的服务体系、服务模式、人才培养模式，发挥中医药的独特优势。

2021 年 3 月 6 日，习近平总书记在看望参加全国政协十三届四次会议的医药卫生界、教育界委员并参加联组会时指出，要做好中医药守正创新、传承发展工作，建立符合中医药特点的服务体系、服务模式、管理模式、人才培养模式，使传统中医药发扬光大。

2023 年，国务院办公厅发布了《中医药振兴发展重大工程实施方案》，旨在推动中医药服务体系建设、中医药服务能力提升，加快推进从"以治病为中心"向"以人民健康为中心"的转变。该方案强调了中医药在全生命周期健康维护和重大疾病防治中的重要作用，并提出了"加强中医治未病能力建设"等具体措施。

习近平总书记指出："人民健康是民族昌盛和国家强盛的重要标志。"在党的二十大报告中，他进一步指出："把保障人民健康放在优先发展的战略位置，完善人民健康促进政策。"党的二十届三中全会《决定》也提出了"深化医药卫生体制改革"的重大改革任务，并明确提出了"实施健康优先发展战略"。这不仅反映了党对卫生健康工作的认识的提升，也表明了人民健康在全面深化改革中的重要性更加突出。

国家卫生健康委员会表示，下一步深化医药卫生体制改革的重点是建立和完善健康优先发展的规划、投入、治理等政策法规体系，促进健康融入所有政策，推动各地各部门把保障人民健康作为经济社会政策的重要目标。为此，将深入实施健康中国行动和爱国卫生运动，持续推进健康乡村建设，大力促进社会共治、医防协同、医防融合，聚焦影响人民健康的心脑血管疾病、癌症、慢性呼吸系统疾病、糖尿病等重大疾病，推动防治关口前移，加强早期筛查、早诊早治，鼓励医务人员积极参与健康宣教，让公众掌握更多的健康知识和技能，努力控制主要健康影响因素和危害人类健康的重大疾病。要着力解决群众预防保健和看病就医最关心、最直接、最现实的利益问题，解决卫生健康事业发展不平衡、不充分的问题，为人民群众提供更加优质高效、系统连续、公平可及的卫生健康服务，为到 2035 年我国居民主要健康指标进入高收入国家行列奠定坚实基础，满足人民群众对美好生活的新期待。

同时，国家卫生健康委员会还强调必须坚持以基层为重点，以改革创新为动力，预防为主，中西医并重，把健康融入所有政策，人民共建共享。通过深化改革，推动以治病为中心向以人民健康为中心转变，将健康政策融入全局、健康服务贯穿全程、健康福祉惠及全民。

（二）中医治未病与数字化结合是时代发展的必然

《中医药发展战略规划纲要（2016—2030）》中明确指出：要推动"互联网＋"中医医疗的发展，大力发展中医远程医疗、移动医疗、智慧医疗等新型医疗服务模式。二十届三中全会后，国家卫生健康委员会明确表示，要推动医药科技创新，大力发展卫生健康领域的新质生产力，并完善卫生健康科技创新体系。同时，要推动人工智能、互联网等信息技术在卫生健康领域的深度应用，为维护人民健康提供更多有效的工具和手段。

中医治未病数字化健康管理符合国家政策导向，满足健康管理服务的要求，并坚持预防为主的原则。从我国数字健康在医疗健康支出中的占比来看，2018 年以前，其渗透率不足 3%，而到了 2021 年，这一比例增长至约 5%。根据《2020 数字化医疗洞察报告》的调研结果，从消费者医疗数字化场景来看，仅关注保健养生信息（即了解信息）的场景渗透率超过60%，而远程问诊、线上购药、疾病管理等场景的渗透率均处于较低水平。

近年来，数字医疗服务凭借远程医疗、数字平台等手段逐渐普及，并在医疗资源供给方面彰显了可触达性、有效性和可负担性等优势。未来，以健康为导向的数字医疗服务模式有望扩展到更多地区，并覆盖更广泛的人群。其中，线上+线下的数字慢性病管理服务预计将快速发展。

从横向角度来看，数字医疗使医疗服务从以疾病为中心向以预防性和参与性为中心转变；从纵向角度看，随着创新技术的不断成熟，医疗服务正逐步朝着数字化方向发展，为全体人群提供更具针对性的预防性治疗。

从社会需求层面来看，随着人们健康观念的转变和对健康重视程度的不断提高，人们对个性化、全面化的健康管理服务需求日益增长。越来越多的人开始关注预防保健，追求更高质量的健康生活。中医治未病的理念符合人们对预防疾病、保持健康的需求，而数字化技术的应用能够更好地满足人们对便捷、高效健康管理服务的期望，从而推动中医治未病数字化健康管理服务的发展。

从技术层面来看，大数据时代的到来使我们得以运用数据创新探索中医药科学，在庞大的数据资源中快速获取信息以积累中医药医疗的集体经验。大数据、人工智能、云计算等新兴信息技术的快速发展，为中医治未病数字化健康管理服务提供了技术支撑。这些技术能够实现对海量健康数据的分析和处理，提高健康评估和干预措施的准确性及有效性。大数据技术不仅为中医药走向现代化提供了科学支撑，还为中医健康管理带来了新的思维变革和技术创新，为提升中医药服务人民健康的能力提供了重要工具。这使得中医治未病能够更加精准、高效地服务于大众，同时也为中医药的创新发展提供了难得的历史发展契机，具有十分重要的现实意义和深远的历史意义。

随着移动互联网的崛起和逐渐成熟，数字化产品从诸多方面改变了我们的生活。借助数字技术的发展，医疗健康领域逐步将未来愿景变为现实，对居民健康产生了重大且深远的影响。数字健康涵盖患者和健康人群，涉及干预消费者生活方式、健康管理，以及其他与健康相关的技术、平台和系统。

数字医疗（digital health）是将物联网、大数据和人工智能等现代信息技术集成应用于医疗过程的一种新型的现代化医疗方式，可以实现健康医疗服务的数据化、标准化和智能化，是公共医疗的发展方向和管理目标。

数字化建设是促进中医药事业传承创新发展的必由之路。在数字社会背景下，全球医疗数字化转型已成为大势所趋，各国相继出台相关政策，加速布局数字医疗产业发展。2017 年 12 月发布的《关于推进中医药健康服务与互联网融合发展的指导意见》和 2018 年出台的《关于促进"互联网 + 医疗健康"发展的意见》明确了"互联网 + 医疗健康"的措施，推进了"互联网 +"人工智能应用服务。2022 年，浙江省人民政府办公厅印发《浙江省国家中医药综合改革示范区建设方案》，全面深化中医药数字化改革。以上相关措施均为中医治未病数字化健康管理服务提供了政策支持和组织保障。

（三）治未病健康管理服务目前面临的问题

现在国内运用的中医健康管理模式，是在传统中医辨证和治未病思想的指导下构建的。然而，目前的治未病服务及其所采用的健康评估和干预方法，尚无法满足人民日益增长的健康服务需求。健康评估方法大多缺乏中医思维，无法彰显中医在治未病上的独特优势。此外，尚未形成有效、规范的技术方案，缺少对干预结果的客观、科学评价，导致健康管理效率低下、影响力较小并难以实现信息共享。中医健康管理尚未形成完善的信息化体系，这在一定程度上阻碍了中医健康管理模式的发展 。

经过 15 年的"治未病"工程建设，治未病理念虽已得到普及，技术和产品也日益丰富，但仍存在以下几个层面的问题。

1. 政策和制度层面

尚缺乏有效的保障和统一的标准，激励机制尚不健全，标准化建设不足，缺乏完善的干预和评价体系。

2. 医保层面

支持力度不够，收费标准不统一。

3. 科室层面

治未病工作在理论水平和实践方面存在不足，发展速度参差不齐，基层机构力量薄弱，干预手段不规范，经费投入不足，产品销售受限，健康教育资源匮乏且模式单一。此外，与健康管理中心和各专科缺乏对接和合作，虽有体检结果，但对高危或慢性病患者缺少管理和监督，多治少防甚至无防。

4. 人才队伍建设层面

治未病人才匮乏，人力资源短缺。

5. 群众层面

民众对治未病思想的认知度不高，普及程度有待提升，预防保健意识和产品多来源于非医疗的保健机构。对医院设置的治未病科了解甚少甚至一无所知。

6. 信息层面

我国健康管理系统缺乏统一标准和规范，医疗机构间数据共享困难，多数机构尚未建立完善的电子化信息系统，形成"信息孤岛"。大数据平台缺失、数据零散、反馈不足及网络系统不健全等问题，制约了治未病健康服务质量的提升。此外，治未病健康文化的推广、研究和系统规划在国内尚属空白，导致其作用未能充分发挥，医务人员和民众都未能充分享受到预防带来的好处。

综上所述，中医治未病数字化健康管理服务在政策、技术和社会需求等多方面的背景支持下，具有广阔的发展空间。

二、中医治未病数字化健康管理服务的关键性

中医作为中国传统医学的瑰宝，强调治未病的理念，即在疾病发生之前，通过调节身体的整体平衡来预防疾病。随着科技的发展，数字化健康管理已成为实现治未病理念的重要工具。中医治未病数字化健康管理服务不仅推动了传统医学的现代化，也为健康管理领域带来了新的机遇和挑战。阐述这一服务模式的关键性意义重大，其中关键性具体体现在其重要性和紧迫性两个方面。

（一）中医治未病数字化健康管理服务的重要性

1. 个性化与精准化

中医注重因人而异的治疗方法，数字化健康管理通过大数据和人工智能技术，可以实时收集和分析个体的健康数据，提供个性化的健康建议。

数字化健康管理系统可以为患者建立健康档案，包括家族史、既往史、体质特征等。医护人员或相关系统基于这些个性化的健康数据，就可以生成个性化的中医调理方案，包括饮食建议、药物调理、生活方式调整等。这种精准的管理方式能够有效预测和预防健康问题，从而更好地实现"治未病"的目标。

2. 增强健康意识和自我管理能力

数字化健康管理服务通过智能设备和应用程序，实时监测用户的健康状态，并提供健康教育和管理建议。数字健康应用通常允许用户设定个人健康目标，并跟踪进展。这种目标导向的管理方式能够激励用户保持健康习惯，持续改进健康状况。用户能够及时了解自身的健康风险，提高对健康状况的关注，增强自我管理能力，从而达到预防疾病的效果。

3. 优化医疗资源配置

在传统中医模式下，治未病的服务可能受到医疗资源短缺的制约。数字化健康管理可以通过多种方式减轻医疗机构的压力，优化资源配置，使更多人能够享受到中医治未病的服务。

（1）减少不必要的就医：通过实时健康监测和远程医疗服务，患者可以在家中接受健康评估，减少不必要的医院就诊，减轻医疗机构负担，降低患者就医成本。

（2）数据驱动的资源分配：数字健康平台提供的数据分析可以帮助医疗机构更准确地预测和识别疾病趋势，优化资源分配，如医疗设备、药品以及专业人员的合理配置。

（3）优化预约和排队管理：数字化工具可以改进预约系统和排队管理，减少患者等待时间，提升医疗服务效率，并合理安排医疗资源的使用。

（4）提高患者自我管理：通过个性化的健康管理计划和远程监测，患者可以更好地管理自身健康，减少对急诊和住院治疗的需求，使医疗资源更有效地服务于需要高强度医疗干预的患者。

（5）促进协同医疗：数字健康服务能够促进不同医疗服务提供者之间的信息共享和协作，使得患者的健康数据在各个医疗环节中得到有效利用，提高诊疗的连续性和协调性。

（6）远程健康教育和支持：通过数字化平台，患者能够获得健康教育和自我护理指导，从而改善疾病预防和管理效果，减少对医疗资源的依赖。

这些优化措施不仅提高了医疗资源的使用效率，还提升了患者的健康管理体验，有助于构建更加高效和可持续的医疗体系。

4. 增强中医治未病理念的普及和实施

中医治未病的核心理念是以预防为主，通过早期干预改善个体的健康状况，从而避免疾病的发生。传统的中医治未病方法强调根据个体的体质、环境和生活习惯等因素，进行个性化的健康调理和预防。然而，在实际推广中，这种理念常受到时间、地点和资源的限制。数字化健康管理服务的出现，为中医治未病理念的普及和实施开辟了新的路径。

5. 推动中医药现代化与科学化

数字化健康管理服务正在加速中医药领域的现代化进程，通过数据化和信息化的手段，显著提升了中医药的科学性和标准化水平，从而增强了其在国际上的认可度和影响力。

首先，系统化的数据记录与分析至关重要。传统中医药的治疗效果评估往往依赖于临床经验和个体病历记录，这种方法容易受到主观因素的影响，缺乏系统性和数据支撑。数字化健康管理服务凭借先进的技术手段，如可穿戴设备、移动健康应用等，能够实时收集患者的健康数据，包括体征指标、症状变化和生活习惯等。这些数据的系统化记录和管理，使得中医治未病的效果可以被精确追踪和分析。例如，医护人员或相关系统通过智能健康监测设备，可以持续跟踪患者的心率、血压、睡眠质量等健康参数，并与中医治疗方案进行对比。这种数据驱动的记录方式使得中医药治疗效果的评估更加客观和全面，为后续的优化和调整提供了科学依据。

其次，推动了中医药的科学化与标准化。数据化的手段不仅提升了中医药效果的评估精度，还推动了中医药的科学化和标准化进程。通过大规模数据的收集和分析，研究人员能够识别不同体质、症状和环境因素下中医药治疗的有效性和适应性。

最后，提升了中医药的学术价值与国际影响力。数字化健康管理服务带来的数据化和信息化研究成果，对提升中医药的学术价值具有重要意义。通过系统的数据分析和实证研究，中医药的治疗方法和理论得到了科学验证和支持。这种基于数据的研究结果不仅为中医药的学术发展提供了坚实的基础，还促进了中医药的科学化发展。通过公开的数据和研究成果，中医药的治疗效果和科学依据得到了国际学术界的关注和认可。这不仅推动了中医药的国际化进程，还促进了全球范围内对中医药治疗方法的理解和接受。

　　总之，数字化健康管理服务从系统化的数据记录与分析、推动中医药的科学化与标准化、提升中医药的学术价值与国际影响力这三个方面，显著推动了中医药领域的现代化进程。这种数据驱动的研究模式不仅提升了中医药的科学性和实用性，也为其全球推广和应用提供了坚实的支撑。

（二）中医治未病数字化健康管理服务的紧迫性

1. 应对老龄化社会的挑战

　　当前社会环境和人们的生活方式正经历着巨大变化，各种慢性病的发病率持续上升，给个人和社会带来了沉重的负担。随着人口老龄化的加剧，慢性病的管理和预防成为社会关注的重点，老年人群体中慢性病和多病共存的情况较为普遍，导致对医疗服务的需求大幅增加。

2. 提高健康数据的利用效率

　　现代社会中，健康数据的积累速度惊人。然而，如何有效利用这些数据进行健康管理，却是一个亟待解决的问题。数字化健康管理通过先进的数据分析技术，能够从海量的健康数据中提炼出有价值的信息，推动健康管理的科学化和系统化进程。

3. 应对突发公共卫生事件

　　在突发公共卫生事件（如疫情）中，数字化健康管理可以迅速响应，提供健康监测、风险评估和预防措施。这不仅可以提高应急反应能力，还可以为健康决策提供科学依据，从而有效应对突发卫生事件的挑战。

4. 健康问题日益严重

　　健康问题日益严重主要体现在慢性病和生活方式疾病的增加。现代社会的生活方式变化，特别是久坐不动、高脂肪饮食、压力过大等因素，导致慢性病如心血管疾病、糖尿病和肥胖症的发病率持续上升。这些疾病的治疗通常需要长期管理，而中医治未病的理念强调预防和早期干预，医护人员或相关系统通过数字化健康管理服务，可以有效进行个性化健康管理，降低这些慢性病的风险。

第二节 中医治未病数字化健康管理服务的理论意义和实践价值

一、中医治未病数字化健康管理服务的理论意义

中医治未病是一种古老的中医理论，作为中医理论中的核心理念，始终强调预防为主，通过调整生活习惯、饮食结构、情志调摄等多种方法，以维护身体健康，预防疾病的发生。随着数字化技术的发展，中医治未病与数字化技术相结合，催生了中医治未病数字化健康管理服务。数字化健康管理服务为中医治未病提供了新的实现途径。这种服务模式不仅继承了传统中医治未病的精髓，还充分利用现代信息技术的优势，实现了对健康的全面管理和精准干预。这一结合不仅增强了中医在现代健康管理中的作用，还拓展了中医理论的应用领域。

（一）深化传统中医理念

中医治未病数字化健康管理服务将传统的中医治未病理念与现代数字技术相结合，既传承了中医药的精髓，又在实践中不断发展和创新。其理论基础如下。

（1）中医治未病的核心理念："治未病"是中医学的核心理念之一，源自《黄帝内经》的"上医治未病"，寓意着"最好的医生是预防疾病的发生"。这一理念强调疾病的预防和体质的调理优于病后的治疗，即预防为主，治疗为辅。中医认为，疾病的发生是体内、外多种因素综合作用的结果，而通过有效的预防措施可以阻止这些因素的负面影响，从而避免疾病的发生。

（2）中医治未病关于疾病病因病机的认识：①中医理论认为，人的健康状态由阴阳平衡决定。阴阳失衡可能导致体内环境的异常，进而引发疾病。因此，治未病的关键在于维持阴阳平衡，通过调整生活方式和饮食，预防阴

阳失衡的发生。②中医将人体的健康状态与自然界的五行（木、火、土、金、水）联系起来。五行的失调会影响脏腑功能，从而导致疾病的发生。治未病则着眼于五行的协调，通过调节体质和外部环境，保持五行的平衡，以此防止疾病的发生。③气血是维持生命活动的基础。在现代生活中，许多人因压力大、作息不规律以及饮食不均衡，常常会出现气血不足的情况。气血不足或运行不畅不仅会导致身体疲乏、面色苍白，还可能影响到精神状态和生活质量，增加患病的风险。中医治未病重视通过调理气血、增强体质来充盈气血，从而达到预防疾病的目的。

（3）注重体质辨识与个体差异：①中医认为个体体质差异是影响健康的重要因素，不同体质的人对外界环境和疾病的反应各不相同。体质是个人健康的基础，影响着疾病的发生与发展。治未病的理念强调在疾病发生之前，依据个体的体质特征进行针对性的预防与调理，通过辨识个人体质，制订个性化的健康管理方案，从而有效预防疾病。这一方法不仅注重对体质的全面了解，还力求通过生活方式的调整和早期干预，达到最优健康状态。通过深入了解个体的体质特点，可以制订个性化的预防方案，进而实现健康管理的最终目标。②中医强调个体化的健康管理，认为每个人的体质和生活习惯对健康有着深远的影响。根据中医理论，不同体质的人在生活习惯方面有着不同的调整建议。例如，阳虚体质的人应避免过度寒冷的环境和食物，建议保持温暖，增加温热食物的摄入；而阴虚体质的人则应避免过度热燥的环境，建议多食用滋阴降火的食物，如梨、百合等。通过改善环境、调整生活习惯，如饮食、作息等，能够降低疾病的发生风险。

（4）以预防为主的健康管理：①中医治未病强调通过调养和保健来维持健康。这包括合理饮食、适度运动、心情调节等，以保持身体的正常功能和健康状态。治未病理念不仅关注疾病的预防，还强调通过科学的调养和保健方法提升整体健康水平，增强身体的抗病能力。②中医治未病不仅关注疾病的预防，还包括对潜在健康问题的早期干预。早期干预强调在疾病的初期阶段，通过早期发现和及时处理，防止疾病进一步发展。通过定期体检和健康监测，及时发现并解决潜在问题，从而降低疾病的发生率。

（5）中医治未病的方法：①针灸推拿，中医治疗手段如针灸和推拿可以通过调节气血、疏通经络，增强体质，预防疾病的发生。②中药调理，中药可以根据个人体质进行调理，增强免疫力，提高身体对疾病的抵抗能力。③养生保健，包括合理饮食、规律作息、适量运动、心理调适等，形成科学的健康生活方式。

（6）治未病的现代意义：①预防为主，中医治未病理念与现代健康管理的预防为主思想一致，都强调通过健康管理减少疾病的发生，提升生活质量。这一理念体现了中医对健康的整体性和长远性的关注。②个性化和精准化，中医治未病的体质辨识和个性化调理理念为现代个性化医疗提供了借鉴，推动了健康管理的个性化和精准化进程。

（二）促进健康管理的普及

数字化技术的应用使得中医治未病的理念更加易于普及和推广，通过互联网、移动应用等渠道，可以让更多的人了解和参与到中医治未病的健康管理中来。

1. 数字化健康管理的背景

数字化健康管理利用现代科技手段，如电子健康记录、智能穿戴设备、健康大数据分析等，来监测和管理个体的健康状态。通过实时数据的采集和分析，能够提供精准的健康预警和个性化的健康建议。数字化技术的应用不仅提高了健康管理的效率，还使健康数据的管理变得更加系统化和科学化，为中医治未病的实施提供了技术支撑。

2. 中医与数字化结合的理论意义

（1）个性化医疗的实现：中医强调个体差异，认为每个人的体质和健康状况各不相同。数字化健康管理通过数据分析和建模技术，能够对个体健康状况进行精细化分析，为中医提供更准确的体质辨识和个性化干预建议。这种结合使中医治未病的理论更加符合个体化医疗的趋势，显著提高了预防和治疗的精准度，可以为用户带来更加高效、便捷的健康管理服务。

（2）提高预防效果：数字化健康管理技术可以实时监测用户的健康数据，及时发现潜在的健康问题。例如，智能穿戴设备可以实时监测用户的生理指标，如心率、血压等，一旦发现异常，系统便会自动提醒用户进行相应的调整或就医，从而及时识别健康风险。同时，中医治未病可以利用这些数据进行综合分析，结合中医的体质辨识理论，为用户提供个性化的饮食、运动建议，提供科学的预防措施，从而在疾病发生之前进行干预，提高预防效果，帮助用户从源头上改善健康状况。

（3）数据驱动的健康决策：中医治未病需要大量的健康数据作为基础。数字化技术通过数据采集、存储和分析，为中医提供了丰富的健康数据支持。数字化健康管理服务可以实现健康数据的云端存储与智能分析，为用户提供长期的健康档案管理。这不仅有助于用户随时了解自己的健康状况，还能为医生提供更加全面、准确的诊断依据。通过数据驱动的决策，能够更加科学地制订健康管理方案，并跟踪健康管理效果。这种方法不仅提升了中医的实用性，还使中医理论在实际应用中更具科学依据。

3. 案例分析与实践应用

在数字化健康管理服务的实际应用中，多个领域已经取得了积极成果。例如，一些中医诊所利用智能健康设备对用户的生理数据进行监测，并结合中医的体质辨识技术，为用户提供个性化的健康管理服务。这些实践案例表明，通过数字化技术，可以更加精准地实施中医治未病，提升患者的健康水平。

（三）增强预防为主的意识

数字化健康管理服务可以通过数据分析和预测模型，帮助用户提前识别潜在的健康风险，从而增强公众的预防为主健康意识。通过大数据分析，我们可以预测某些疾病的高发时期和地区，从而提前制订并采取相应的预防措施，有效减少疾病的发生和传播。

中医治未病的数字化健康管理服务不仅丰富了中医理论的应用场景，也为现代健康管理提供了新的思路。通过数字化技术的支持，中医治未病能够实现更精准的个性化健康管理，提高预防效果，并促进科学决策。这一结合不仅体现了中医治未病的理论价值，也展示了数字化技术在健康管理中的巨大潜力。展望未来，这一领域的研究和实践将进一步深化，为实现更加健康的生活方式提供有力支持。

二、中医治未病数字化健康管理服务的实践价值

（一）中医治未病数字化健康管理服务的实践应用

1. 个性化健康评估

结合中医体质辨识与数字化健康数据，平台可以对个体进行全面的健康评估。通过分析体质特征与健康数据的关系，提供个性化的健康预警和建议。

2. 动态健康监测

数字化健康管理系统能够实时监测用户的健康状态，并根据数据变化调整健康建议。这种动态的监测和反馈机制，有助于及时发现潜在健康问题并采取预防措施。

3. 综合健康干预

基于中医理论的数字化健康管理服务，可以整合多种干预手段，包括中药调理、饮食指导、运动方案等。这些干预措施通过数字平台的支持，实现了精准化和科学化的健康管理。

4. 健康教育与推广

数字化平台可以广泛传播中医治未病的理念，提供健康知识普及和教育服务。这不仅提升了公众对中医预防医学的认知，也推动了中医知识的现代化应用。

（二）中医治未病数字化健康管理服务的实施价值

1. 提高健康管理效率

通过数字化工具的应用，中医治未病理念能够得到更高效地践行。健康数据的实时采集与分析，使得个体能够及时了解自身健康状态，并采取相应的预防措施。同时，其还能进行自动化的数据记录和管理，减少纸质记录带来的错误和烦琐，并且将各类患者的健康数据整合在一个平台上，方便医生查看和分析，提高工作效率。中医数字化健康管理服务平台还支持跨机构和跨专业的数据共享，提升健康管理服务的整体协同效应。

2. 增强个性化服务能力

数字化技术使得健康管理能够更加个性化。通过对个体健康数据的分析，系统能够提供量身定制的健康建议，从而更好地满足用户的需求。

3. 推动中医现代化

数字化健康管理服务将传统中医理论与现代科技结合，推动了中医的现代化进程。这不仅提升了中医的科学性和实用性，也使中医理论能够在全球范围内得到更广泛的传播和应用。通过数字化平台，推动中医知识和服务的全球推广，增强国际社会对中医的了解和认可。同时，利用数字化工具促进国际的中医合作与交流，推动中医在全球范围内的发展和应用。借助数字化技术，中医可以与西医的检查手段和治疗方法相结合，实现中西医的互补和融合。通过中医与西医、数据科学等领域的合作，更能推动中医的现代化发展。

4. 促进全民健康

通过数字化健康管理平台，更多人能够获得中医治未病的服务。这有助于提高全民的健康水平，降低疾病发生率，从而促进社会整体健康水平的提升。

中医治未病数字化健康管理服务的实践价值在于其能够有效提升健康管理效率，实现个性化服务，并推动中医现代化进程。当然，中医治未病数字化健康管理服务的实践价值是多方面的，它不仅提高了个人健康管理的效率和精准度，还为公共卫生领域带来了新的思路和解决方案。相信在未来的发展中，这一服务模式将会得到更加广泛的应用和推广，为人们的健康生活带来更多的福祉。然而，面临的数据隐私、安全、技术融合以及用户接受度等挑战，仍需要我们持续地努力和探索。未来，随着技术的进一步发展和应用的深化，中医治未病数字化健康管理服务有望在提高全民健康水平、推动健康管理科学化方面发挥更大的作用。

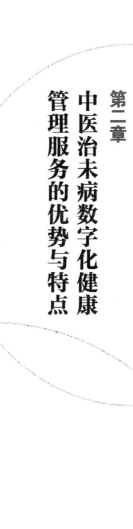

第二章

中医治未病数字化健康

管理服务的优势与特点

第一节　中医治未病的理论基础与临床实践

一、中医治未病的理论基础

"治未病"之治，本义是"治理""管理"，后来又被中医学引申为"调理"之意，"未"即未来，尚未发生，也有萌芽之意。"未病"即"疾病未成"，是指"体内已有病因但尚未发病的人体状态"，即疾病的前期。在未病之前注重调养、调摄，保养生命，防病抗衰，延年益寿，与道家的"养生""摄生"理念相契合。它强调了防病的重要性，要求人们在未病之时即注重身体的保养，防患于未然，而不是等到疾病缠身时才用药物治疗。随着中医理论在临床上的不断发展，"未病"概念不断扩展，包括无病期、欲病期、既病防变期、瘥后防复期。治未病的背景还与中医"天人合一"的整体观念密切相关，认为人体自身五脏相关、气血同源、阴阳互根，是一个整体；人与自然环境和社会环境息息相关，也是一个整体。健康状态受自然环境、生活方式、饮食习惯等多方面影响。通过对这些因素的全面调节，能够有效预防疾病的发生，从而实现整体健康的目标。治未病主要包含两个方面：一是通过避免破坏人体自身及其与自然、社会的协调平衡，保持健康状态，即未病养生；二是及时调整局部已经失衡的阴阳状态，防止其进一步恶化，影响整体功能。

中医药传统治未病理论奠基于两千多年前的战国时期，最早记录于《黄帝内经》。在后代医家不断丰富和发展中医治未病的基础上，逐渐形成了较为完整的思想体系，其内涵主要包含三个层次：未病先防、既病防变、瘥后防复。

《素问·四气调神大论》云："阴阳四时者，万物之终始也，死生之本也，逆之则灾害生，从之则苛疾不起，是谓得道。道者，圣人行之，愚者佩之。从阴阳则生，逆之则死，从之则治，逆之则乱。反顺为逆，是谓内格。是故圣人不治已病治未病，不治已乱治未乱，此之谓也。夫病已成而后药之，乱已成而后治之，譬犹渴而穿井，斗而铸锥，不亦晚乎！"这段话清楚地提出了"治未病"的根本含义，即顺从自然之道，使"苛疾不起"。所以，此"治未病"之"治"与"治疗"之"治"有所不同，带有"治理""治节"，顺应自然的意思，包含如何顺应节气，保身长全，抵御外邪的含义。孙思邈曾提出"常须安不忘危，预防诸病"；《灵枢·逆顺》亦云："上工，刺其未病者……故曰：上工治未病，不治已病。"未病先防，即人们在健康状态时，应防止体内失衡和（或）外邪入侵，可采取针对性的措施进行积极的预防，日常应注意保养身体，科学养生，预防疾病的发生。欲病救萌指机体处于健康与疾病之间的状态，虽有不适症状，但各项指标未见异常，不足以诊断某种疾病。疾病发展由表及里，从轻到重，此时已经出现征兆症状，或处于萌芽阶段，但五脏没有虚损，六腑尚未衰败，气血运行还未紊乱，神气犹未涣散，病势处于轻浅阶段，在该阶段若积极采取措施，做到防微杜渐，就能够有效预防疾病的发生；医生应指导人们保持健康的生活方式，养生颐寿，提高身体素质，从而达到不得病或少得病的目的，使人们能"尽终其天年"。中医学认为，人类是自然界的一部分，与自然和谐统一。未病先防要求人们遵循四时变化，尊重客观规律，保持健康的生活方式，在身体未病之前，采取积极措施，加强养生保健调理，增强人体对疾病的抗御能力，防止疾病的发生。从这个概念上来说，几乎所有人都属于治未病的覆盖人群，都是需要未病先防的对象。因此，应广泛宣传健康的生活方式和正确的养生理念，提高民众健康素养。

既病防变，即欲病救萌和已病防变，指的是把握疾病的传变规律，在疾病出现征兆，尚未传变之时就及时干预调整，阻止其进一步扩大、蔓延；或者当机体已经出现病变，但疾病有由浅入深、由轻变重的过程时，此时，机体的某些脏腑已有病变，或机体气血紊乱，但其他脏器仍然健康。因此，针对疾病传变的普遍规律，及时截断疾病的传播途径成为既病防变的重要治则。如《金匮要略·脏腑经络先后病脉证》曰："适中经络，未流传脏腑，即医治之。"指出当病邪刚侵犯经络，还未传变到脏腑时，就要及时诊治。这种防微杜渐，及时将疾病消灭在起始和萌芽状态的理念，非常适用于我们经常说的亚健康状态。中华中医药学会发布的《亚健康中医临床指南》指出，亚健康是指人体处于健康和疾病之间的一种状态，表现为一定时间内的活力降低、功能和适应能力减退的症状，但这不符合西医学有关疾病的临床或亚临床诊断标准。也就是我们民间常说的有症状，到医院各种检查却都正常，这类亚健康人群占比很大，很困扰，却都苦于无处求医。然而，如果长期得不到干预治疗，则危如累卵，潜在的致病因素会不断叠加，最终传变恶化，预后不良。既病防变则能帮助机体迅速调整，祛邪扶正、补偏救弊，达到五脏和谐、阴阳平衡的状态。

瘥后防复即疾病痊愈后，患者的临床症状和体征消失，但是此时体弱，可能余邪未尽，正气未复。病后正气的恢复是一个渐进的过程，由初愈达到病前的正常水平，需要一段时间。在这个阶段，初愈者因适应力较差，人体正气尚未恢复，容易导致疾病的重新发作，即中医所说的"病复"。《素问·热论》中提到"病热少愈，食肉则复"。因此，治未病还应该包含病后的调摄，通过各种有效的干预措施，防止疾病复发，减少疾病复发对机体的损害。

当疾病有所好转或痊愈后，还需采取各种措施，如慎起居、节饮食、勿作劳等进行身体调理，防止疾病复发。这也包括对我们常说的慢性病（康复）人群进行康复训练或膏方调理、药浴等干预措施。这类患者正气未复，气血不平，阴阳未调，必须在辨证基础上缓慢调理，方能渐趋康复。

因此，治未病不仅针对未病人群，也覆盖了亚健康人群和慢性病人群，其产生的社会效益和医疗效益非常显著且意义深远。对于防范疾病、提高全民健康素质、降低国民医疗费用支出将起到不可估量的作用。这种防患于未然的绿色自然疗法也逐渐受到人民群众的熟悉和追捧。

中医"治未病"思想源远流长，最早见于《素问·四气调神大论》，"是故圣人不治已病治未病，不治已乱治未乱"，这是中国最早关于养生保健的论述。在古代中国，由于生活环境的变化和自然条件的影响，疾病的流行常常对社会造成严重影响。中医在长期的临床实践中逐渐认识到，单纯的治疗远不能满足健康管理的需求，预防疾病的发生显得尤为重要。因此，治未病的理论应运而生，并成为中医治疗体系中一个重要的组成部分。

《肘后备急方》为东晋葛洪所著，内容广博，对后世具有深远的影响。书中反映了作者十分重视未病先防，强调积极主动免疫和被动免疫，事先服用一些药物或者采取一些措施来提高机体的免疫能力，以阻止病邪侵袭。例如，在《治尸注鬼方第七》中对预防晕车、晕船的发生有云："车前子、车下李根皮、石长生、徐长卿各数两分等。粗捣，作方囊贮半合，系衣带及头；若注船，下暴惨，以和此共带之。又临入船，刻取此船自烧作屑，以水服之。"指出可用药物做成香囊随身佩戴，以改善晕车（船）症状。《治伤寒时气瘟病方第十三》中也指出，伤寒早期具有少数不明显的临床表现，此时病位尚浅，正气未衰，若能及时诊疗，尚可阻止病情的发展；若不及早治疗，病邪可能逐步深入，导致病情变得复杂。汉代张仲景在《金匮要略·脏腑经络先后病脉证》中的"夫治未病者，见肝之病，知肝传脾，当先实脾"也体现了"既病防变"的重要思想。

总的来说，中医治未病的背景不仅体现了对健康的深刻理解，也反映了古代中医在长期实践中积累的丰富经验和智慧。这一理念在现代社会中依然具有重要的指导意义，对于提升公众的健康水平和预防疾病的发生具有积极作用。

二、中医治未病的临床实践

在中医治未病的临床实践中，"治未病"的思想理论渊源深远，历史悠久。历代医家秉承这一理念，在大量的临床实践和经验积累中，承古而不拘泥于古。东汉张仲景勤于实践，缜于思考，根据五行生克乘侮传变规律，创造性地提出了五脏病变防止传变的治疗方法。在《金匮要略·脏腑经络先后病脉证》中，他提出了"上工治未病"的观点，并记载"见肝之病，知肝传脾，当先实脾"。更可贵的是，张仲景还进一步提出了病邪"适中经络，未流传脏腑，即医治之"的有病早治思想，并具体提出了一系列防治措施，"四肢才觉重滞，即导引、吐纳、针灸、膏摩，勿令九窍闭塞"。他还告诫人们"房室勿令竭乏"，"服食节其冷、热、苦、酸、辛、甘"，并注意到四时节令和气候的适应性，指出节令的先至、不至、太过或不及都是异常的，都能使人发病，因此，必须注意调摄以防病。从提出对疾病"未病先防"的预防思想到"既病防变"具体治疗原则的确定，医圣张仲景继承和发扬了治未病学术理论，拓展和丰富了治未病的思想内涵，为祖国传统医学留下了璀璨的篇章。

唐代孙思邈则首次将疾病分为"未病""欲病""已病"三个阶段，并提出"上医医未病之病，下医医已病之病""消未起之患，治未病之疾，医之于无事之前"。元代朱丹溪提出"与其救疗于有疾之后，不若摄生于无疾之先"

的观点，强调了预防与养生的重要性。清代温病学家叶天士根据温病的发展规律和温邪致病易伤津耗液的特点，提出对于肾水素虚之人，如热邪伤及胃阴，应防止病邪乘虚深入下焦，进一步损及肾阴。他主张在甘寒养胃的同时加入咸寒滋肾之品，以防肾阴被劫，并提出了"先安未受邪之地"的防治原则，这可谓是既病防变原则具体应用的典范。

中医治未病思想涉及面广，内容丰富，贯穿疾病的预防、诊断、治疗、康复等各个环节。"治未病"中的"治"，其含义不仅是医治、治疗，还包含治理、管理的意思。"未病"是一种状态，并非指没有疾病，而是指体内已经有某种致病因素存在，但临床上尚未出现具体的不适表现；或者已经发生疾病而通过治疗后身体处于"康复"状态的一种人体状态。中医治未病不仅包括未病先治，也包括了非显性疾病的治疗，注重"病"的临床前期。在长期的历史实践中，中医积累了对"未病"的诊断、预防和治疗的丰富经验，形成了很多行之有效的方法，"未病"也好，"亚健康"也罢，早诊断、早预防、早治疗都是关键。充分发挥中医药特色是其首选方法。开发研究确有良好治未病功效的药品，造福于"未病"之人，是我们现在和将来的责任和任务，也是继承和发扬中医药优势的着力点。

为了贯彻《国家中长期科学和技术发展规划纲要》中卫生健康前移的战略方针，我国积极开展治未病研究。目前，我国98%以上的三级公立中医医院和89%以上的二级公立中医医院均已设置了"治未病"科，中医医院综合服务能力稳步提升。秉持预防疾病和损伤、提高和保障健康为本的理念，坚持未病先防、既病防变、防治结合的原则。

国家中医药管理局发布的《中医医院"治未病"科建设与管理指南（修订版）》中定义："治未病"科是以治未病理念为核心，针对个体人健康状态，运用中医药养生保健技术和方法，结合现代健康管理手段和方法，系统维护和提升个体人整体功能状态，管理个体人健康状态风险，实现"不得病，少得病，晚得病，不复发"的健康目标，达到预防疾病、健康长寿目的的科室。在现阶段，"治未病"科以"未病先防、瘥后防复"作为主要功能定位。其服务特点以人的健康状态的辨识、评估和干预为主，而非着眼于疾病治疗；突出非药物方法的运用，注重整体调节，求得整体效果；重视连续、动态、全程的管理，并充分发挥服务对象的参与意识与能力，以追求长远的效果。

（一）"治未病"科的服务对象

1. 中医体质偏颇人群

根据 2009 年中华中医药学会颁布的《中医体质分类判定标准》，健康体检人群中体质辨识结果符合气虚质、阳虚质、阴虚质、痰湿质、湿热质、气郁质、血瘀质或特禀质等偏颇体质者。

2. 亚健康人群

这类人群处于亚健康状态，表现为一定时间内的活力降低、功能和适应能力减退的症状，但不符合西医学有关疾病的临床或亚临床诊断标准。亚健康状态涉及的范围主要有以下两方面：一方面是机体或精神、心理上的不适感或表现，如疲劳、虚弱、情绪改变，或易感冒、胃肠功能失调、睡眠质量下降等；另一方面是与年龄不相符的组织结构或生理功能的表现，如记忆力减退、性生活质量下降等。

3. 病前状态的人群

病前状态是指具备与具体疾病相关的风险因素，或出现理化指标异常，但未达到相关疾病的诊断标准，容易向疾病状态转归的一种疾病前持续状态。常见病前状态有高尿酸血症、糖调节异常、血脂异常、临界高血压、肥胖、颈肩腰腿痛、代谢综合征、更年期、经前综合征等。

4. 慢性病需实施健康管理的人群

指已达到相关疾病的诊断标准，处于疾病稳定期，愿意接受中医健康管理，通过改变生活方式与自我保健，可以提高生活质量、促进疾病向愈的人群。

5. 其他关注健康的特殊人群

育龄妇女（孕前调理）、男性（育前保健）、老年人（延年益寿）等。

（二）"治未病"科具有的管理职能

1. 统筹并整合资源，构建治未病服务链

充分利用医院现有资源，实现健康评估、干预、追踪管理等一条龙服务。相关科室独立存在，但可纳入治未病服务链，或为治未病服务提供技术支撑。

2. 协调各相关专科介入疾病的病前管理

协助各专科选择合适的优势病种，推进疾病管理，并将管理环节前移到病前状态管理。

3. 基层辐射

通过为社区卫生服务中心等基层医疗机构培养治未病人才、支持其开展治未病相关业务，进而延伸和拓展中医治未病服务，全面提升基层治未病的服务水平。

治未病科室区域划分应设置健康状态信息采集与辨识评估区域、健康咨询与指导区域、健康干预区域、健康宣教区域等辅助区域，各区域布局应合理，工作流程应便捷，同时保护服务对象隐私。

健康状态信息采集与辨识评估区域（如体检区或体质辨识区域）主要用于采集和录入服务对象的健康状态信息，分析健康状态信息并进行状态辨识及其风险评估。健康检查/体检区域应当满足设备与功能需要，也可整合本单位的其他相关资源。健康信息采集与健康状态评估应涵盖中、西医学指标，从躯体到心理，体现局部与整体结合、主观与客观结合、宏观与微观结合、功能与结构结合的特征，从而实现多维、综合、连续性、个性化的评估。

健康咨询与指导区域（如健康调养咨询门诊）主要用于根据服务对象的健康状态辨识及其风险评估结果，制订健康干预方案，指导服务对象进行健康干预，并接受服务对象的健康咨询。该区域应为服务对象量身打造一整套个性化的调养方案，包括膳食食疗、起居调养、情志调节、养生功法、保健技术等。健康咨询与指导区域应当相对独立，若因条件限制，也可与健康状态辨识及其风险评估区域合用，但区域面积应当满足开展业务工作的需要。

健康干预区域（如特色疗法干预区）主要用于根据健康干预方案为服务对象提供各种中医特色的健康干预服务，如针刺、灸法、拔罐、推拿、药浴、刮痧、膏方、贴敷、放血等。健康干预区域应当相对独立，区域面积应当满足开展业务工作的需要。各种干预方法的服务区域应当相互隔开，能有效保护服务对象的隐私。

健康宣教等辅助区域主要用于服务对象的等候休息和健康宣教，包括影像播放、宣传手册及宣传栏等设施。这些设施有助于服务对象更深入地了解治未病相关知识。区域面积应当满足开展业务工作的需要。

（三）"治未病"科的服务项目

1. 健康状态辨识及评估项目

中医体质辨识、中医经络评估、脏腑功能评估、气血状态评估等。

2. 健康调养咨询服务

开具健康处方、养生功法示范指导、中药调养咨询指导等。中医治未病强调清静养神，如《太平御览方术部》所言："太上养神，其次养形，神清意平，百节皆宁，养生之本也。"唐代孙思邈在《备急千金要方·养性序》："善养性者，则治未病之病，是其义也。"在心理疾患日益增多的今天，发掘"恬淡虚无，真气从之，精神内守，病安从来"的精神内涵，注重精神调摄，具有重要的应用价值。养生功法如五禽戏、八段锦、太极拳、气功、导引等运动保健的方法，对于预防改善身心状态、预防疾病有着突出效果。再如根据五行制化原则开发的音乐疗法，按照宫、商、角、徵、羽之间存在着相生相克关系，可以很好地调节情绪，愉悦性情，治病延年。

3. 中医特色干预技术

包括针刺、灸法、拔罐、推拿、穴位贴敷、埋线、药浴、熏洗（蒸）、刮痧、砭石、音疗，以及热疗、电疗等其他理疗技术。针灸能增强免疫力，延缓衰老，具有明显的保健作用。据研究，针刺内关、神门、心俞、巨阙、百会、印堂诸穴可用来调整心功能，补益心气，镇静安神；艾灸神阙、关元、中极、命门、肾俞、太溪能补肾壮阳，增强性功能。根据中医治未病和辨证的原则开发相应的针灸技术和产品，能通达经脉，调其气血，使阴阳归于相对平衡，脏腑功能趋于调和，从而达到治未病的目的。根据中医理论，按照整体观念和辨证施治的原则，运用规范的手法作用于人体相应的穴位或部位，刺激经络和腧穴，以调整机体的生理状态，促使人体气血流通，改善其病理环境，从而使人体增强抗病能力。运用传统规范的推拿按摩手法，能疏通经络、运行气血、消肿止痛、调和营卫、养心安神、平衡阴阳，可预防亚健康的发生，并有缓解筋脉拘急及延年益寿的作用，具有广阔的市场需求。

4. 产品类

膏方、养生调养茶饮等。中医服食方药历史悠久，根据个性化原则，不同季节服食不同方药，对于预防疾病有很好的效果。特别是近年来中药作为绿色天然药物，符合人们回归自然崇尚天然的趋向。从大量的中医服食方药中开发适合不同人群的保健产品，具有很强的市场竞争优势，例如"黄精膏方"等。食疗药膳调养也是治未病的重要手段，战国后期的《吕氏春秋·季春纪》说"大甘、大酸、大苦、大辛、大咸五者充形则生害矣"，提出了中医治未病饮食调养的一些原则。历代以来，中医治未病积累了大量的有效食疗方和药膳方法，如辨体施膳、平衡饮食等等，也是市场开发的重要源泉。此外，健康档案建立、慢性病健康管理、健康信息管理及管理效果评价等也可纳入治未病服务项目中。

当前，人们的健康意识逐步增强，常规体检已经成为老百姓乐意去做的一件事。运用西医学较为先进的检测手段常常可以检查出尚无自觉症状的临床前期病变，特别是在"三高人群"（高血压、高血脂、高血糖）存在知晓率低，治疗达标率低的问题，以及肿瘤患者一旦确诊基本上都是中晚期的问题，这都是很实际的挑战。祖国传统医学已经为我们指明了方向，中医治未病理论思想完全能够解决这一现实问题，在基层医院临床实践中具有卓越的指导意义。运用治未病学术理论对"三高人群"进行提前干预，完全能够做到早发现、早诊断、早治疗，把疾病消灭在萌芽状态。对于肿瘤患者以及许多处于亚健康状态的人群均能从治未病学术思想中获益。

例如，糖尿病在未确诊之前，有相当一部分人的血液生化指标已经不正常，空腹血糖或餐后 2 小时血糖升高，这种状态我们称之为"糖尿病前期"。临床上可能没有典型症状或者仅有轻微的不适表现，常常被忽略。此时采取饮食控制、运动锻炼，中医药养生保健等一系列干预措施，能够使大多数糖耐量受损（impaired glucose tolerance，IGT）、空腹血糖受损（impaired fasting glucose，IFG）完全恢复正常或者延缓其向糖尿病（diabetes mellitus，DM）转变，延迟成为真正意义上的 DM 患者。也就是说，以治未病思想为指导进行"先防"，能够避免或延缓发展成为真正意义上的"既病"状态。人们常说糖尿病不可怕，可怕的是其并发症。既然糖尿病已经形成，以"既病防变"思想为指导，以"整体观念"为核心，发挥辨证施治"个体化"治疗之特长，进行综合防治，使病情处于相对稳定的状态，完全能够延缓或逆转其早期并发症的发生发展。将治未病的学术思想贯穿于糖尿病发生、发展的各个环节，对于减少或延缓糖尿病及其并发症的发生、发展，促进血糖的良好控制，提高患者的生活质量，减少致残率、病死率都有重要的现实意义。近期，从国内外多项大规模循证医学相关研究报告及不断更新的糖尿病临证指南等信息来看，糖尿病的提前干预综合防治并从中获益都得到了循证医学的证实，治未病思想理念也与糖尿病"三级预防"防保措施相吻合，进一步说明了传统医学的先进性，前瞻性和实用性。中西医在此观念上也达到了高度的统一。

肿瘤治疗方面，目前仍有许多不尽如人意的地方。尽管恶性肿瘤经过手术切除或规范的放化疗后达到了满意的疗效，看似已经根治，但患者的身体状况和生活质量却逐渐下降。对于大多数患者而言，术后防止复发是肿瘤治疗的一个非常重要的方面，却很少有尽如人意的时候。然而在实际工作中，我们发现运用中医中药治疗，配合病后药食调摄，以及气功、八段锦、太极拳等养生锻炼来增强体质，临床上有时能取得很好的疗效。虽然中医"既病防变""瘥后防复"的治未病思想在肿瘤的防治方面还有许多值得探讨深入研究的地方，但其前景广阔。

当前治未病学术思想已逐渐被大多数医务工作者和有识之士所关注。现代疾病预防学明确提出了三级预防的新概念。第一级预防是在发病前期，及时消除或阻断致病因素的作用和累积影响，防止疾病的发生，这是最积极、最有效的预防措施。第二级预防则是在发病期，及早、有效地进行治疗，减轻疾病的危害，阻止病情的进一步发展。第三级预防是在发病后期，采取有效的治疗措施，暂缓或避免疾病的恶化、致残或死亡，使机体逐步恢复健康。现代预防学的这一观点与治未病中未病先防、既病防变的思想是完全一致的。通过加强中医治未病学术思想教育，治未病的相关措施的推广必将会取得巨大的社会效益和社会价值。

总的来说，中医治未病的理论基础与临床实践相结合，相互印证、相辅相成，理论上的深厚底蕴为临床实践提供了坚实的支撑，而临床实践中的成功案例又反过来验证了理论的有效性。这种独特的医学理念和实践方式，不仅在中国有着悠久的历史和深厚的群众基础，为人类健康提供了全面的保障方案，也在现代社会中展现出新的生命力和价值。

参考文献

[1] 张志斌, 王永炎. 试论中医"治未病"之概念及其科学内容 [J]. 北京中医药大学学报, 2007(7): 440–444.

[2] 陈靖, 刘晓丹, 张妤. 中医治未病内涵解析及新时期发展策略探究 [J]. 时珍国医国药, 2021, 32(7): 1701–1703.

[3] 严家凤. 调气：中医"治未病"的理论基础 [J]. 贵州中医药大学学报,

2020, 42(6): 1–5, 22.

[4] 宋云娟."治未病"思想在临床实践中的指导意义 [J]. 中国中医药现代远程教育 , 2011, 9(18): 116–118.

[5] 彭万年 , 关彤 . 从理论及临床实践看张仲景治未病思想的科学性 [J]. 广州中医药大学学报 , 1999(3): 173–175.

[6] 国家中医药管理局 .《中医医院"治未病"科建设与管理指南（修订版）》. 国中医药医政发〔2014〕3 号 [EB/OL](2014–1–28)[2024–8–30].http://www.natcm.gov.cn/yizhengsi/gongzuodongtai/2018–03–24/2754.html.

[7] 王琦 . 中医体质学 [M]. 北京 : 人民卫生出版社 , 2009.

[8] 中华中医药学会 . 中医体质分类与判定 [M]. 北京：中国中医药出版社 ,2012.

[9] 王玉琢 , 崔影 , 富丹 . 治未病的早期诊断方法研究 [J]. 实用中医内科杂志 , 2012, 26(12): 15–16.

[10] 王思成 . 中医治未病溯源、内涵与应用浅析 [J]. 世界中医药 , 2008(1): 43–45.

[11] 倪红梅 , 程羽 , 郭盈盈 , 等 . 治未病思想与中医健康管理模式研究探索 [J]. 南京中医药大学学报 (社会科学版), 2013, 14(1): 16–18.

[12] 吴献红 . 中医"治未病"在临床实践中的指导意义 [C]// 安徽省中医药学会 . 安徽省中医药学会 2012 年学术会议暨中医治未病高层论坛资料汇编·合肥：安徽省中医药学会 , 2012:3.

第二节　数字化技术的发展历程与其在健康管理中的应用

一、数字化技术的发展历程

数字化技术是指将各种物质形态的信息资料（如声音、图像、视频、文本和数据等）转化为数字信号，经过编码、处理、存储与传输，以数字化的形式记录、处理、传达、存储和复制信息的过程。简而言之，数字化就是用数字的方式记录和处理信息，为信息处理和交流带来了极大的便利。

数字化技术的发展历程可以追溯到 20 世纪中叶。数字化技术的发展始于计算机的发明和普及。随着计算机技术的兴起，数据处理和存储能力逐渐增强，为数字化技术的应用奠定了基础。

数字化技术的发展历程可以大致分为几个重要阶段，每个阶段都标志着技术进步和社会应用的关键节点。以下是数字化技术的发展历程。

早期阶段（20 世纪 50—70 年代），这个阶段以计算机的发明和初步应用为主要标志，最早的计算机主要用于科学计算和数据处理。

个人计算机普及阶段（20 世纪 80 年代），随着个人计算机（personal computer，PC）的大规模普及，人类迎来了第一次大规模数字化。个人计算机的出现使得计算能力普及到家庭和个人，推动了办公软件、数据库管理系统的开发和应用。

互联网商用阶段（20 世纪 90 年代），互联网技术的商用标志着第二次数字化浪潮。互联网的普及极大地促进了信息的交换和流通，改变了人们的沟通方式，同时也推动了电子商务、在线服务等新业态的发展。

移动互联网和社交媒体阶段（21 世纪前 10 年），移动互联网和社交媒体的兴起，尤其是智能手机的普及，极大地改变了人们的生活方式。移动支付、在线购物、社交网络等应用成为日常生活的一部分。

大数据、云计算和物联网阶段（21 世纪 10 年代至今），大数据、云计算和物联网技术的发展，使得数据的收集、存储、分析和应用能力极大增强。这些技术不仅推动了电子商务、金融服务等领域的创新，也促进了智能制造、智慧城市等新兴业态的发展。

人工智能和区块链阶段（21 世纪 20 年代至今），人工智能和区块链技术的应用，进一步推动了数字化技术的进步。人工智能在医疗、金融、教育等领域的应用，提高了服务效率和准确性。区块链技术在数据安全、供应链管理等领域的应用，提高了透明度和可信度。

每个阶段都标志着技术进步和社会应用的重要里程碑，推动了经济社会的发展和变革。

二、数字化技术在健康管理中的应用

随着信息技术的不断发展，数字化技术逐渐融入各个领域，包括医疗健康行业。医疗健康管理正在迎来数字化转型的时代。20世纪80年代被认为是数字健康技术快速进步的时期，其间出现了相关专业组织，其目标是从传统的医疗保健方法过渡到更先进的技术驱动型应用。数字健康技术的成熟发生在21世纪。过去5年中，尤其是2020至2022年的Covid-19大流行期间，拓展健康管理范畴并运用数字医疗技术实现更高标准的医疗保健成为新的当务之急。从早期的简单数据库管理到现在的复杂的人工智能、大数据分析，数字化技术的演进极大地推动了社会的进步和产业升级。

健康管理指对个体或群体健康进行全面检测、评估、有效干预与连续跟踪服务。包括健康信息收集、健康风险评估、健康干预、健康促进等环节，目标在于提高个体或群体的整体健康水平，预防疾病的发生。数字化医疗健康管理是指利用数字化技术支持医疗健康管理工作的全过程，涉及宏观层面的医疗系统与政策、中观层面的医院及医生，到微观层面的患者、医疗人员以及医疗设备等，旨在用数字化手段全面提升医疗健康服务质量和效率。在医疗健康领域，数字化技术的应用和发展经历了以下几个阶段。

起步阶段，初期的数字化医疗主要集中在医疗记录的电子化和医院信息系统（Hospital Information System，HIS）的建设上。

发展阶段，随着互联网技术的兴起，远程医疗、移动医疗等新型服务模式开始出现，使得医疗服务可以超越地理和时间的限制。

深化阶段，大数据、云计算、人工智能等先进技术的应用，推动了医疗健康领域的深刻变革，如个性化诊疗、疾病风险预测等。

融合阶段，数字化技术与医疗健康的深度融合，形成了诸如精准医疗、智慧医疗等新的发展模式。

（一）数字医疗

数字医疗即利用物联网、大数据、人工智能等现代信息技术来改善医疗服务，通过健康数据采集、远程监控、智能诊断、制订个性化治疗方案等方式，以实现健康医疗服务的数据化、标准化和智能化，提高医疗服务效率。数字化医疗技术主要包括医疗信息化、医学影像技术、远程医疗和智能医疗四个方面。

1. 医疗信息化

医疗信息化是应用计算机、网络、通信技术等信息技术手段，对医疗信息进行采集、管理、传输、分析和存储的过程。医疗信息化在医疗服务管理、病历管理、医药管理、医疗质量管理及医疗保险管理等方面实现了数据流的互通与共享，强化了医疗信息的紧密联系，提高了医疗服务的效率与质量，优化了费用效益，推动了医疗服务的现代化进程。

2. 医学影像技术

医学影像技术可以为医师提供更为详细和全面的患者信息，提高医生的诊断精度和治疗质量。医学影像技术可以分为传统影像和数字影像两种。传统影像主要包括 X 线、CT、MRI、超声、核医学等，数字影像则是指将传统影像数字化后应用计算机图像处理技术进行处理的影像技术。数字影像技术的应用使医学影像的处理更加高效、自动化，增强了影像处理的精度和可靠性，推动了医疗影像的标准化。

3. 远程医疗

远程医疗是指利用信息技术手段，将医疗服务从医院推广到社区、家庭等地，帮助医生准确诊断患者的疾病，为患者提供及时有效的医疗服务。远程医疗包括远程会诊、远程监护、远程手术、远程教育和远程药学等，可以极大程度地提高医疗资源的利用效率，缓解"看病难""看病贵"等问题。

4. 智能医疗

智能医疗是利用人工智能（Artificial Intelligence，AI）、大数据、物联网等新技术，为医疗系统提供智能化的管理和服务，实现医疗服务的个性化和精准化。智能医疗包括疾病诊断、用药管理、健康监测、医学辅助决策等方面的应用，可以提高医疗服务的水平和医疗行业的效益。

（二）数字化健康管理服务

数字化健康管理服务指的是利用数字技术和工具来提升个人健康和医疗管理的服务。这包括使用健康应用程序、可穿戴设备（如智能手表、健康追踪器等）、电子健康记录（electronic health records，EHR）系统、远程医疗平台等。这些技术和工具帮助用户监测健康指标、管理慢性病、进行远程咨询和获取个性化的健康建议。其目的是通过实时数据和智能分析提高健康管理的效率和准确性。

在信息技术飞速发展的今天，数字化健康管理服务正在重塑我们对健康管理的理解和实践方式。通过利用现代科技，数字化健康管理服务不仅提高了医疗服务的效率，还极大地改善了个人健康管理的便捷性和效果。

1. 数字化健康管理服务的主要特点

（1）数据收集与分析：数字化健康管理服务利用各种可穿戴设备（如智能手表、健康追踪器）和移动应用程序收集用户的健康数据。这些数据包括心率、步数、睡眠质量、血糖水平等。通过数据分析，用户可以实时了解自己的健康状态，并根据数据做出相应的调整。

（2）个性化健康建议：基于用户的数据，数字化健康管理服务可以提供个性化的健康建议。这些建议可能涵盖饮食、运动、药物管理等多个方面，帮助用户优化生活方式，从而预防疾病或改善健康状况。

（3）远程医疗服务：数字化健康管理还包括远程医疗服务，允许用户通过视频通话或在线平台与医生进行咨询。这种方式使患者可以在家中接受医疗咨询，无需前往医院或诊所，节省了时间和交通成本。此外，患者可以避免前往医院时可能接触到的传染病风险，特别是在流感季节或者疫情期间。同时，远程医疗提供了医生和患者之间的即时沟通渠道，方便解决医疗问题并调整治疗方案。这些优点也使得远程医疗成为现代医疗体系中越来越重要的一部分。

（4）健康教育与互动：许多数字健康服务提供健康教育内容，如在线课程、文章和互动社区，帮助用户提高健康知识水平，形成健康习惯。通过互动，个体可以更深入地了解健康知识，掌握正确的健康行为和习惯，并及时做出反馈，帮助参与者更好地管理自己的健康。在这个过程中，参与者还可以与他人分享经验和资源，建立支持系统，增强健康行为的持续性。

2. 数字化健康管理服务的优势

（1）提高健康监测的准确性：数字化健康管理工具能够实时监测用户的健康数据，例如心率、血压、血糖水平等，并将数据传输到健康管理平台。通过数据分析，这些工具可以提供准确的健康状况评估。这种持续的监测可以帮助及早发现健康问题，及时采取干预措施。此外，数字化系统能够整合来自不同设备和来源的数据，通过先进的分析工具发现健康趋势和潜在风险，从而提高监测的全面性和准确性。长期的记录和追踪健康数据也是其优点之一，可以帮助识别长期趋势和变化，支持更准确的健康评估和预测。

（2）便捷性与可及性：通过智能手机、平板电脑等移动设备，用户可以随时随地访问健康管理服务，查看健康数据，接受建议和监控身体状况，无须频繁前往医疗机构。这种便利性特别适合需要长期管理健康状况的慢性病患者。

（3）数据驱动的决策：数字化健康管理依赖于大量数据，使健康管理决策能够基于客观数据而非主观判断。这种数据驱动的决策方式有助于制订更有效的健康管理计划。

（4）促进预防保健：通过实时数据监测和个性化建议、健康数据分析和记录、远程医疗服务、健康教育和提醒，数字化健康服务可以帮助用户在疾病发生前采取预防措施，降低医疗费用，提高整体健康水平和生活质量。

3. 数字化健康管理服务面临的挑战

（1）数据隐私与安全：随着大量健康数据的收集，数据隐私和安全问题变得尤为重要。如何确保用户的健康数据不被滥用，防止数据泄露，是数字化健康管理服务需要解决的关键问题。对于这些问题，我们可以对存储和传输中的数据进行加密，以防止未经授权的访问和泄露；设置多因素认证，确保只有授权人员可以访问敏感数据；保持操作系统和软件的最新状态，及时应用安全补丁，以防止已知漏洞被利用；定期备份重要数据，并将备份存储在安全的地方，以防止数据丢失或损坏。通过综合运用这些措施，可以有效提升数据隐私与安全，降低数据泄露和网络攻击的风险。

（2）技术与设备的兼容性：不同的健康管理设备和应用程序可能存在兼容性问题，这可能影响数据的整合和分析。实现不同平台和设备之间的互操作性，是提升服务效率的重要举措。

（3）用户的接受度和使用习惯：尽管数字化健康管理服务提供了许多便利，但部分用户可能对新技术持有抵触态度。提高用户的接受度，促进健康管理工具的广泛使用，是推动数字健康服务发展的另一个挑战。可以通过以下措施来解决这一问题：将现代健康管理平台设计成具有直观、易用的界面，降低用户学习和使用的难度，提高接受度；通过个性化的健康建议和目标设定，用户能够感受到服务的针对性和有效性，从而更愿意持续使用；利用即时反馈和积极的激励机制（如成就徽章、健康积分等）增强用户的参与感和动力；建立便捷的访问方式，通过智能手机应用、可穿戴设备等多种途径，用户能够轻松访问和管理健康信息，无须烦琐的步骤；加强数据安全和隐私保护，明确的数据隐私政策和强大的安全措施使用户对数字健康服务更加信任，从而增加使用意愿；提供健康教育资源和在线支持，帮助用户更好地理解和使用数字化工具，提高服务的接受度。

（4）医疗质量与合规性：数字化健康管理服务的质量和合规性问题需要关注。确保这些服务遵循医疗标准和法规，提供可靠的健康建议，是保证服务质量的重要措施。

数字化健康管理服务正引领健康管理领域的变革，通过先进技术提升健康监测的准确性、便捷性和个性化。然而，要充分发挥这些服务的潜力，还需克服数据隐私、安全、技术兼容性、用户接受度等挑战。随着科技的不断进步和相关问题的逐步解决，数字化健康管理有望在未来发挥更加重要的作用，帮助人们实现更高水平的健康管理和生活质量。

三、数字化技术在中医治未病领域的应用

治未病健康管理的过程从健康数据的采集开始，包括健康档案建立、健康趋势预测、疾病风险评估、疾病干预指导、管理效果评价等环节。整个过程是一个不断循环的过程，通过不断地循环来实现治未病的目标。如今人们的健康数据不再只局限于医院留下的存档数据，还包括可穿戴式设备、智能检测仪、健康管理平台所采集到的数据。对采集到的数据，通过数据挖掘技术、机器学习、云计算等方法进行处理，通过对影响人们健康的因素进行实时、动态、长期的监测，建立合理的健康分析模型，并将其运用到治未病健康管理过程中，为个人或群体的健康趋势分析、疾病风险评估、健康干预指导等服务，从而定制健康计划，服务于治未病健康管理过程。

以往我国的健康数据往往是分散的，没有规律的，也就没有了分析的意义与价值，如今，借助大数据存储技术，不管是医疗机构还是家庭设备所采集到的健康信息，都能通过数据云存储起来，构建健康大数据仓库，为大数据分析提供可靠的数据基础。这样，所有来源的健康数据都能共享，而不再分散。在人群健康数据能够共享的条件下，运用聚类分析、关联分析、可视化分析等大数据分析技术，挖掘出健康数据间的隐藏信息，以及未知规律，

建立健康数据分析模型，辅助决策治未病健康管理过程。治未病健康管理过程是一个长期且循环的过程，在此过程中，大数据分析可以应用到多个方面，例如通过对健康大数据库中的个人及人群数据进行挖掘与分析，为用户提供个人健康状态评估报告、疾病风险评估报告等，并根据这些报告制订健康管理方案。家庭式穿戴设备可以远程实时、动态地采集用户的健康指标数据或运动数据等，采集到的数据上传到健康数据仓库，以便开展跟踪分析，达到健康管理实时性的目的。医疗机构或健康管理公司还可以通过治未病健康管理平台监测用户的健康状况，远程提供健康管理服务。

治未病智能化发展最重要的是打造治未病核心技术，通过现代化手段促进治未病在个体或群体中检测、诊断、治疗上的精准化，针对个人健康状态实现个性化预防。目前，AI 在健康管理中的应用也日益广泛。利用算法和深度学习技术，医疗影像和病理数据能够实现自动分析和诊断，提高了诊断的准确性和速度。同时，AI 还可用于疾病的预测和预防，协助医生制订更有效的治疗方案和预后评估。AI 在中医治未病领域的应用主要包括：AI 中医信息采集、AI 医学影像和 AI 基因检测。

（一）AI 中医信息采集

中医信息采集是治未病理论发挥作用的基石，但传统治未病是在四诊信息收集的基础上，对机体的未病态、欲病态、已病态以及瘥后进行判断，主要依靠的是医者的个人经验和主观感受，缺乏客观化的标准，AI 的应用则为中医治未病突破这一发展瓶颈带来了机会。通过 AI 及大数据的支持，将中医信息客观化、标准化，将中医感性的信息变为以定量数据来准确衡量。中医传统信息采集方法包括望、闻、问、切，从局部与整体双管齐下。结合 AI，望诊有基于中医药知识图谱的舌像诊疗系统、基于 sLDA 方法和 SVM 算法建立的肤色识别模型进行肤色五色识别。例如，平安好医生借助 AI 建立的智能问诊系统，能够实现听音辨病。问诊有基于深度学习与条件随机的多标记学习方法的慢性胃炎中医证型模型。切诊有运用 BP 神经网络算法建立的脉象信号采集系统，对正常人与患者脉象信号分类进行了探讨。

目前，中医信息采集的客观化发展已取得较大突破，衍生的设备逐渐应用到临床，但仍存在一些问题。四诊合参是中医整体观念在疾病诊治过程中的具体体现，关键在于四诊资料要相互参照、印证、补充，而非强调单一诊法的深入研究，只有四诊信息的采集准确、相互合参，才能全面了解机体状态。但目前大多数设备都是单独从脉、舌、面等某一方面采集信息，较为局限，缺乏将四诊融合的技术。因此，有学者在这方面提出了自己的观点，如结合多源数据学习、多核学习方法，借助子空间学习方法促进四诊合参的智能化，建立中医临床辨证论治方法，实现四诊合参数据的量化，这都为四诊合参提供了方向。

（二）AI 医学影像

运用现代西医科学知识桥接人工智能是中医治未病发展强有力的手段之一。医学影像是以非侵入性的方式获得机体内部组织影像结构的技术，辅助和指导疾病的治疗。传统医学影像在疾病诊疗过程中存在诸多问题，例如数据的快速增长、人才的缺口、超负荷的工作压力、肉眼阅片可能带来的漏诊和误诊，这些问题都给影像学的发展带来了巨大的冲击。AI 的运用则为有效解决这些问题提供了途径。AI 通过图像识别技术和深度学习对医学影像数据进行训练学习，对疾病的早期识别和筛查具有高度灵敏性。基于 AI 的医学影像对慢性非传染性病特别是癌症早期筛查，在提高生命质量方面起着至关重要的作用。

英国 Avalon AI 是首个将深度学习用于阿尔茨海默病诊断的公司，通过建立大脑的 3D 核磁共振图像，运用卷积神经网络技术对图像进行分析，判断大脑是否有患病的倾向，目前有效预测准确率已经达到了 75%。国内也有不少研究机构致力于打造 AI 医学影像，力求早发现疾病患癌风险，实现疾病的早期预防目标，如用于筛查可疑食管癌的腾讯觅影、由中山大学肿瘤防治中心自主研发的"中肿智医"上消化道肿瘤人工智能诊疗决策系统。分子影像是医学影像一门多学科交叉融合的新产物，在细胞和分子水平上，对活体生物过程应用影像学技术进行定性和定量研究，可在没有形态学改变之前检出异常，广泛应用于肿瘤的早期检测。现代分子影像与 AI 影像分析相辅相成，运用 AI 特别是深度学习方法研究 PET 仪器设计、PET 图像重建量化和分割等，促进了分子影像设备的完善。同时，分子影像中融合了数据处理、图像识别等技术，也为 AI 影像分析提供了便利。在预防疾病理念上，治未病与分子影像有异曲同工之妙。目前，AI 医学影像应用主要集中在癌症和心脑血管疾病等慢性病上，如何扩大疾病筛查种类、提高精准度，是未来 AI 医学影像的主攻方向。

（三）AI 基因检测

基因检测与治未病共同促进预防医学的发展。基因是生命遗传最基本的单位，储存着人体生、老、病、死的全部信息，人类疾病或多或少都与基因有关联，基因是影响人体健康最重要的内在因素。基因检测是通过特殊设备对细胞 DNA 分子进行检测分析，从而判断所含有的基因类型和基因是否有缺损或异常，对于疾病的预防以及现代治疗手段难以解决的病症有着重大意义。

基因检测是预防疾病最有效的手段之一，然而人体基因数量庞大，目前已经发现和定位的功能基因就有两万多个，依靠"传统基因＋人工目测"并不能发现所有基因片段上的问题。而 AI 在数据的分析上具备精准、快速的优势，相较于传统基因检测，基于人工智能深度学习和数据挖掘技术，不仅可以提高检测的时效性、节约成本，还对基因突变具有高度敏感性，能够提供预警。例如，乳腺癌 BRCA1/BRCA2 基因突变检测，对发现携带基因突变者进行手术切除治疗，可降低近 100% 的发病风险；Sophia Genetics 公司利用机器学习技术分析患者基因数据，可对基因变异进行评估，准确率在 99% 以上。AI 在基因检测中有着不可比拟的优势，正逐渐影响着整个医学行业。然而，由于存在技术水平、费用、伦理学等问题，这些问题限制了 AI 基因检测的推广使用。

（四）构建基于治未病思想的慢性病管理模式

1. 完善慢性病的综合信息监测，建立用户专属的健康档案

慢性病的综合信息获取和数据库的建立，是慢性病预防控制工作的前提和基础。充分利用信息技术网络与平台，收集和整合相关的慢性病信息，促进信息的横向交流，这些信息资源将为我国更为有效地制定防治规划决策提供依据，也将为更有效地利用医疗资源提供助力。

2. 移动式的健康管家服务

终端设备能够随时监控用户的医疗数据，针对用户提供可移动式的健康管家服务。针对欲病人群，提供调理建议，为用户制订养生方案，让用户在家就可以通过日常养生方法或简单易行的中医适宜技术进行身体调养。除了提供养生方案，云端服务器还可以从海量数据库提取出一份个体化的干预方案，针对常见的欲病症状，如睡眠紊乱、免疫力下降、脾胃不适以及情绪易躁易怒等，采用以经络调理为主，如穴位敷贴等无创伤的方法进行干预调理。一旦数据反映出潜在疾病威胁，系统立即通知用户到医院全面评估就诊。

3. 患者的医疗数据管理

慢性病防治管理平台应是拥有强大的数据处理和管理功能的网络平台，可以为用户提供个性化的医疗档案管理，这里针对的用户主要是指既病人群和康复人群，平台对用户的医疗数据进行对比分析，同时对医疗效果进行量化评估。当然，这种数据应当是可以通过便捷的途径获取的，让用户随时随地进行查询，例如利用智能手机进行推送，这是现代民众普遍接受和喜爱的方式。

总之，随着科技的不断进步和社会的发展，数字化技术在治未病健康管理中的应用不断拓展和深化，将继续深入到健康管理的各个方面，为人类带来更加高效、便捷和个性化的医疗服务，为人们的健康带来更多的便利和保障。然而，数字化技术在治未病健康管理领域的应用也面临一些挑战，如隐私保护和数据安全问题、技术依赖性和数字鸿沟等。但随着技术的不断进步和完善，相信这些问题将逐步得到解决，数字化技术在治未病健康管理中的应用前景将更加广阔。

参考文献

[1] 周连英. 数字化病案管理系统在病案管理中的应用效果分析 [J]. 智慧健康, 2018, 4(17): 5–6.

[2] 龙然. 数字化影像技术在现代医学中的应用分析 [J]. 中外医学研究, 2015, 13(6): 149–151.

[3] 杨璠, 李连新, 陈菊. 人工智能在中医治未病领域的研究现状与发展 [J]. 电脑知识与技术, 2022, 18(7): 12–15.

[4] 蒋桔红, 朱仲鑫. 医疗健康大数据在我国基本公共卫生服务慢病管理中的应用 [J]. 中医药管理杂志, 2022, 30(14): 211–213.

第三节　数字化赋能中医治未病的优势与特点

中医治未病一大特色就是"见微知著"，通过发现不易察觉的变化（现有仪器设备无法化验检测到的变化），依据人体体质、面象、舌象、脉象、自觉症状等信息作出相应的诊断和治疗，但传承了几千年的中医由于没有相对标准化、客观的四诊合参指标体系，望闻问切很大程度依赖于医生本身的水平和经验，这也成为阻碍中医现代化发展的主要原因之一。信息时代，大数据、人工智能（AI）的出现，为中医治未病的发展提供了良好的机遇。通过机器识别和深度学习，一方面可以从浩如烟海的医案文献中归纳分析出有价值的信息，另一方面通过对患者证候信息的数据采集、对比分析，促进四诊数据的规范化和标准化，为中医的跨越式发展和国际交流打下坚实基础。

近年来随着数字化技术的不断发展，数字化赋能中医治未病带来了许多新的优势与特点。

一、数字化赋能中医治未病的优势

数字化赋能中医治未病的优势主要体现在提高诊断准确性、个性化治疗、药物研发和智能问诊等方面。

（一）提高诊断准确性

通过深度学习和自然语言处理等技术，人工智能可以分析患者的症状和体征，为医生提供辅助诊断建议，有助于医生更准确、快速地确定病情，从而提高诊断的准确性和效率。

（二）个性化治疗

中医强调个体化治疗，即根据每个患者的具体情况制订独特的治疗方案。人工智能可以根据患者的体质、病情等因素，为医生提供个性化的治疗建议，从而提高治疗效果。例如，人工智能系统通过对患者的历史病历、体质特征、生活习惯等进行全面分析，可以制订出最适合患者的治疗方案。

（三）药物研发

中医药物种类繁多，成分复杂。人工智能通过对大量药物数据的分析，可以筛选出具有潜在疗效的药物组合，为新药研发提供有力支持。

（四）智能问诊

通过智能语音交互技术，人工智能可以模拟医生与患者进行对话，初步判断患者的病情，并提供相应的治疗建议，智能问诊这一方式不仅提高了问诊效率，还能在偏远地区或资源有限的医疗环境中发挥重要作用。

（五）提高诊疗效率

数字化技术可以大幅缩短中医医生的诊断时间，提高诊疗效率。例如，通过 AI 辅助诊断系统，医生可以在短时间内获取大量的诊断信息，从而更快地制订治疗方案。

（六）提高患者依从性

数字化平台可以提供持续的健康管理和教育，帮助患者养成良好的生活习惯，提高患者对治疗方案的依从性。例如，通过手机应用程序，患者可以收到健康提醒和定期建议，从而更好地执行治疗方案。

（七）降低医疗成本

通过数字化技术，可以实现对疾病的早期预防和干预，从而降低医疗成本。例如，医护人员或相关系统通过对健康数据的实时监控，可以及时发现潜在的健康风险，并采取相应的预防措施，避免疾病的进一步发展。

（八）促进中医学与西医学的融合

数字化技术为中医学与西医学的融合提供了新的途径。通过将中医学的诊疗方法与西医学的数据分析和管理技术相结合，可以形成更为全面和科学的健康管理方案。例如，通过电子健康记录（EHR）系统，中医医生可以方便地获取患者的西医学检查结果和治疗记录，从而制订更为合理的治疗方案。

（九）促进中医药科研和创新

数字化技术为中医药的科研和创新提供了新的工具和方法。例如，通过大数据和人工智能技术，可以对中医药的临床疗效进行科学评估和分析，发现新的治疗方法和药物。同时，数字化技术还可以帮助中医药企业进行新药研发和质量控制，提升中医药的科技含量和市场竞争力。

（十）数字化助力中医药人才培养

推动名老中医诊疗数据开放共享。鼓励中医医疗机构应用数字技术建设"数字化传承工作室""数字诊室"等，利用数字技术复现名老中医诊疗过程和诊疗思路，数字化记录教学行为，总结跟师学习、临床实践和疗效跟踪等经验，推动名老中医学术传承创新发展。

推进中医药数字化教育教学资源建设，包括中医药精品在线开放课程建设、名医大师课程实录及影音资源数字化保护、中医药虚拟仿真实验实训平台建设、数字化临床基地和智慧教学环境建设等。提升中医药专业人才数字化素养与应用技能，丰富其知识结构，使其适应数字化时代发展要求。

（十一）增强公众的健康意识和自我管理能力

数字化技术可以通过多种渠道和形式，向公众普及中医治未病的理念和方法，增强公众的健康意识和自我管理能力。例如，通过健康教育平台和社交媒体，向公众传播科学的健康知识和养生方法，帮助公众养成健康的生活习惯，形成健康的行为。

（十二）支持中医治未病的政策和法规

数字化技术可以为政府制定和实施中医治未病的相关政策和法规提供支持。例如，政府部门或相关机构通过大数据分析，可以了解公众的健康状况和需求，为政策制定提供科学依据。同时，数字化技术还可以帮助政府进行政策宣传和执行，提高政策的覆盖面和有效性。

二、数字化赋能中医治未病的特点

（一）综合性

数字化技术可以整合多种健康数据，进行全面的健康评估和管理。例如，相关系统或机构通过整合电子病历、健康体检数据、生活方式数据等，可以进行全面的健康评估，从而制订出综合性的治疗方案。

（二）实时性

通过数字化平台，可以实现实时的健康监测和管理。例如，通过智能穿戴设备，可以实时监测患者的生理指标，如心率、血压、血糖等，从而及时发现健康风险。

（三）互动性

数字化平台可以实现医生与患者之间的实时互动和沟通。例如，通过在线咨询服务，患者可以随时随地向医生咨询健康问题，医生也可以及时提供专业的建议和指导。

（四）可扩展性

数字化技术具有很强的可扩展性，可以不断引入新的技术和应用，从而不断提升中医治未病的能力。例如，随着 AI 和大数据技术的不断发展，相关人员或团队可以不断优化和改进现有的诊疗系统，从而提高诊疗效果。

（五）个性化服务

数字化赋能中医治未病能够提供更加个性化的服务。通过分析大量的健康数据和病历信息，数字化平台可以为每位患者提供预防和治疗的定制化方案，从而实现精准医疗。

（六）效果可量化

数字化技术使得中医治未病的效果更加可量化。通过收集和分析患者的健康数据，可以及时评估治疗效果，并根据需要调整预防策略和治疗方案，确保最佳的健康结局。

（七）便利性与普及性

数字化中医治未病服务具有很高的便利性和普及性。患者可以通过手机应用程序或者互联网平台随时随地进行咨询、预约和治疗，大大提高了医疗服务的可及性。

（八）数据驱动决策

数字化赋能中医治未病的一个重要特点是数据驱动决策。通过对大量健康数据的分析，医生可以做出更加科学的诊断和治疗决策，与此同时，医疗机构也能根据数据分析结果优化服务流程和提高服务质量。

综上所述，数字化赋能中医治未病带来了许多新的优势与特点，不仅可以提高诊疗效率和个性化治疗水平，还可以降低医疗成本，提升患者的健康管理水平。这些优势和特点使得数字化中医治未病在当前和未来的医疗服务中占有重要的地位。未来，随着数字化技术的不断发展和应用，中医治未病将迎来更加广阔的发展前景。通过充分利用现代信息技术，中医治未病的理念和方法可以得到进一步的推广和应用，为保障公众的健康和促进医疗卫生事业的发展作出更大的贡献。

参考文献

[1] 陈靖, 刘晓丹, 张妤. 中医治未病内涵解析及新时期发展策略探究 [J]. 时珍国医国药, 2021, 32(7): 1701–1703.

[2] 邝秀英, 于琦, 李敬华, 等. 基于大数据交汇的中医 "治未病" 知识服务与临床应用系统构建 [J]. 世界科学技术 – 中医药现代化, 2024, 26(1): 236–241.

[3] 夏淑洁, 杨朝阳, 李灿东. 智能化中医 "治未病" 健康管理模式探析 [J]. 中华中医药杂志, 2019, 34(11): 5007–5010.

第三章
中医治未病数字化健康管理服务的现状与挑战

中医治未病理念源于《黄帝内经》，核心在于未病先防。当下，我国人口老龄化加速，慢性病问题愈发严峻，传统医学模式难以满足人类健康的现实需求，针对临床上一些病程漫长、病情渐进加重且难以逆转的慢性病，其研究重心开始逐渐前移。与此同时，医疗技术的进步使人均寿命延长，预防医学理念得以普及。计算机技术在大数据、云计算等多领域取得突破，推动了人工智能的发展，其与医疗领域的融合催生了大数据健康管理等新兴产业。数据挖掘等技术的发展，让基于医疗数据获取经验成为可能。

中医虽积累了海量原始诊疗数据与成功案例，但数据的规范化和系统化程度不足，无法直接为临床提供标准化的养生保健指导。此外，临床中医师培养供需失衡以及经济条件受限，也限制了患者的早期医疗。基于此，借助新兴计算机技术为患者提供日常养生服务和早期医疗建议的思路应运而生，通过结合大数据方法，为中医治未病健康管理服务提供了新的技术支撑与发展机遇。

第一节　中医治未病数字化健康管理服务的现状分析

一、我国高度重视中医治未病数字化健康管理服务的发展

中医治未病作为中医药的核心理念，强调通过提前识别和干预潜在的健康风险，预防疾病的发生，进而实现对健康的有效管理。为提升中医治未病的应用效果，我国积极推进其数字化转型，旨在融合现代科技与传统中医理论，以增强中医治未病的精准性和有效性。

一方面，中医治未病的数字化发展主要体现在智能健康管理系统和数据平台的建设上。智能健康管理系统结合中医药理论，通过对健康数据的实时监测和分析，为个体提供科学的健康评估和干预建议。这些系统利用大数据、人工智能和机器学习等先进技术，整合个体健康档案、体征监测数据及生活习惯信息，实施精准的健康管理方案。例如，基于中医体质辨识和健康风险评估的智能算法，能够生成个性化的预防保健计划，提前干预潜在的健康问题。

　　另一方面，中医治未病相关的数据平台包括中医药健康信息数据库、电子健康档案系统及在线咨询平台等。这些平台不仅实现了中医治未病信息的数字化和标准化，还提升了信息的共享和利用效率。通过电子健康档案系统，能够全面记录和追踪个体的健康状况及干预措施，方便医疗机构对健康管理过程进行监控和调整。在线咨询平台则使得患者能够便捷地获取中医治未病方面的专业建议，推动了中医治未病服务的普及，提升了服务的便利性。

　　党的十八大以来，党中央和国务院对中医健康管理服务的发展给予了高度重视，并将其置于更加重要的位置，出台了一系列政策，强调中医治未病在疾病预防和健康管理中的重要作用。2018 年，国务院办公厅印发《关于促进"互联网＋医疗健康"发展的意见》，鼓励医疗机构应用互联网等信息技术拓展医疗服务空间和内容；2019 年 10 月，《关于促进中医药传承创新发展的意见》明确了中医药传承创新的方向，提出要充分发挥中医药在预防疾病和促进健康方面的独特作用；2021 年，《"十四五"中医药发展规划》提出要实施中医药振兴发展重大工程，推动中医药与现代科技的融合，特别是在疾病预防、健康管理等方面的发展；《"十四五"医疗装备产业发展规划》强调，要发挥中医在疾病预防、治疗、保健康复等方面的独特优势，在中医药理论指导下，深度挖掘中医原创资源，开发融合大数据、人工智能、可穿戴等新技术的中医特色装备，重点发展脉诊、舌诊以及针刺、灸疗、康复等中医装备，促进中医临床诊疗和健康服务规范化、远程化、规模化、数字化发展；2021 年，《工业和信息化部办公厅 国家卫生健康委员会办公厅关于组织开展 5G＋医疗健康应用试点项目申报工作的通知》和《工业和信息化部办公厅 国家药品监督管理局综合和规划财务司关于组织开展人工智能医疗器械创新任务揭榜工作的通知》均在文件中专门设立了中医诊疗方向。

　　党的二十届三中全会通过的《决定》，把深化医药卫生体制改革作为进一步全面深化改革、推进中国式现代化的一项重要任务予以部署，充分体现了以习近平同志为核心的党中央维护人民健康的坚定决心。坚持新时代党的卫生与健康工作方针，就要以改革创新为动力，预防为主，中西医并重，把健康融入所有政策，人民共建共享。推动人工智能、互联网等信息技术在卫生健康领域深度应用，为维护人民健康提供更多工具和手段。通过深化改革，推动以治病为中心向以人民健康为中心转变，将健康政策融入全局、健康服务贯穿全程、健康福祉惠及全民。

二、5G 技术的兴起为中医治未病数字化发展提供了机会

第五代移动通信技术（5th Generation Mobile Communication Technology，5G）在 4G 基础上发展而来，作为新一代的移动网络技术，具有高性能、广覆盖、高容量、低延时、低能耗等特点。5G 不仅解决了人与人之间的通信问题，还解决了人与物、物与物之间的通信问题，满足了移动医疗、智慧医疗等应用的需求，可以说，5G 技术的兴起，为医疗服务的进一步发展提供了新的技术发展动力。

首先，对于治未病群体来说，结合 5G 网络技术的个体状态辨识，可以更好地对个体防病养生进行指导。5G 穿戴设备、智能手环等智能电子产品，可以对个体进行实时、持续的健康信息采集，结合其高效的反馈机制和传输特点，可以更及时地获得个体实时状态表征参数，进行动态评估和指导，增强反馈的时效性和针对性。

其次，5G 可以实现图像、声音、场景的实时同步，且视野足够清晰，如内镜下微小的出血点，5G 网络也可以清晰显示。因此，利用 5G 技术可以实现对治未病个体诸如面色、肤色、舌象等信息的在线采集，突破以往该类信息采集需线下面诊的瓶颈，更好地提供治未病便捷服务。

此外，"5G+ 边缘端 / 云空间"的 AI 处理技术，可以迅速对收集的数据信息展开智能化系统剖析和解决，实现数据和信息的可视化，帮助个体更好地认知自己的健康状态，提升对自身健康的关注。5G 的智能化管理，还可以对个体的生活进行智慧提醒，比如在生活作息、运动、饮食等方面，以协助个体更好地实现"饮食有节、起居有常"的生活作息，提升治未病意识，实现健康管理。

在 5G 实时动态数据反馈的基础上，结合其高容量、高维度等技术特点，可以进一步分析个体的知识、行为和情绪等显性数据，以及这些数据在不同时间段、不同场合的波动情况。通过综合评估个体情绪的整体情况，提供多层次、全方位、个性化的支持与服务，提高个体的情绪认知能力和情绪调节能力。同时，5G 平台海量的实时动态数据，可以为情绪管理模型的构建提供数据支持，也为疗效评价指标提供循证依据。另外，在专家咨询模块，专家可以结合智能反馈结果及图表、问卷、视频等资料进行评分，以便更准确地评估个体情况。5G 网络

技术融入的实景及面对面等技术，可以更有效地拉近医生与患者的心理距离，畅通医患交流，给予人文关怀，有利于更好地进行情绪疏导和管理。

另外，利用"5G+物联网"的模式，个体可以在就近的社区卫生服务中心进行健康数据和指标的采集与初步分析，以评估并预测疾病发生的可能。其数据通过网络传输至上级综合医院，由上级医院医生对其健康调养处方进行指导审核，再传送至个体用户的移动终端，从而构建"个体—社区—综合医院"三位一体的整合模式，实现信息共享，形成就近检查、远程诊断、专家指导、按需治疗的新型治未病诊疗流程。治未病联合5G网络技术的三位一体诊疗，既调动个体的主观能动性，使其从被动医疗转为主动进行健康管理，增强个体防病养生的意识和能力；同时，通过5G的实时、动态及持续监测，密切加强个体与社区医院的联系，社区医院可以更好地对当地居民的健康管理进行评估，进一步发挥其中坚作用，对目前三甲医院人满为患、超负荷运行的状况也能进行部分缓解。因此，通过5G超大容量、广覆盖性能，可以实现社区和综合医院间的信息共享和互融互通，增强综合医院对社区医院的技术指导和支持作用，形成"个体—社区—综合医院"三位一体的整体联动模式，更好地调动个体及社会健康力量，提升治未病服务能力。

三、中医治未病数字化健康管理中存在的问题

在中医治未病的数字化健康管理进程中，尽管数字技术为健康管理带来了诸多便利，然而但在实际应用中仍面临多个问题和挑战。以下是中医治未病数字化健康管理中存在的一些主要问题。

（一）数据标准化和一致性

中医的理论和诊断体系在全球医疗领域中占据独特地位，其核心在于对个体化健康状况的全面评估和预防。然而，将这些传统中医诊断方法数字化，并实现标准化和一致性，是一项复杂且充满挑战的任务。

首先，中医的诊断方法高度依赖于主观经验和个体化观察。例如，脉象和舌象的诊断涉及医生对脉搏的节律、力度、形状等多方面的主观感知，以及对舌头颜色、形态、苔层等的观察。这些主观因素的判断不仅受制于医生的经验和技术水平，还会因个体差异而有所不同。因此，将这些主观判断转

化为可量化的数据，是数字化过程中面临的首要难题。

其次，中医注重个体化的治疗方案，根据个人的体质、病因和生活习惯制订具体的预防和治疗措施。体质分类（如气虚、血虚、阴阳失调等）本质上是一个复杂的、多维度的过程。每个人的体质特点都可能影响其健康状态，因此需要对大量个体数据进行深度分析。这种分析不仅要求系统能够处理复杂的变量，还需能够结合传统中医的理论体系进行合理的解释和处理。

另外，传统中医知识的非结构化特性也是数字化过程中面临的挑战。中医理论中很多概念和术语具有深厚的文化和理论背景，如"阴阳五行""脏腑经络"等，这些概念往往缺乏明确的科学定义。如何将这些传统理论用标准化的数据形式表示，并使其在数字化系统中保持一致性，是一个极具挑战性的课题。

最后，数字化中医的标准化还需要解决跨学科交流的问题。西医的标准化流程和中医的传统经验常常存在不一致的地方，如何将两者有效结合，确保数据的准确性和应用的有效性，需要跨领域专家的紧密合作和深入研究。

（二）个性化管理难度

中医治未病的核心理念在于个体化预防，这就要求根据每个人的体质、生活习惯、环境等多方面的因素制订个性化的健康管理方案。然而，数字化健康管理系统往往依赖于通用的算法和模型，这种方式可能无法准确反映个体的具体需求。这一问题的根源在于中医和现代数字化健康管理技术之间的差异。中医治未病强调个体差异，主张根据个人的体质（如气虚、血虚、阴阳失调）、生活环境、饮食习惯、情志因素等多维度因素制订个性化的预防策略。这种个体化的治疗方法不仅需要详细的个人健康信息，还需要考虑各种微观和宏观的影响因素。这要求医生通过观察和诊断，结合个体的具体情况进行精准的预防干预。然而，数字化健康管理系统通常依赖于通用的算法和模型，这些模型通常是基于大数据分析和统计学方法创建的。它们通过处理大量用户的平均数据来生成建议，这种方法虽然在一定程度上可以揭示健康趋势，但往往无法充分考虑个体差异。例如，一些数字化系统可能使用通用的健康风险评分系统来评估用户的健康状况，但这些系统可能无法精准地捕捉到个人特有的体质和健康状况，从而导致预防建议的不适用性。另外，数字化健康管理系统的算法通常基于已知的、标准化的健康数据，如心率、体重、活动量等，这些数据通常较为简化，难以反映中医诊断中所涉及的复杂体质特征和病理变化。在中医诊断中，脉象、舌象和个人主观感受等因素的综合考虑在现有数字化系统中很难得到准确的量化处理。为了弥补这一缺陷，数字化健康管理系统需要在算法和模型设计上进行改进。一方面，可以结合中医的理论体系，开发更加精准的个性化健康管理工具；另一方面，系统应当能够处理更多的个体化数据，并通过深度学习等技术不断优化算法，以适应个体的多样化需求。此外，系统的设计者还可以借助人工智能技术增强系统对个体差异的适应能力，使得数字化健康管理不再仅仅基于通用模型的应用，而是能够提供真正个性化的健康建议。

（三）技术与传统知识的结合面临较大挑战

将中医的传统知识与现代技术有效结合，是数字化健康管理中的一个重大挑战。中医作为一种古老的医学体系，其理论和实践经验复杂且深奥，包括阴阳五行理论、脏腑经络理论、脉象舌象等多方面内容。将这些传统知识转化为数字化应用，需要克服理论与技术之间的诸多障碍。

首先，中医的核心概念如"阴阳五行""气血津液""脏腑经络"等，具有高度的抽象性和深厚的文化背景。这些概念在中医理论中有着丰富的内涵和复杂的应用，但在现代科学和技术中，很难找到直接对应的量化标准。现代数字化技术通常依赖于具体的数据和模型，而中医理论中的许多概念缺乏精确的量化描述。例如，如何将"阴虚"或"气滞"的状态转化为可以计算的数据，并在数字平台上进行有效的分析和应用，是技术与传统知识结合中的首要难题。为了克服这一挑战，需要开发新的模型和算法，以更好地反映中医理论中的复杂概念。

其次，中医的诊断方法，如脉象、舌象等，极大地依赖于医生的主观判断和丰富的临床经验。脉象的诊断不仅是对脉搏的感知，还涉及对脉动节律、力度、形态等多方面的综合分析。舌象诊断则要求医生对舌头的颜色、形态及苔层等细节进行综合判断。这些诊断方法的精细性和主观性，使得现代技术难以完全模拟。例如，目前的传感器和图像识别技术虽然能提供数据支持，但要实现对中医诊断细节的全面再现，仍面临技术挑战。为此，需要不断改进传感器技术，并结合人工智能（AI）和深度学习技术，提高系统对中医诊断的模拟精度。

此外，中医强调个体化的治疗方案，注重根据个人的体质、健康状况和生活习惯进行量身定制的预防和治疗。这种个体化的特点与数字化健康管理系统通常依赖的通用算法和模型形成对比。数字化系统往往基于大量用户的平均数据生成健康建议，而中医则要求考虑每个人的独特情况。为了解决这一问题，数字化系统需要结合个体健康数据，进行深度分析和动态调整。结合大数据技术和机器学习算法，可以实现更精确的个性化服务，但这也要求系统能够处理更复杂的变量，并具备足够的灵活性。

（四）数字化与中医治未病健康管理的融合不足

中医健康管理服务在数字化应用方面主要集中于四诊中的基本环节，但在处理诸如望神、望形等较为抽象的中医概念以及刮痧、推拿、针灸等非药物治疗方法时，数字化技术的应用仍存在显著局限。这些传统的中医疗法涉及的细腻感知和个体化调理，难以通过现有的数字化手段完全实现其效果，因此其融合度尚不高，无法充分体现中医的独特优势。例如，在数字化环境中，中医的"望神"和"望形"诊断方法，主要依赖于医生的直观观察和丰富经验，而这些深具主观性的评估指标，现阶段的数字化技术还难以准确捕捉和分析。类似地，像刮痧、推拿和针灸等传统中医治疗方法涉及的个体化操作和技术难度，也难以完全被数字化手段所替代。虽然有些数字化设备试图模拟这些方法的效果，但由于技术水平和操作精度的限制，仍然无法达到传统治疗的真实效果。虽然数字化技术提供了便捷的数据收集和分析工具，但对于中医的治未病理念，即通过预防和调理来维持健康，数字化技术的应用仍显不足。数字化技术应该更加深入地融入中医健康管理的各个环节，收集更全面的病症数据，并将这些数据与中医药理论紧密结合，以更好地发挥中医药的特色优势。

（五）中医治未病数字化健康管理在社区中推行面临挑战

自 2008 年起，我国实施了治未病健康工程，将健康服务的重心由单纯的疾病治疗转向预防保健，并在实践中逐步将此服务向基层医疗机构延伸，逐步构建了一个三级中医治未病预防保健体系。该体系以各地的三级中医医院为核心，各级中医医院和中西医结合医院为中坚力量，社区卫生服务中心作为基础单位，承担了推进中医治未病的关键角色。在这个体系中，社区卫生服务中心在健康教育、健康档案管理和中医治未病干预等方面发挥了重要作用。尽管如此，大多数社区卫生服务机构在推行中医治未病健康管理服务过程中仍面临诸多困难。这些困难主要体现在以下几个方面。

首先，中医治未病的实施通常需要经验丰富且医术高超的中医师来制订个性化的干预计划。然而，许多社区卫生服务中心的医务人员由于专业或者信息化水平的限制，无法充分发挥中医治未病数字化管理的潜力。这些人员往往缺乏足够的中医理论知识和临床经验，或者是对信息化系统的认识和操作不足，使得他们在健康管理服务中无法提供高质量的中医干预。

其次，健康管理服务的对象大多是长期处于健康风险状态的群体，需要持续的干预和跟踪。然而，社区卫生服务中心由于资源有限，难以对这些对象进行长期、系统的健康管理。缺乏足够的信息化设备和人员支持，使得服务质量和效果难以保证。此外，服务对象通常具有多种健康问题和复杂的病史，这对社区卫生服务中心的综合服务能力提出了更高的要求。

再次，社区卫生服务中心在推广中医治未病健康管理服务时，还面临居民对中医理念和信息化设备（如穿戴设备）认知不足的问题。很多居民对中医治未病的认识停留在传统模式，缺乏对其实际效果和应用范围的深入了解。这导致中医治未病数字化健康管理服务的接受度和参与度较低，影响了整体服务效果。

最后，社区卫生服务中心的运作和信息化管理体系也影响了中医治未病服务的推进。由于缺乏统一的标准和规范，各个社区卫生服务中心在实施中医治未病策略时存在差异，服务的连续性和一致性受到影响。

（六）中医治未病数字化健康管理监测共享平台建设尚存不足

当前，国内大部分中医专科医院和部分综合医院都开设了"治未病"科，针对亚健康人群，不同程度地开展了中医体质治疗、膏方治疗、失眠调养、疲劳调养等多种治疗调理方案，但能有效利用信息化诊疗设备对患者体质进行分析后提出的健康调养方案数量较少，且存在诸多实际问题，具体如下。

一是信息化设备和技术应用普及率低。尽管一些医院具备基本的治未病信息化设施，但有效利用信息化诊疗设备的医院仍然较少。很多医院仅依靠传统的中医方法进行健康管理，对现代信息化技术的应用不够充分，例如，体质分析和健康调养方案的制订多依赖手工记录和经验判断，缺乏系统化的数字支持。

二是地区发展不均衡。中医治未病信息化建设存在显著的地区差异。大城市和经济发达地区的医院通常能够较早地引入和应用先进的信息化设备和技术，而中西部地区及经济欠发达地区的医院则相对滞后。这样的不均衡发展导致了服务质量和技术应用上的显著差距，使得信息化健康管理服务难以覆盖所有区域。

三是信息孤岛现象突出。目前的中医治未病信息化平台面临信息孤岛现象，即不同医院和平台之间的数据难以互通和共享。各医疗机构之间的数据标准、系统接口和管理模式缺乏统一，导致数据难以整合，限制了信息的大数据分析和应用。患者的健康数据分散在不同的系统和平台中，无法形成有效的全局数据支持和分析。

四是数据采集和分析能力有待提升。在数据采集和分析方面，许多信息化平台的能力尚不充分。尽管一些医院具备基础的数据采集工具，但数据的深度挖掘和分析仍然有限。当前的分析方法和模型往往不能全面反映中医体质的复杂性和个体差异，导致健康管理方案的制订不够精准和全面。

五是信息化建设投入不足。信息化平台的建设和维护需要持续的资金投入和技术支持，但许多医院和医疗机构在这一方面的投入不足。这导致了设备老化、技术更新滞后以及系统维护不力等问题，从而影响了信息化平台的稳定性和服务质量。

（七）中医治未病信息化健康管理效果评价的循证医学证据有待加强

在数字化中医治未病健康服务领域，效果评价的循证医学证据仍有待进一步强化。当前，中医治未病干预方法多样，但在数字化背景下，效果评价主要依赖量表评估，缺乏准确和系统的评价指标，这使得干预效果的科学评价仍面临挑战。

一方面，数字化中医健康管理服务的干预方法丰富多样，包括数字化中医诊断系统、健康管理平台、智能穿戴设备等。这些数字化手段通过数据采集和分析，为中医治未病提供了全新的实施途径。然而，由于缺乏统一和科学的效果评价标准，目前对这些数字化干预措施的评估大多依赖传统量表工具。这些量表，如健康相关生活质量量表或症状评分量表，虽然能够提供一定的效果反馈，但其主观性和局限性较大，难以全面和客观地反映数字化中医健康管理服务的实际效果。例如，量表的结果可能受到个体差异、评估者偏差和使用环境的影响，而无法准确衡量数字化工具对健康改善的真实贡献。

另一方面，数字化中医健康管理服务的效果评价在临床研究方面也存在显著不足。目前，大多数相关研究仍停留在初步探索阶段，缺乏高质量的循证医学证据。尤其是在涉及中医治未病领域的数字化干预，如糖尿病前期的中医药防治，目前尚未形成由随机对照试验（RCT）、队列研究、病例对照研究和病例系列等至少两种不同类型的研究所构成的评价体系。这种缺乏系统性和综合性的研究设计使得对数字化中医健康管理服务的干预效果评估存在较大的科学空白。

（八）专业人才缺口大

中医治未病健康管理服务领域的人才短缺问题尤为突出，尤其在专业人才的培养方面存在显著缺口。2019 年《人工智能工程技术人员就业景气现状分析报告》显示，中国人工智能领域的人才缺口已超过 500 万，供需失衡问题尤为严重。根据 2023 年《中国医疗信息化市场研究报告》，中医药健康管理服务的专业人才缺口达到 30% 以上。这一领域不仅需要具备平台开发、系统维护、数据统计分析以及数据安全保障等技术能力的人才，还必须有扎实的中医学理论基础和实践经验的专业人才。具体而言，需要兼具以下两方面的能力。

第一，必须能够熟练地操作计算机，更高级的人才还需要有先进的人工智能技术，如机器学习、自然语言处理和数据挖掘等，以支撑健康管理平台的开发和优化。

第二，这些技术的应用必须建立在对中医理论的深入理解之上，因此中医专业知识必不可少。然而，现有的数据表明，懂得中医健康管理的专家往往对人工智能技术了解不足，而擅长人工智能技术的人才则对中医健康管理领域缺乏足够认识。这种技术和专业知识的脱节严重制约了人工智能在中医健康管理领域的应用与发展。根据中国工程院发布的《人工智能人才需求报告》，目前市场上符合这一要求的高层次复合型人才仅占所有人工智能从业人员的不足 1%。这种缺口主要体现在以下几个方面。

1. 信息化背景缺乏

在中医药领域，许多专业人士对信息化技术缺乏深入了解。中医药教育传统上侧重于中医学理论和临床实践，而对于现代信息技术的应用则未给予足够关注。根据 2022 年《中国中医药信息化发展现状调查》，大约 40% 的中医药从业人员在信息化技能方面的培训不足，导致他们在实施数字化健康管理服务时遇到困难。

2. 信息化专家缺乏中医学知识

与此同时，信息化领域的专家通常对中医学科的了解有限。他们具备先进的信息技术技能，如大数据分析、人工智能应用等，但缺乏中医药的基本理论和临床经验。这种技术和专业知识的脱节使得在将信息化技术应用于中医健康管理时，难以充分挖掘和利用中医药的优势。

3. 教育体系的脱节

当前中医药教育与信息化教育之间存在明显的脱节。中医药专业课程大多专注于传统的中医学知识和技能，而缺乏系统的医疗信息化课程。2021 年《中国医疗信息化教育现状报告》显示，只有不到 15% 的中医药学科设有信息化相关课程，这限制了学生对医疗信息化的了解和实践经验的积累。

4. 缺乏交叉应用研究和实习机会

中医药领域的交叉应用研究相对薄弱，而信息化领域的实习机会也较为有限。由于缺乏系统的交叉应用研究和对外合作经验，学生和从业人员难以获得有效的实践机会。2022 年的一项研究指出，中医药与信息化技术融合的实际项目和实习基地数量较少，进一步加剧了人才培养的困境。

5. 师资力量不足

中医药领域的师资队伍在信息化技术方面的知识和实践经验也相对不足。根据 2022 年中国师资队伍现状调查显示，超过 50% 的中医药学院缺乏具备信息化背景的教师，影响了学生在信息化技术方面的培训质量。

（九）中医健康管理服务数字化管理弱化了中医人文特色

中医的核心理念在于"医乃仁术，医者仁心"，体现了其对患者的深切关怀。中医不仅关注疾病的治愈，更注重帮助和安慰患者，这种人文关怀是中医的重要特色。中医健康管理的过程充满了浓厚的人文气息，尤其在中医四诊（望、闻、问、切）的应用中，医生通过与患者的交流来获取健康信息，并在此基础上提供个性化的医疗服务。这种面对面的交流不仅帮助医生更全面地了解患者的健康状况，还使患者感受到更多的人文关怀，从而提高了健康管理的质量。然而，随着大数据、人工智能、区块链等新一代信息技术的迅猛发展，虽然能够提高管理效率，但它在替代传统医疗环节的同时，也不可避免地削弱了中医的人文特色。虽然数据化处理可以分析大量数据并给出科学的建议，但它却无法像人类医生那样通过语言和情感上的交流，去感知患者的真正需求和情感状态。

第二节　中医治未病数字化健康管理服务的制约因素及应对策略

中医治未病的数字化健康管理服务在实际应用中面临众多挑战，存在多种制约因素影响其发展。中医治未病数字化健康管理服务的制约因素涉及技术、政策、资源、人员和服务实施等多个方面，这些制约因素相互交织，影响了数字化服务的推广和应用。为有效解决这些问题，需要从技术创新、政策支持、资源配置、人员培训和服务模式转型等方面着手，推动中医治未病数字化健康管理服务的全面发展和优化。这不仅有助于提升中医药服务的科学性和有效性，也为整体医疗健康管理体系的建设提供了重要支持。

一、制约因素

（一）技术制约因素

1. 数据标准化问题

中医治未病数字化健康管理服务面临的数据标准化问题显著影响了其效果和应用。中医治未病涵盖的健康数据种类繁多，包括体质辨识数据、生活习惯数据以及环境因素数据等。这些数据的获取和记录涉及多个环节和工具，导致其在格式、编码和描述上存在显著差异。例如，体质辨识数据可能包括脉象、舌苔等指标，不同医疗机构在记录这些数据时使用的术语和格式可能不一致；生活习惯数据和环境因素数据同样存在标准化问题，不同机构对这些数据的记录方式、编码规则和描述标准各异。由于缺乏统一的标准和规范，不同医疗机构之间的数据难以有效整合。这种标准缺失导致数据在共享和交换时出现困难，使得相同类型的数据在不同系统间无法兼容。此外，不同机构对数据的描述和定义存在差异，进一步加剧了数据的不一致。这些问题直接影响了数据的整合和共享，限制了大数据分析的能力，阻碍了健康管理决策的准确性。

2. 系统兼容性差

中医治未病数字化系统的系统兼容性差是当前面临的一个主要问题。这些数字化系统通常涉及多个不同的技术平台和应用系统，如电子病历系统、健康管理平台和智能诊疗设备等。然而，这些系统之间的兼容性和互操作性往往不足，导致信息孤岛现象严重。

首先，各个系统使用的技术架构和数据标准可能不统一。例如，电子病历系统可能采用特定的数据格式和编码规则，而健康管理平台可能使用不同的标准来记录和处理健康数据。由于缺乏统一的数据交换接口和标准，这些系统之间的数据不能流通共享，导致信息在传递和整合过程中出现障碍。

其次，智能诊疗设备和其他中医数字化工具也存在兼容性问题。这些设备通常生成大量的健康数据，如体征监测、体质分析等，但由于技术接口和数据格式的不一致，这些数据难以与其他系统有效对接。

因此，数据无法被充分整合和利用，限制了全面健康管理和个性化干预的实施。信息孤岛现象的存在严重影响了整体服务的效率和效果。数据无法跨系统流通，医疗人员无法获取全面、实时的健康信息，影响了健康管理决策的科学性和准确性。同时，患者的健康数据被分散在不同的系统中，难以形成完整的健康档案，妨碍了对健康状况的全面监测和干预。

3. 智能算法的准确性和可解释性

尽管智能诊疗系统和数据分析平台在中医领域得到了应用，但现有智能算法在处理中医特有的复杂数据时，常常面临两个主要问题，即准确性不足和可解释性差。

一方面，中医治未病涉及的数据类型繁多且复杂，包括体质辨识、症状描述、生活习惯等。这些数据不仅具有高度的个体差异性，还涉及多种变量和复杂的相互关系。例如，中医体质辨识不仅包括传统的脉象和舌象，还涉及患者的情绪、环境因素等，这些因素的交互作用难以用简单的算法进行全面捕捉和分析。当前的智能算法，如机器学习和深度学习模型，虽然在处理大规模数据时表现出一定的优势，但对于中医领域这种多维度、多层次的数据，现有模型可能无法充分考虑所有相关因素，导致分析结果的准确性和全面性不足。

另一方面，智能算法的可解释性问题也是一个重要制约因素。中医数据的处理和分析涉及复杂的模型和算法，这些模型往往是"黑箱"式的，即内部机制和决策过程对用户不透明。虽然算法能够给出健康干预建议，但用户（包括医务人员和患者）往往难以理解和信任这些建议的依据。这种缺乏可解释性的现象使得中医诊疗过程中的智能干预建议不够透明和可靠，影响了健康管理的科学性和个性化。

4. 数据安全与隐私保护

中医治未病的数字化服务涉及大量个人健康信息，包括体质辨识数据、生活习惯记录和环境因素等，这些信息的安全性和隐私保护尤为重要。数据安全问题主要存在于数据传输和存储过程中。个人健康数据在传输过程中可能遭遇网络攻击或数据拦截，如果传输协议和加密措施不够严密，敏感信息极易被窃取。此外，数据存储方面，医院和医疗机构需要维护复杂的数据库系统，这些系统若存在安全漏洞或防护措施不足，可能导致数据泄露或篡改。这些问题不仅可能引发个人隐私暴露，还可能带来法律和伦理问题。

现有的技术和措施在数据保护方面明显仍有不足。尽管许多数字化平台采用了加密技术和访问控制机制，但在数据保护的实施过程中，往往存在漏洞。例如，加密算法的强度可能不足，或者数据访问权限管理不严格，导致未授权人员可以访问或操作敏感数据。系统的安全性还可能受到软件漏洞、硬件缺陷或操作错误的影响，这些因素都可能增加数据泄露的风险。

隐私保护方面的问题同样突出。现有的隐私保护措施可能不足以应对中医治未病数据的多样性和复杂性。特别是在数据共享和跨机构数据交换时，如何确保数据的匿名化和去标识化处理，以保护个人隐私，是一项重大挑战。数据的去标识化技术需要在保护隐私的同时，确保数据的有效性和利用价值，平衡隐私保护与数据共享的需求。

因此，为了提高数据安全和隐私保护水平，需要在数字化平台建设中加强加密技术的应用、完善访问控制机制，并定期进行安全审计。同时，推动数据隐私保护技术的发展，如数据去标识化和隐私计算，确保个人健康信息在数字化管理中的安全性和保密性。

（二）政策制约因素

1. 政策法规滞后

中医治未病的数字化发展亟须相应的政策法规支持。然而，当前相关政策法规滞后，未能及时适应快速发展的数字化技术。这种滞后主要体现在数据管理、技术标准和医疗服务模式等方面的法规空白。数字化技术的发展速度远超现有政策法规的更新速度。例如，数据隐私保护和安全管理的法律规范尚不完善，使得数字化平台在处理个人健康数据时缺乏明确的法律依据。技术标准的缺失导致不同数字化系统之间缺乏兼容性和互操作性，影响了系统的集成和数据共享。此外，现有的医疗服务法规多基于传统模式，对数字化健康管理的规范支持不足，影响了新服务模式的推广和应用。因此，为了促进中医治未病数字化服务的发展，需要加快政策法规的制定和更新，明确数据管理、技术标准和服务模式的法律框架，确保数字化平台的合法性和有效性。

2. 资金支持不足

资金支持不足是制约中医治未病数字化转型的主要障碍之一。数字化转型涉及设备购置、技术研发、系统维护等多个方面，这些环节需要大量的资金投入。然而，许多医疗机构，尤其是基层医院，常常面临资金紧张的问题，难以承受数字化建设的高昂费用。资金短缺不仅影响了新技术的引进和应用，还制约了现有系统的维护和升级。

一方面，数字化转型需要购置先进的医疗设备和信息化系统，这些设备包括电子健康记录系统、智能诊疗设备和数据存储与处理设备等。这些设备的高成本使得许多基层医疗机构难以负担，从而限制了其数字化服务的扩展。此外，技术研发和系统维护同样需要大量的资金支持。研发新技术和进行系统更新，往往需要聘请专业的技术团队和进行长期的投入，这对资金不足的医院来说是一项沉重的负担。

另一方面，政府和有关部门在资金支持和财政投入方面的不足，进一步加剧了这一问题。尽管政府已认识到数字化转型对提升医疗服务质量的重要性，但实际的财政投入往往不够充足。资金支持的不足使得许多中医治未病项目无法顺利推进，限制了数字化服务的普及和技术的进步。特别是在基层医院，资金短缺的问题尤为严重，导致这些机构在数字化建设上滞后于城市医院，从而影响了整体服务水平的提升。同时，资金支持不足还影响了相关人员的培训和技术更新。数字化转型不仅需要先进的设备，还需要具备相应技能的专业人员。然而，资金的不足使得医院难以投入足够的资源进行人员培训，从而限制了数字化技术的有效应用和推广。资金支持不足是中医治未病数字化转型中的一个关键制约因素。为解决这一问题，需要政府、行业组织和社会各界共同努力，加大财政投入，优化资源配置，并寻求多元化的资金来源，以推动数字化转型的顺利进行。

3. 政策落实力度不足

虽然政府部门出台了一些鼓励中医数字化健康管理发展的政策，但在实际操作中，政策的落实力度和执行效果往往不够。地方政府和医院在政策执行过程中，可能存在信息传达不到位、政策理解偏差等问题，加上本地实际情况推行困难等原因导致政策目标难以实现。

（三）资源制约因素

1. 技术资源不足

技术资源不足是制约中医治未病数字化健康管理服务的一个重要问题。实施数字化服务需要大量先进的技术资源，包括强大的计算能力、可靠的数据存储系统以及高效的数据分析工具。然而，许多医院，尤其是基层医疗机构，面临技术资源短缺的问题，这导致它们难以满足数字化健康管理的需求。

首先，数字化转型要求医疗机构具备先进的计算能力和数据处理能力。现代数字化健康管理需要处理大量的医疗数据，包括患者的体质信息、生活习惯、健康指标等。这些数据的收集、存储和分析都需要高性能的计算机系统和数据存储设备。然而，许多基层医院缺乏足够的技术资源，无法配置必要的硬件和软件设备，从而限制了数字化服务的实施和发展。

其次，数据存储和分析工具的不足也是一个主要问题。有效的数字化健康管理需要先进的数据存储系统，以确保数据的安全性和完整性。同时，高效的数据分析工具能够帮助医疗机构对大量的健康数据进行深入分析，从中提取出有价值的信息。然而，许多医院特别是基层医疗机构，无法配备足够的存储和分析工具，导致数据管理和利用的能力受到限制。

此外，技术快速更新使得许多医疗机构难以跟上技术发展的步伐。数字化技术的不断进步和迭代要求医疗机构不断更新其设备和系统，以保持技术的先进性。然而，由于资金和技术资源的不足，许多机构无法及时更新其设备和系统，导致其技术设施陈旧，影响了服务的质量和效率。技术滞后不仅制约了数字化服务的效果，还可能影响到患者的健康管理和医疗体验。

最后，技术资源的不足也是中医治未病数字化健康管理服务中的一项重要挑战。为解决这一问题，亟须政府、行业组织及相关机构加大对技术资源的投入，推动技术的普及和更新，并通过合作与共享提升整体技术水平，以推动数字化健康管理服务的全面发展。

2. 专业人才短缺

专业人才短缺是制约中医治未病数字化健康管理服务的重要因素之一。数字化健康管理的成功实施依赖于多个领域的专业人才，包括信息化技术人员、数据分析师以及中医药专家。然而，目前中医领域在这一方面面临着明显的人才短缺问题，特别是既具备深厚中医药知识又掌握信息化技术的人才更为稀缺。

首先，信息化技术人员在数字化健康管理中扮演着至关重要的角色。他们负责系统的开发、维护和优化，确保技术平台的稳定性和可靠性。然而，由于中医领域的特殊性和技术需求的复杂性，现有的信息化技术人员往往缺乏足够的中医药背景，这使得他们在构建和应用数字化系统时，无法充分理解中医理论的实际需求和应用场景，从而影响了系统的设计和功能实现。

其次，数据分析师在中医治未病数字化服务中同样发挥着关键作用。他们负责对收集到的健康数据进行深入分析，以提供科学的健康管理建议。然而，当前中医领域的数据分析师通常需要具备深厚的中医药知识和熟练的数据分析技能，这种复合型人才较为稀缺。数据分析的复杂性和对中医理论的需求增加了人才培养的难度，进一步限制了数据分析在中医领域的应用和发展。

最后，中医药专家是数字化健康管理服务中的核心，他们的专业知识对于制订有效的健康干预方案至关重要。由于中医药领域的专业培训和职业发展路径相对传统，现代信息化技术的应用需求未能得到充分融入和重视，导致具备中医药知识并熟悉数字化技术的专家数量严重不足。

人才短缺不仅限制了数字化服务的研发和应用，也影响了中医治未病健康管理的科学性和效果。专业人才的短缺严重制约了中医治未病数字化健康管理服务的发展。为解决这一问题，需要采取多方面的措施，如加强对中医药与信息化技术交叉领域的教育培训、鼓励跨学科的人才培养和引进以及推动政府和行业组织对相关领域的支持和投资，以促进数字化健康管理服务的全面发展。

3. 资金投入不均衡

资金投入的不均衡问题是中医治未病数字化健康管理服务面临的重大挑战之一。尽管数字化转型要求显著的资金投入，包括设备采购、技术研发和系统维护等方面的开支，但实际情况却是资金的分配和投入存在显著的不均衡。

一些大医院和研究机构由于其资源丰富和影响力较大，能够获得较为充足的资金支持。这使得这些机构能够引入先进的技术和设备，推动数字化建设的深入发展。而相比之下，基层医院和中小型医疗机构常常面临资金不足的问题，难以承担高昂的数字化建设费用，导致其在数字化转型过程中处于劣势。这种资金投入的不均衡不仅制约了基层医院和中小型医疗机构的数字化进程，也限制了整体数字化服务的覆盖范围和实施效果。由于缺乏足够的资金支持，这些医疗机构无法进行必要的技术升级和设备更新，从而影响了数字化健康管理服务的质量和效率。资金的不均衡还可能导致数字化资源和技术的集中，无法在全国范围内实现广泛应用，进一步加剧了医疗服务的差距。

此外，地域因素也是资金投入不均衡的重要影响因素。由于区域经济发展水平的差异，不同地区的医疗机构在资金支持方面存在明显的不平衡。经济发达地区的医院和研究机构通常能够获得更多的资金和资源，而经济欠发达地区的医疗机构则面临资金不足的问题。这种地域性的资金差异不仅影响了各地区医疗机构的数字化建设水平，也加剧了区域间医疗服务的不平等。

为应对这一挑战，需要采取措施优化资金分配机制。政府和相关部门应增加对基层医院和中小型医疗机构的财政支持，设立专项资金用于数字化建设，并鼓励社会资本和企业参与投资。此外，针对地域因素，需要实施区域协调政策，确保各地区能够公平地获得必要的资金支持，推动数字化服务在各地的均衡发展。通过合理配置资源和资金，能够有效提升数字化健康管理服务的覆盖范围和实施效果，实现医疗服务水平的整体提升。

（四）人员制约因素

1. 中医从业人员的数字化技能不足

中医从业人员在数字化技能方面的不足，显著制约了中医治未病数字化健康管理服务的实施效果。尽管现代医疗技术的迅猛发展带来了许多先进的数字化工具和系统，但许多中医从业人员在数字化技能方面依然存在显著不足。传统中医从业人员在其职业生涯中习惯了传统的诊疗方式，对现代信息化系统的掌握程度普遍不高。面对新兴的数字化工具和系统，这些从业人员往往缺乏必要的使用经验和技能。这种数字化技能的不足表现在多个方面。

首先，传统中医从业人员可能在数字化系统的操作上感到陌生和困难，难以熟练使用这些工具进行数据输入、处理和分析。

其次，面对复杂的数字化平台和应用，这些从业人员可能会表现出不适应的情绪，甚至存在抵触心理。这种对新技术的适应性差，直接影响了信息化系统的使用效率和整体服务质量。

最后，技能不足还可能导致数字化工具的潜力未能充分发挥，影响中医治未病服务的整体效果。数字化工具本应帮助提高诊疗效率和优化健康管理方案，但由于技能不足，往往无法有效利用这些工具进行精确的数据分析和个性化的健康干预。技能不足的情况不仅制约了中医治未病数字化服务的质量提升，还可能阻碍整体数字化转型的进程。

2. 接受度和适应性问题

即使部分中医人员已具备一定的数字化技能，接受度和适应性问题仍然对数字化系统的推广形成制约。许多中医从业人员在面对数字化管理时，可能持有一定的保留态度，这种态度主要源于对传统中医治疗方法在信息化过程中可能遭遇的影响的担忧。一些中医从业人员对数字化技术的应用存在疑虑，担心这一过程可能影响到传统中医治疗方法的有效性和准确性。这种观念上的障碍显著影响了数字化服务的推广和普及。

首先，一些中医人员可能认为数字化技术难以完全捕捉和处理传统中医理论中的复杂变量，比如体质辨识和脉象分析。他们担心数字化系统可能无法准确反映中医治疗的独特性和个体化需求，从而影响诊疗质量。

其次，传统中医理念强调"以人为本"，对治疗过程的细腻观察和个性化调整具有高度重视。一些中医人员担心数字化工具和系统可能会过于程序化，忽视了这种细致入微的个体差异。

最后，接受度低和适应性差还可能体现在对新技术的抗拒心理上。一些中医从业人员可能习惯于传统的操作流程和治疗方法，对数字化转型持保留态度。他们可能担忧数字化系统会增加工作复杂性，或者对系统的稳定性和安全性存有疑虑，从而影响其对数字化管理系统的信任度。

3. 培训和教育不足

培训和教育不足是数字化技术应用中的一个关键问题，尤其是在中医领域。数字化技术的有效应用不仅需要先进的设备和系统，还需要相应的培训和教育。然而，当前对中医从业人员的数字化技能培训和教育存在显著不足。许多医疗机构和组织缺乏系统化的培训计划，这直接导致从业人员在信息化技术的应用中存在明显的知识盲点和技能短板。

一方面，缺乏系统化培训使得中医人员在使用数字化工具时面临技术难题。数字化系统通常涉及复杂的数据处理、系统操作和信息管理，如果没有经过充分的培训，医务人员可能会对系统的功能和操作感到陌生，从而影响其工作效率和服务质量。许多医院在推广数字化技术时，未能提供系统化的培训计划或定期的技术支持，导致中医从业人员在应用过程中频繁遇到困难，甚至可能对数字化系统产生抵触情绪。

另一方面，培训不足还限制了数字化技术的实际效果和推广力度。系统化培训不仅能提高中医人员的技术技能，还能帮助他们理解和适应新的工作流程。如果培训不充分，从业人员可能无法充分发挥数字化技术的潜力，从而影响整体服务质量。此外，教育不足也使得中医人员对数字化技术的优势和应用场景了解不够，无法将数字化工具有效地融入日常医疗实践中，这限制了数字化技术的普及和应用范围。

（五）服务实施制约因素

1. 实施过程中的技术挑战

在中医治未病数字化服务的实际应用过程中，技术挑战是一个不可忽视的重要问题。这些挑战包括系统的稳定性、数据的准确性以及服务的连贯性等方面。尽管数字化平台在设计时经过了充分的规划和测试，但在实际运行中，许多平台仍然会面临技术故障和系统崩溃的困扰，这对服务的连续性和用户体验产生了显著影响。

首先，系统的稳定性是数字化服务成功实施的基础。很多数字化平台在实际应用过程中遇到了频繁的技术故障和系统崩溃问题，这不仅影响了平台的正常运行，还导致服务中断，给用户带来了不便。这些问题可能源于系统设计的缺陷、硬件设备的老旧或软件代码的错误。为了提升系统稳定性，需要在平台建设初期进行严格的测试和优化，确保系统能够在各种情况下平稳运行。同时，建立有效的监控和预警机制，及时发现和修复潜在的问题，也是保证系统稳定运行的重要手段。

其次，数据的准确性直接影响到数字化服务的效果和可靠性。由于中医治未病涉及大量复杂的健康数据，包括体质信息、生活习惯和环境因素等，数据的收集、存储和处理都必须非常精确。实际应用中数据的准确性可能受到多种因素的影响，如数据输入错误、传输过程中的干扰或系统处理算法的缺陷。因此，需要建立健全的数据验证和校验机制，并不断优化数据处理算法，以提高数据的准确性和可靠性。

最后，服务的连贯性是用户体验的重要组成部分。如果数字化平台在服务过程中出现中断或延迟，用户将无法获得连续和稳定的健康管理服务。因此，在平台实施过程中，必须确保服务的连贯性，通过优化系统架构、加强网络连接和改进服务流程，减少服务中断的频率。及时响应用户反馈和问题报告，进行快速修复和调整，能有效提升服务的连贯性和用户满意度。

2. 服务模式的转型困难

中医治未病的数字化服务面临的一个关键挑战是服务模式的转型困难。这一挑战不仅涉及技术层面的调整，还涵盖了服务模式和理念的重大变化。

传统中医服务模式通常依赖于面对面的诊疗和个体化的治疗方法，而数字化服务模式则要求将这些传统操作与现代技术相结合，从而实现信息的高效传递和管理。

在转型过程中，医院和从业人员常常面临操作流程不适应的情况。传统中医从业人员习惯于面对面的诊疗模式，对数字化工具和平台的操作可能不够熟悉，这导致了在引入新系统时出现操作上的不便。同时，服务理念的冲突也是一个重要问题。传统中医强调个体化和经验性，而数字化服务则侧重于数据驱动和标准化，这种理念上的差异可能导致从业人员对数字化转型产生抵触情绪。

这种服务模式的转型困难直接影响了数字化服务的推广和应用。为了克服这些挑战，需要采取有效的策略来支持和推动服务模式的转型。首先，需要对传统中医从业人员进行系统的培训，提升他们对数字化工具和平台的操作能力。其次，逐步引入数字化服务模式，确保新旧模式的平稳过渡，从而减少服务理念上的冲突。最后，通过制定明确的转型规划和提供必要的技术支持，可以有效推动中医治未病服务模式的现代化进程。

3. 用户体验问题

用户体验问题是中医治未病数字化服务中的一个重要制约因素。一些数字化平台在界面设计、功能设置和操作流程等方面可能存在不足，导致用户在使用过程中遇到困难。这些问题主要表现在以下几个方面。

首先，界面设计不够友好。界面复杂、信息层次混乱或者操作按钮不直观，都会影响用户的使用体验，使患者和医务人员难以迅速掌握系统的功能。

其次，功能设置不合理。如果数字化平台的功能过于复杂，或者操作流程烦琐，用户在进行数据输入、信息查询或功能操作时可能会感到不便，这会降低他们的使用效率。

最后，操作流程的设计缺乏人性化。用户在使用过程中需要经过多个步骤才能完成某一操作，或者系统反馈不及时，都会造成不必要的困扰。这些因素不仅增加了用户的学习成本，也可能导致操作错误，从而影响服务的整体效果。这些用户体验问题直接影响了数字化服务的接受度和实际效果。

二、应对策略

（一）攻克技术难题，推动创新发展

1. 统一数据标准

数据标准化是中医治未病数字化健康管理的核心问题之一。由于中医涉及的健康数据种类繁多且复杂，当前缺乏统一的数据标准，导致不同医疗机构间的数据难以整合。为解决这一问题，需制定和推广中医领域的数据标准和数据格式规范文件，涵盖中医体质辨识、生活习惯、环境因素等各类数据的标准化要求。同时，推动中医数据标准化的国际化，与国际标准对接，为数据共享和跨机构合作提供基础。

2. 提高系统兼容性

系统兼容性差导致了中医治未病数字化服务的"信息孤岛"现象。为提升系统间的兼容性，应推动标准化接口的建立和应用，例如通过开发统一的API（应用程序接口），使不同系统间能够无缝对接和数据交换。建立"中医信息化系统互联互通标准"，明确数据传输和系统接口的规范。同时，鼓励开发开放平台，支持第三方开发者参与系统的集成和优化，提高系统的兼容性和集成度。

3. 优化智能算法的准确性和可解释性

智能算法在中医治未病中的应用受到准确性和可解释性问题的制约。为提升算法的性能，需要进行以下改进。

首先，收集和利用更多高质量的中医数据，以增强训练数据集的多样性和全面性，进而提高算法的准确性。

其次，采用先进的深度学习和机器学习技术。例如，结合中医理论和现代数据分析技术，改进算法模型的精度。

最后，提升算法的可解释性，开发"可解释人工智能"技术，使中医从业人员能够理解和解释算法的决策过程，增加算法的透明度和信任度。

4. 加强数据安全和隐私保护

数据安全和隐私保护是中医治未病数字化服务中的重要问题。为确保数据的安全性和用户隐私，应积极制订相关的措施，如实施数据加密技术，对敏感数据进行加密存储和传输，防止数据泄露；同时建立健全的数据访问控

制机制，确保只有授权人员可以访问和处理数据。

5. 确保系统安全与合规的数据处理

定期进行安全审计和漏洞扫描，及时发现和修复系统的安全隐患。同时，遵循相关法律法规，确保数据处理过程中的合法合规，保护用户的隐私权利。

（二）完善法律法规，提供政策支持

1. 建立完善的法律法规框架

当前，关于中医治未病数字化健康管理的法律法规尚不完善，无法充分支持其发展。为解决这一问题，政府应加快制定和完善相关法律法规，特别是针对数字化健康管理的法规。明确中医治未病数字化服务的标准、数据管理规范和隐私保护要求。同时，需建立专门的法律监督机构，负责对数字化服务的合规性进行监测和评估，以确保法律法规的有效实施。

2. 加大政策支持和资金投入

资金支持不足是中医治未病数字化发展的一大障碍。政府应设立专项资金，用于支持中医数字化平台的建设和运营，尤其是在基层医疗机构的数字化建设上。可以通过设立专项资金来解决这一问题，同时，提供财政补贴、贷款优惠或税收减免等方式，鼓励企业和医疗机构投资数字化健康管理。同时，推动公私合作模式，吸引社会资本参与中医数字化健康管理服务的资金投入。

3. 强化政策落实和执行

政策的落实不到位常常导致实际效果大打折扣。为了加强政策的执行力，需要建立健全政策落实的监测和反馈机制。政府部门应定期检查政策的执行情况，并根据实际情况进行调整。此外，应加强对地方政府和医疗机构的政策培训，确保他们理解并正确执行相关政策。建立问责机制，对未能有效落实政策的机构进行追责，以提高政策执行的严肃性和有效性。

4. 推动标准化建设和技术创新

为了确保中医治未病数字化健康管理的规范性和有效性，必须推动相关标准的建立。政府应牵头制定中医数字化健康管理的技术标准、数据标准和操作规范，确保各医疗机构在数字化服务中遵循统一的标准。与此同时，鼓励技术创新，支持企业研发适用于中医治未病的数字化工具和平台，通过技术创新提高服务质量和效率。最后加深公众和从业人员的认识与培训。法律法规政策的完善离不开社会各界的支持。政府和相关部门应加强对中医治未病数字化健康管理的宣传和普及，提高公众对其重要性的认识。

（三）优化资源配置，提升服务能力

1. 政府应加大对中医数字化技术的投资力度

通过设立专项基金，支持数字化技术的研发和应用。资金可以用于购买先进的医疗设备、开发智能诊断系统和建设数据存储平台。同时，鼓励公私合营（PPP）模式，吸引企业投资中医数字化项目，利用企业的技术优势和资金实力，推动技术资源的配置和应用。

2. 建立技术共享平台，促进技术资源的流动和共享

通过技术服务外包和合作伙伴关系，将技术服务和支持引入基层医疗机构，降低其技术获取和维护成本。政府和行业协会可以组织技术交流会和研讨会，分享先进技术和应用经验，提升整体技术水平。针对资金投入不均衡的问题，政府可以建立更加公平的资金分配机制。设立专项资金支持基层医疗机构和中小型医院的数字化建设，提供财政补贴或低息贷款，减轻其资金压力。优化资金分配策略，根据实际需求和实施效果进行调整，确保资金的有效利用和公平分配。另外，鼓励社会资本和企业的参与。通过引入社会资本和企业投资，推动公私合营（PPP）模式，共同投资数字化项目，实现资金的有效配置和利用。企业可以通过技术支持、设备捐赠和资金资助等方式，支持基层医疗机构的数字化建设。

总之，解决中医治未病数字化健康管理中的技术资源不足和资金投入不均衡问题，需要政府、医疗机构和社会各界的共同努力。通过加大技术投资和优化资金配置，可以有效推动中医数字化转型，提高服务质量和覆盖范围，最终实现中医治未病健康管理的全面发展。

（四）加强人才培养，壮大专业队伍

专业人才的短缺，尤其是同时具备中医药知识和信息化技术的人才，制约了数字化服务的研发和应用。因此，可以结合多种形式来进行人才队伍的培养。

1. 开设专业课程

在高等院校和职业培训机构开设与中医治未病相关的数字化课程，包括中医基础理论、现代健康管理、数据科学与分析、信息化技术应用等课程。课程内容应涵盖中医药学、西医学、数据分析、信息技术等多个领域，确保学生能够全面理解和运用中医与数字化技术的结合。

2. 强化实践应用

与中医医院、健康管理中心及数字健康企业合作，提供真实的工作环境和案例，让学生参与实际项目，积累实践经验。通过与专业团队的合作，学生能够更好地理解中医治未病的实际应用需求及挑战。

3. 开展持续教育

为在职人员提供持续教育和培训机会，包括定期举办行业研讨会、技术更新培训和专业资格认证。培养中医治未病数字化健康管理人才的过程应持续推进，以适应快速发展的技术和市场需求。

4. 推动跨学科合作

鼓励中医与西医、信息技术领域的专家进行合作，组建跨学科团队。通过团队合作，推动中医治疗与数字化技术的深度融合，促进双方的知识和技能互补，提高健康管理服务的效果和效率；同时，组织学术交流与合作研究。定期举办中医治未病数字化健康管理领域的学术交流会和科研合作项目，促进学术界、医疗界和技术界的交流与合作。通过研究和讨论最新的技术进展和应用案例，推动中医治未病数字化管理的发展和创新。

5. 完善人才评价与政策支持

制定科学合理的人才评价体系，包括知识考核、技能评估和实际工作表现的评价。通过定期评估，了解人才的成长和发展情况，确保其在中医治未病数字化健康管理中的有效应用。推动政府制定相关政策，支持中医治未病数字化健康管理人才的培养。政策应包括教育资金支持、科研项目资助、技术开发激励等，帮助培养和引进人才，推动行业发展。增加中医治未病数字化健康管理领域的资源投入，包括教育资源、科研经费和技术设备。通过资源投入，提升教育和培训质量，推动技术研发和应用，为人才培养提供良好的环境和条件。

（五）开发先进设备，提升技术水平

中医治未病一大特色就是"见微知著"，即通过发觉不易察觉的变化（现有仪器设备无法检测到的变化），依据人体体质、面象、舌象、脉象、自觉症状作出相应的诊断和治疗。但传承了几千年的中医由于没有相对标准化、客观的四诊合参指标体系，望闻问切很大程度依赖于医生本身的水平和经验，这成为阻碍中医现代化发展的主要原因之一。信息时代，大数据、人工智能（AI）的出现，为中医治未病的发展提供了良好的机遇。通过机器识别和深度学习，一方面可以从浩如烟海的医案文献里归纳分析出有价值的信息，另一方面通过对患者证候信息数据采集、对比分析，促进四诊数据的规范化、标准化，为中医的跨越式发展和国际交流打下坚实基础。

尽管目前国内已经出现了相应的中医四诊仪，但是数据内容依然处于百家争鸣阶段，缺乏标准化、客观化、精准化是瓶颈。应在遵循中医思维的基础上，依托中医院校、医院、研究院的大量临床数据，促进与信息高新科技企业沟通合作，综合应用多种学科，如AI、信息学、神经网络学等技术，研制具有自主产权的脉象、舌象、面象信息采集分析系统，提高中医治未病诊断设备整体信息技术水平，推动中医四诊的标准化数字化建设，配合智慧医疗、远程医疗会诊等技术，提高疾病预防治疗的准确度和时效性。

（六）建立共享平台，实现数据互通

为了有效建立信息化健康管理共享平台，需实现以下三大核心目标。

1. 建立基于中医理论的证素模型和体质辨识模型

针对不同人群的健康状态，需在中医理论的基础上建立证素模型和体质辨识模型。这一步骤涉及以下几个方面。

首先是证素模型的建立。根据中医理论体系，证素模型旨在整合不同的体质特征和健康状态，识别出个体的主要健康风险因素。此模型将结合中医的辨证论治方法，融合脉象、舌苔、面色等中医诊断信息与西医数据，以提供全面的健康评估。

其次是建立体质辨识模型。中医体质分类是个体化健康管理的基础，通过对体质特征进行系统性分类，如气虚、血虚、阴虚等，建立体质辨识模型。模型应通过分析体质特征与健康状态之间的关系，探索体质变化与疾病发生

的关联。

最后是预测与指导。在模型建立后，探索健康状态变化规律与疾病发生的预测关系，提供科学的指导方案。这些方案包括个体化的治疗和保健建议，用于改善亚健康和慢性病状态，从而有效指导临床实践。

2. 建立个性化医疗档案管理系统

（1）数据采集：即通过多种渠道收集用户健康数据，包括体检结果、生活习惯、疾病历史等，建立健康状况和慢性病的综合信息数据库，确保数据的全面性和准确性。

（2）档案管理与分析：逐步在平台上建立用户个性化医疗档案，定期对医疗数据进行分析和评估。运用数据分析工具，对比不同时间点的健康数据，评估治疗效果，并量化评估健康管理的实际成效。

（3）量化评估：通过数据对比和量化分析，及时调整健康管理方案，确保其有效性和科学性。对用户健康状态的变化进行跟踪，提供持续的健康管理支持。

3. 实施用户端健康监测与个性化服务

（1）可穿戴设备的应用：利用可穿戴设备（如智能手环、健康监测仪等），实时监控用户的健康数据。这些设备可以跟踪用户的生理指标，如心率、血糖、睡眠质量等，并将数据传输到云端进行分析。

（2）数据预警与健康咨询：系统应具备数据预警功能，当检测到用户的健康数据异常时，系统将发出警报。此外，通过医患沟通功能，用户可以及时获得健康咨询服务，并与医疗服务提供者进行沟通，从而实现方案的实时干预。根据用户症状的反馈，云端服务器将从数据库中提取针对性的干预方案，并联系专科专家提供进一步的治疗建议。如果数据表明存在潜在疾病威胁，系统将迅速通知用户前往医院或治未病中心进行全面检查。

（3）区域服务网络的建设：以治未病信息服务平台为基础，构建一个以大型中医医院为核心的区域中医治未病服务网络。这一网络应包括区县中医医院、社区卫生服务中心、乡镇卫生院、村卫生室以及养老服务机构，实现从个体到社区，再到中医医院（治未病中心）的无缝连接，提供全面而高效的健康管理服务。

通过以上三方面的策略，建立的中医治未病信息化健康管理共享平台将实现健康数据的全面整合与科学分析，为用户提供个性化、精准的健康管理服务，同时推动中医治未病领域的整体发展与提升。例如，健康管理模式就是在中医状态学理论的基础上，借助现代科技手段，建立起的智能化、自动化中医健康状态管理模式，具体步骤如下。

首先，立足中医整体观念，通过计算机与信息技术，对人体健康状态信息实现规范、连续性的采集、储存、整合与分析。

其次，通过建立数据挖掘方法对宏、中、微观状态表征参数集成分析，并通过智能算法模型对人体状态进行辨识。

再次，利用大数据挖掘与人工智能技术，依据状态辨识结果自动匹配干预方案。

最后，借助大数据与互联网平台实现状态的更新及效果反馈评价，并通过不断学习和自我修身以提高辨识、干预水平，从而建立起智能化全链式的中医健康状态管理模式。

参考文献

[1] 刘海宁, 张少卿, 鄂思宇. 基于 5G 技术的航空机载平台无线通信应用研究. 航空学报：1-9[2022-10-09].http://kns.cnki.net/kcms/detail/11.1929.V.20211027. 328.002.html.

[2] 冯国斌, 刘艳亭 .5G 移动网络技术结合现有医疗应用探索 [J]. 医学信息学杂志 , 2019, 40(10): 25-29.

第四章
中医治未病数字化健康
管理服务的目标定位与
发展思路

中医治未病在历史上为中华民族的繁衍昌盛作出了巨大贡献。随着时代的进步，中医治未病在健康管理过程中逐渐数字化已成为必然趋势。2016年，国务院印发了《中医药发展战略规划纲要（2016—2030年）》。该纲要提出：到2020年，实现人人基本享有中医药服务，使中医药产业成为国民经济重要支柱之一；到2030年，中医药服务领域实现全覆盖，中医药健康服务能力显著增强，对经济社会发展作出更大贡献。在未来五年内，明确中医药的发展方向，规划好中长期战略目标，探索在新时代背景下将治未病理论全面系统地应用于实践，重点推进中医治未病数字化健康管理服务建设，定好位、落好地，有力推进中医治未病工作稳步、有序开展。

第一节　中医治未病数字化健康管理服务的目标定位

一、服务宗旨与目标

（一）服务宗旨

中医治未病数字化健康管理服务旨在充分利用现代科学技术，为人们提供更加便捷、高效、精准的健康管理服务。着眼于人民群众的健康管理服务需求，以中医医疗机构为载体，运用数字化技术赋能中医治未病理论，创新性地解决健康评估、健康促进、健康维护、健康协同、健康保障、健康管理、健康培训、健康推广等问题。系统化构建科学高效的中医治未病数字化健康管理服务模式，这不仅有利于促进数字化技术与中医治未病理论的有机融合和协同发展，推动中医药传承创新发展，还有助于推动数字中国建设和健康中国建设。

（二）服务目标

1. 推广中医治未病理念，增强公众健康意识

中医治未病数字化健康管理服务致力于提升全民的健康意识和自我保健能力，通过数字化手段，为广大民众提供全面、智能、移动、便捷、高效的

中医治未病体验，让民众能够不受时间和空间的限制，随时随地获取中医治未病的相关服务和信息。中医治未病线上服务系统平台以视频、音频等方式提供中西医结合的身心一体技能学习内容，帮助用户轻松掌握健康知识和养生方法，降低民众获取中医保健服务的成本，提高服务的可及性，使更多人能够受益于中医治未病的理念和方法。

2. 通过中医智能诊断技术，实现及时辨识健康状态

基于人工智能的机器学习方法被广泛借鉴和应用，中医智能辨证研究进入数据驱动的时代，出现了一大批研究成果，并取得了良好的临床效果。中医的整体观念、辨证论治思想，决定了中医更能够整体、系统、个性化的角度把握人体健康状态，尤其是通过中医舌、面、脉、问四诊评估人体健康状态是中医的特色和优势。随着大数据、人工智能等计算机信息技术的发展，带动了中医舌、面信息化、量化研究的快速发展，融合舌、面诊信息的中医健康状态辨识方法研究逐渐增多。通过收集大样本、规范化的舌、面象等人体健康数据并加以计算、挖掘、分析，利用数值化的参数值构建评价模型，进而判定健康状态，这使得诊断依据更加客观、可行，可以更好地发挥舌、面诊在中医健康状态辨识评价中的优势作用，提升健康状态辨识结果的科学性与准确性。借助智能中医诊断设备，如舌、面、脉信息采集体质辨识系统等，获取患者的健康信息特征参数，包括舌象、脉象、面色等，再上传到 AI 智能中医分析系统进行综合辨证分析，从而能够及时发现潜在的健康问题。

3. 提供个性化健康管理服务，满足不同人群健康需求

随着人们健康意识的提高和生活方式的改变，对健康管理服务的需求也越来越多样化和个性化。中医治未病数字化健康管理以提供不同人群的个性化健康管理方案为目标，针对中医体质偏颇人群、亚健康人群、病前状态人群、需要实施健康管理的慢性病等特殊人群，根据其健康状况和主要问题，出具相应的健康指导及养生调理方案，涵盖饮食、运动、情志等多个方面。通过个体化的健康管理方案，帮助用户调整生活习惯，提高免疫力，达到强身健体的目的，提升生活质量，致力于打造老百姓触手可及的免费中医药自我保健服务。主要包括以下几个方面。

（1）个性化健康评估：基于个人的健康现状（包括个人既往病史、健康体检/医检信息、遗传基因信息、个人生活饮食习惯等），建立健康管理档案，并进行科学、系统和专业化的健康风险综合分析评估。

（2）健康咨询和干预：根据健康评估结果，提供个性化的健康咨询和干预措施，包括社会、心理、环境、营养、运动及医学干预等多方面的预防和规避风险因素。

（3）在线健康管理服务：随着移动互联网技术的发展，越来越多的人开始寻求在线健康管理服务。这包括在线预约、在线咨询、在线诊断等服务。

（4）服务全方位覆盖：人们对健康管理服务的需求不再仅仅局限于医疗机构，而是更加注重健康管理服务的全方位覆盖。这包括社区卫生服务中心、企业、学校、家庭等场所的健康管理服务。

（5）高品质管理服务：人们对健康管理服务的需求也越来越注重服务的品质和效果。他们希望能够得到高品质的服务，包括专业的医疗团队、先进的设备和技术、优质的服务体验等。

4. 建立完善管理平台，实现健康管理数据互联互通

随着科技的发展，数字化健康管理平台在人们的生活中扮演着越来越重要的角色。它不仅能够帮助人们更好地管理自己的健康，还能够有效提高医疗服务的效率和质量。中医健康管理大数据是将中医药治未病、天人合一的整体观念、形与神俱、药食同源等核心思想与现代健康管理学完美融合，通过对数据的挖掘与分析，发现或验证中医学理论中证候、体质、经络腧穴等中医指标之间的关联性。通过还原中医重要理论的历史演变，凝聚中医本体理论共识，提炼中医病症诊疗共识，结合知识更新和临床优势病种的相关数据，形成中医大规模知识图谱，为中医健康管理平台的人工智能辅助诊断服务体系提供数据与技术支持。运用数据挖掘技术和融合技术，用户可以根据自身情况和各项生理指标，在平台中找到适合自己的健康养生方案。医疗机构也可以通过平台监测用户个人身体状况信息，随时发现具有潜在危险的患者，给予健康督导或者告知就医信息。一个完善的数字化健康管理平台应该具备以下几个主要功能和服务。

（1）个性化服务：平台应该能够根据用户的性别、年龄、身体情况等信息，提供个性化的健康管理方案，为用户制订定制化的健康管理计划。这样的服务可以帮助用户更好地了解自己的身体状况，从而有针对性地进行健康管理。

（2）健康监测：平台应该能够实时监测用户的身体指标，如血糖、血压、心率等，帮助用户及时了解自己的身体状况，并根据监测结果进行个性化的健康管理。这样的监测服务可以让用户随时掌握自己的健康状况，预防潜在的健康问题。

（3）健康服务：平台应该提供专业的健康知识库和健康资讯，帮助用户了解和学习有关健康的知识和技能，从而更好地进行健康管理。这样的健康知识服务可以增强用户的健康意识和自我管理能力。

（4）互联互通：要实现健康管理数据的互联互通，首先需要确保各个系统之间的数据标准一致，其次需要建立统一的数据交换平台，最后需要保证数据的安全性和隐私保护。在这个过程中，可以选择使用先进技术，如区块链、加密算法等，来确保数据的安全传输和存储。

建立一个完善的数字化健康管理平台，并实现健康管理数据的互联互通，是当今社会发展的必然趋势。这不仅可以提高个人的健康管理水平，也能极大地提高整个社会的医疗服务质量。因此，我们应该积极拥抱这一变革，充分利用数字化技术带来的便利，为自己的健康护航。例如，华之康集团推出的数字化健康管理平台，采用了人工智能技术，整合了多项健康管理服务，包括健康问诊、健康咨询、健康评估、慢性病管理、营养餐饮、运动健身、睡眠管理等，旨在为用户提供全方位、全生命周期的健康管理服务。

5. 打造具有中医特色的健康管理品牌，提高健康管理影响力

注重打造一体化的健康管理模式品牌。将健康文化、健康管理、健康保险融合为一体，形成新型健康保障服务模式，为人们提供全方位的健康支持，以提升中医药服务获得感为重要目标。让民众切实感受到中医治未病带来的健康改善和生活质量的提高，增强对中医药的信任和认可。主要从以下几个方面入手：

（1）研发合作多渠道：优质产品和服务的前提和基石是对中医经典理论和实践经验的深入研究和挖掘。通过与名老中医专家领衔的名医团队合作，积极研究中医经典名方，挖掘名医秘方，以及同科研机构合作，研发适合现代人体质和生活环境的有效健康产品和方案。

（2）服务内容多样化：一个具有中医特色的健康管理品牌应该提供多样化的服务内容，以满足不同人群的需求。例如开展健康讲座、健康咨询、养生保健操等健康教育活动，增强公众的健康意识和自我管理水平。

（3）传播渠道多元化：中医药文化是中国传统文化的重要组成部分，弘扬中医药文化是中医药品牌建设的关键环节之一，对于提升服务质量和品牌社会影响力具有重要意义。可以通过各类线上和线下渠道传播中医药知识，如举办中医药文化节、开展中医药文化进校园、进社区等活动，提高品牌的知名度和美誉度。在普及中医药知识的同时，增强品牌的社会责任感和使命感。此外，注重服务细节对品牌建设也至关重要，温馨、专业的服务体验能让顾客感受到品牌的用心和专业。

总之，打造具有中医特色的健康管理品牌需要从多个方面入手。不仅要深入研究和传承中医精髓，还要结合现代科技不断创新发展。同时，加强品牌建设和文化建设，提供多元化和高品质的服务内容，才能在激烈的市场竞争中脱颖而出，获得更广泛的社会影响力。

例如，浙江杭州市中医治未病线上服务系统上线"浙里办"，市民通过手机登录进行舌象拍照、填写问卷等操作，就能获得包含穴位保健、心理调节、饮食运动建议的中医治未病健康管理方案。这一系统基于计算机视觉技术进行健康状态辨识，综合收集中医与西医的检测信息，为用户提供多维度的分析报告和个体化调养方案，还能智能推荐二十四节气个性化的中医自我健康管理方案，实现健康的周期性管理。

6. 加强中医医院治未病学科建设

中医治未病数字化健康管理服务的目标之一是加强中医医院治未病学科建设。这一目标的实现具有深远的意义，它不仅关乎中医药自身的发展，也与现代医疗健康管理的趋势密切相关。

（1）提高中医药的科学性和规范性：①数字化健康管理服务通过智能设备和数据平台收集并分析大量健康数据。这些数据包括个体的健康记录、生活习惯、疾病预防效果等，为中医治未病的理论和实践提供了科学依据。通过数据驱动的研究，中医治未病的理论可以得到验证和修正，使其更加科学和规范。中医医院在治未病学科建设中可以利用这些数据，制定和优化诊疗标准和操作流程，提升中医药的科学性和规范性。②数字化健康管理系统有助于建立标准化的服务流程。通过制定详细的数字化管理规范和操作指南，中医院可以确保治未病服务的实施符合既定标准，减少服务的随意性和不确定性。这种标准化的过程能够提高服务质量和效果，推动治未病学科的规范化建设。

（2）推动中医药与现代科技的融合：①数据驱动的中医药研究。首先，数字化健康管理系统的核心在于数据的积累与管理。这些系统能够通过电子健康记录、智能设备、健康应用等多种途径收集大量关于患者健康的信息，包括生活习惯、体征数据、病历记录等。中医药领域正逐步接受并运用这些数据，形成了丰富的数据库，其中不仅包括传统的中医诊疗数据，还涵盖了西医的各类信息。其次，大数据技术允许对海量健康数据进行高效分析。通过对这些数据的统计和模式识别，可以揭示中医理论中"阴阳平衡""五行学说"等概念在西医中的实际表现。例如，分析大量患者的体质数据和疾病分布，或许能揭示不同体质与特定疾病的关系，从而验证中医理论的科学基础。此外，数据分析还能助力发现中医药在实际应用中的优势和局限，促进理论的修正和完善。再次，利用数据驱动的方法，可以设计更加科学和系统的临床研究。通过对大规模患者数据的分析，可以评估中医药治疗的有效性和安全性，从而提高研究的科学性和可靠性。例如，利用回顾性数据分析，可以评估某种中药配方对特定疾病的疗效，从而为其在临床应用中的推广提供依据。此外，数据驱动的研究还可以帮助发现新的药物或治疗方法，推动中医药的创新发展。最后，大数据分析还能够支持个性化医疗的实现。在中医药领域，通过分析个体的健康数据，如基因组数据、生活习惯和病史，可以制订出更加符合个人实际情况的治疗方案。例如，结合中医理论与现代基因组学，可以开发针对个体基因特点的中药配方，提高治疗效果。②提升健康管理的个性化和精准化。一方面，数字化健康管理服务使得中医医院能够实现个性化健康管理。通过对个体健康数据的实时监测和分析，系统可以提供量身定制的健康管理方案。这种个性化服务符合中医"因人施治"的理念，可以提高治未病服务的有效性。例如，根据患者的体质、生活习惯、遗传信息等，制订个性化的健康干预措施，从而更好地满足患者的健康需求。另一方面，实时数据监测和分析能够帮助中医医院实现精准干预和预防。当系统检测到用户的健康指标异常时，可以及时发出警报并建议采取相应措施。中医医院可以利用这些数据，制订更为精准的健康干预策略，预防疾病的发生。这种精准干预不仅提高了治未病的效果，还有助于降低整体医疗成本。

（3）扩展服务范围和提高服务可及性：①传统中医治未病服务受到地域限

制，尤其是在偏远地区和医疗资源匮乏的地区，居民难以获得中医健康管理服务。数字化健康管理服务借助互联网和远程医疗技术，打破了这些地域限制，使得偏远地区的居民也能享受到优质的中医治未病服务。这种扩展服务范围的方式，提高了中医医院治未病学科的覆盖面和影响力。②数字化健康管理服务提升了中医医院的服务效率。通过自动化的数据收集、分析和反馈，医生能够更快地获取患者的健康信息，并做出及时的诊疗决策。这种提高服务效率的方式，不仅缩短了患者的等待时间，也提高了中医医院的整体服务能力。

（4）支持政策落实与行业发展：①符合国家健康政策。国家对健康管理的政策方向逐渐偏向于预防为主，强调健康促进和疾病预防。数字化健康管理服务能够助力中医医院符合国家健康政策的要求，推动治未病学科的发展。这种支持既符合国家战略，也有助于中医医院获得政策支持和资源配置，进而推动学科的进一步发展。②促进行业规范化。加强中医医院治未病学科建设，借助数字化管理服务，有助于推动中医药行业的规范化发展。通过制定统一的服务标准和质量控制体系，可以提高行业整体水平，推动中医药行业的健康发展。这种规范化的过程既提升了行业的公信力，又增强了公众对中医药服务的信任。

二、服务对象

（一）体质偏颇人群

根据个体健康风险评估结果，辅以定期推送时令养生文章和精准宣教文章，提供日常食谱、营养指导、运动锻炼方式和心理健康支持，切实践行"未病先防"的理念。

（二）亚健康人群

针对指标异常但未达到疾病诊断标准的人士，提供一系列的"检后管理服务"。例如，开展"中医体检"（借助中医体质辨识、四诊仪、经络仪、红外热成像仪等中医测评设备进行亚健康状态测评），面向高端人群的"中医特色调养套餐"，提供疾病预防和日常维护等服务，并教授一些常见状态的自身调理方法，如药食同源茶饮制作、营养膳食搭配、中医传统运动技巧、经络穴位按摩推拿手法等。

（三）慢性病人群

针对常见慢性病需要实施健康管理的人群提供慢性病管理，病后康复服务以及病前防再发等指导。和专科医生共同制订中西医结合的专病治疗方案，并辅以中医传统疗法（针灸、刮痧、罐疗、放血、艾灸、贴敷、熏蒸、药浴）、营养膳食（药膳、茶饮、膏方）、运动（八段锦、太极）、心理（情志调摄、音乐）等调养服务，以响应国务院《实施方案》中"加强中西医协同"方面的要求，体现"既病防变、病后防复"的管理作用。

（四）特殊人群

对孕妇、残疾人、青少年、老年人等特殊人群，提供契合其特定需求的健康管理服务。例如，为孕妇提供营养指导、心理咨询等；为残疾人提供生活指导、疾病科普等；关注青少年生长发育和心理健康；为老年人提供养老照护、健康养生等全方位服务。

三、技术应用

近年来，基于社交媒体的健康管理系统日益增多，广泛应用于登记、支付、决策、慢性病管理、健康信息查询和医疗费用查询等方面，极大地方便了人们获得健康管理服务。

首先是健康数据采集与分析，即利用智能设备、可穿戴设备等采集健康数据并通过大数据分析提供个性化健康建议；其次是中医智能诊断系统，通过结合中医理论和人工智能技术，实现疾病的智能诊断与预防；再次是远程健康咨询与监控，借助互联网平台，实现医生与患者之间的远程沟通和病情监控；最后是移动健康管理应用，即开发移动健康管理 App，提供便捷的健康管理服务和健康教育。通过系统的服务号，定期推送相关疾病或养生知识、营养知识、健康讲座资讯、公益活动信息等多维度健康信息。

四、服务内容

服务内容共有六项：首先是健康评估，通过中医体质辨识和健康问卷调查等方式,全面了解客户健康状况;其次是健康咨询,提供专业的健康咨询和建议,解答客户关于健康问题的疑问;再次是健康干预,根据客户需求和健康状况,制订个性化的健康干预方案,包括饮食、运动、心理调适、中医传统治疗等方面;最后是健康监测,定期监测客户健康状况,根据监测结果及时调整健康管理方案;另外,还包括健康培训和健康推广两个方面。健康培训是指提供不同专题的健康讲座等健康培训活动,增强客户自我健康管理意识和专业知识。健康推广是以线上线下相结合的形式开展健康推广活动,普及中医药健康知识。

五、服务流程

服务流程主要包括四个方面,分别是健康信息采集、健康趋势评估、健康风险干预及健康管理指导。首先,健康信息采集是指收集个人的基本信息、健康体检信息、遗传基因信息以及其他相关信息;其次,健康趋势评估是指通过对健康信息的分析,评估个人的健康状况趋势和潜在的健康风险;再次,健康风险干预是指根据健康评估的结果,提供临床干预建议、健康风险防范措施、个人环境干预策略以及其他特殊干预措施;最后,健康管理指导是指提供健康促进指导、健康跟踪服务、健康知识科普和健康管理咨询服务,帮助个人维持和改善健康状况。

六、服务要求

服务要求主要分为四步:首先,制定严格的服务流程和标准操作程序,确保服务质量的稳定性和可靠性;其次,建立完善的质量监控体系,对服务过程进行实时监控和评估,及时发现并解决问题;再次,设立客户服务热线和投诉渠道,积极听取客户意见和建议,不断改进服务;最后,加强服务人员培训和管理,提高服务人员的专业素质和服务意识。

七、合作推广

合作推广主要有以下几种方式:首先,加强与医疗机构、信息技术企业、健康管理公司等相关机构的合作,共同推动中医治未病数字化健康管理服务的发展;其次,开展多种形式的宣传推广活动,提高服务知名度和影响力;

再次，与政府部门、社区组织等建立合作关系，将服务延伸到基层社区和农村地区；最后，加强国际交流与合作，引进国外先进经验和技术，提升服务水平和国际竞争力。

八、创新发展

应该如何实现其创新发展呢？主要有以下几个步骤：首先，持续关注国内外健康管理领域的发展趋势和新技术应用，及时将新技术应用到服务中；其次，加强服务创新，探索新的服务模式和方法，满足客户不断变化的健康需求；再次，建立完善的科研体系，加强与科研机构和高校的合作，推动中医治未病数字化健康管理服务的科研创新；最后，加强品牌建设和管理，提高品牌知名度和美誉度，树立中医治未病数字化健康管理服务的良好形象。

总之，中医治未病数字化健康管理服务的目标定位是通过数字化手段实现未病先防、既病防变、瘥后防复，全面提升人们的健康水平和生活质量。

第二节　中医治未病数字化健康管理服务发展思路

《中共中央　国务院关于促进中医药传承创新发展的意见》中提出，要"促进中医治未病健康工程升级""推广体现中医治未病理念的健康工作和生活方式"。2024 年 7 月，国家中医药管理局会同国家数据局制定了《关于促进数字中医药发展的若干意见》，鼓励"利用大数据、人工智能等新兴数字技术研发中医健康监测设备和治未病健康管理平台"，要求"以提升中医药行业数字化思维为切入点，以提高中医药服务质量和效率为主线，以发挥中医药数据的赋能作用为导向"，全力打造"数智中医药"，推动中医药现代化发展。在这一背景下，传承并发扬中医药治未病思想，发挥中医特色优势，将新兴数字技术融入中医药传承创新发展全链条，是中医药发展的重要方向。

一、构建完整的中医治未病理论体系

构建完整的治未病理论体系是治未病发展的基础。治未病思想作为中医药传统理论的重要组成部分，经历了漫长的发展历程。从殷商时期的避祸防患开始，到《周易》中的"思患而预防"，再到《素问·四气调神大论》中的"圣人不治已病治未病，不治已乱治未乱"，治未病思想逐渐形成。在历史的发展中，随着各医家的不断发挥和完善，治未病思想逐渐得到深化和实践。张仲景在临床实践中将治未病应用于摄生防病、节饮食、调情志等方面，提出了养生保健的方法。孙思邈进一步将疾病分为"未病""欲病""已病"，强调除未病之患，治未病之疾，为养生延年提供了具体措施。明清时期，治未病理论日臻成熟，张景岳强调"谨于微"是治未病的关键，喻嘉言亦将"未病先防、既病早治"贯穿医理。在当代，中医药治未病理念得到了更多的重视和推广。

中医治未病理念强调在疾病发生之前进行预防，通过调整人体的阴阳平衡，气血调和达到健康长寿的目的。而数字化管理服务则运用现代信息技术，对人体健康进行实时监测、数据分析，为个体提供精准的健康管理方案。将中医治未病理念与数字化健康管理服务相结合，可以实现优势互补，提高健康管理的效果。在理念融合的过程中，我们需要深入研究中医治未病的理论体系和实践经验，挖掘其与现代健康管理服务的契合点，加强中医与西医的交流与融合，共同助推中医药健康管理。

一是深入研究中医经典文献，挖掘其中的治未病理论，结合当代治未病指南，以《中医治未病》《新编未病学》等为代表的中医著作为依托，完善发展科学的理论框架。

二是加强与其他学科的交叉融合，结合西医学、营养学、心理学、预防医学、康复医学、现代健康管理等学科知识，形成多元化的治未病理论体系。

三是建立有效的监测和评估机制，对治未病理念的实施效果进行定期评估和调整，进行阶段性扬弃，持续性发展，不断将治未病理论标准化、规范化和信息化，从而适应健康服务市场的发展需求，更好地指导实践工作。

二、构建中医治未病数字共享体系

学科构建是治未病理论体系创新发展的首要任务。目前的中医治未病健康管理服务以及所采用的健康评估和干预方法无法满足人民不断增长的服务需求。健康评估方法大多缺乏中医思维，没有形成有效、规范的技术方案，缺少对干预结果客观、科学的评价，无法彰显中医在治未病上的优势。中医健康管理尚未体系化，导致健康管理效率低下、影响力小、无法共享，阻碍了中医健康管理服务的发展。

随着近些年政府部门和社会各方面对健康观念的提升以及对中医药的重视，治未病理念被部分群体所接受，得到一定的普及，技术和产品日益丰富，但仍存在以下几个层面的问题：一是政策和制度层面。缺乏有效保障和统一的标准，激励机制不够健全，存在标准化建设不足，干预和评价体系不完善。二是民众认知层面。治未病认知度偏低，对医院设置的治未病科并不了解。三是医保支持层面。支持力度不够，收费缺乏统一标准。四是技术水平层面。治未病技术水平参差不齐，基层机构力量薄弱，干预手段不规范，经费投入不足，有框无内涵，产品销售限制，健康教育资源不足、模式单一。五是专业人才层面。专业人才匮乏，无法满足中医治未病健康管理服务要求。六是信息数据管理层面。缺乏统一的标准和规范，使得医疗机构、基层医疗卫生机构间相互独立，难以有效共享数据。多数医疗机构和基层医疗卫生机构尚未建立起完善的电子化信息系统，导致患者信息和健康数据难以在不同级别的医疗机构之间互联互通，成为"信息孤岛"。

大数据平台的缺失造成数据零散、反馈不足、没有健全的网络系统等一系列问题，制约了治未病健康服务质量的提升。特别是针对治未病健康文化的推广、研究和系统的策划在国内尚属空白，治未病的作用远远没有得到发挥，医者和老百姓都没有享受到"防"带来的获得感。

将"互联网+"融入中医治未病学科的构建之中，可以为中医治未病学科提供必要的技术支持和广阔的拓展空间。在这一过程中，通过对信息检索技术、数据挖掘技术、信息分析技术、云计算、大数据等互联网技术的充分运用，提高数据采集、生产和治理能力，在中医药医疗、科研、教育等领域开展适用性研究，最大程度上弥补传统中医治未病学科构建的不足之处，解决因信息匮乏和数据分析方法陈旧而带来的学科发展障碍。

三、培养践行中医治未病数字化临床思维

在临床实践中，培养和践行治未病思维，不仅要求医者着眼于现有疾病的治疗，还需要关注疾病的预防和健康的维护。

（一）整体观念与辨证施治的培养

中医强调整体观念，认为人体是一个有机的整体，各个脏腑、经络、气血之间相互联系，彼此制约，这一观念在治未病中尤为重要。临床中，在中医四诊基础上，辅以西医检测仪器，使主观与客观结合、宏观与微观结合，不仅可以"观其脉证，知犯何逆"，还可借助中医经络检测、红外热成像检测等技术补充完善个人健康评估。同时，应用电子扫描功能检测系统、身体成分分析、精神压力分析、体能检测、脑状态检测等多维度开展身体状态评估和疾病风险预测，明晰已发疾病，判断欲发传变，及时给予干预，或预测偏颇体质的发展方向。通过辨证分析，制订个性化的治疗和预防方案。同时，应鼓励患者不论身体是否不适，皆应定期进行健康体检，防患于未然。

（二）治病求本与防微杜渐的实践

治未病的核心思想是防微杜渐，即在疾病尚未显现或刚有苗头时，及时采取预防措施。临床医师在治疗已病时，应特别关注疾病的根本原因，并在治疗过程中注重调理整体，防止疾病复发和恶化。例如，对于糖尿病患者，除了血糖控制外，还应注重体质调理、情志疏导、饮食控制等综合措施，防止并发症的发生和发展。通过长期、系统的健康管理，提高患者的生活质量和预后效果。此外，通过随访和健康教育，指导患者进行生活方式的调整，如合理饮食、适量运动、戒烟限酒等，以进一步巩固治疗效果，预防疾病复发。

（三）多元化干预与个性化养生的融合

防治疾病的辨证施治，不局限于药物治疗，对偏颇体质、常见病、多发病、慢性病进行适宜的中医技术干预，以医养结合为原则，形成集中药、膏方、茶饮、药膳、起居、运动、情志、经络穴位保健于一体的健康指导方案，充分发挥中医药在预防、保健、养生、康复等方面的作用。通过灵活使用各类剂型的中药以养生或治病，根据个人体质和疾病性质的不同，可同时配合针刺、艾灸、推拿、拔罐、刮痧、穴位贴敷等多种传统医学手段治疗已发疾病，以达到祛病健体，养生防变的治未病目的。在临床实践中，还应该注重患者的健康养生教育，为他们提供全面的健康指导和养生方案，制订个性化的养生药方，从而帮助患者更深入地理解自己的体质特点，掌握养生方法。

在治已病的基础上，立足临床，积极培养和践行治未病思维，需要医者具备整体观念、辨证施治能力和防微杜渐的意识。通过结合中医药膳、情志调控、健康教育等手段，系统、全面地推进治未病的理论和实践，为实现全民健康提供坚实的基础。

四、中医治未病数字化服务特色创新

中医治未病数字化服务思想的创新发展不仅需要秉承经典，还需引入多元科技，开展多学科交叉研究。从辨体施治的中药药膳、八段锦及特色功法、情志疗法等方面入手，结合现代科技，系统、全面地推进治未病的理论与实践，可为实现全民健康提供更多坚实的理论基础和技术支持。

（一）中药药膳

中药药膳作为中医治未病的重要组成部分，融合了药物的治疗作用和膳食的营养功能，既有防病治病的功效，又能满足日常饮食需求。中药药膳强调"药食同源""食养结合"，认为食物与药物在性质、功能上具有相似性，可以相互转化和补充。现代社会的生活方式和饮食习惯导致不同类型的体质问题日益突出。通过辨体施治，即根据个体的体质差异（体质辨识）进行个性化的预防和调理，同时结合季节变化和地理环境，制订个性化的中药药膳方案。例如，气虚患者可推荐黄芪炖鸡汤，湿热体质可选用薏苡仁绿豆粥等。同时，与现代营养学相结合，为中医食疗提供更加科学的依据。

（二）中医特色功法

八段锦作为中医传统健身功法，因其简单易行、功效显著而被广泛推广。八段锦通过调身、调息、调心，达到养生保健、强身健体的目的。现代研究表明，八段锦可以有效改善心肺功能、增强免疫力、调节心理状态，特别适合现代人群的身心健康需求。将八段锦与其他传统功法如太极拳、五禽戏等结合，针对不同人群的健康问题，进行系统化、科学化地推广，是中医治未病的一大特色方向。创新发展的方向应在保留传统动作的基础上，结合现代运动医学，优化动作细节，提高练习效果。通过多样化的功法组合，可以满足不同年龄段、不同健康状况人群的需求，提升全民健康水平。

（三）中医情志疗法

情志疗法在中医治未病中占有重要地位。中医认为，七情内伤是致病的重要因素之一，情志失调是许多疾病的根源，通过调节情志，可以预防疾病的发生和发展。现代心理学的融入，为中医情志疗法提供了新的视角和方法。例如，通过冥想、正念疗法等现代心理调节技术，结合中医的情志调节方法，如音乐疗法、香薰疗法等，可以更加有效地调节情绪，改善心理健康。同时，传统的情志相胜、移情易性疗法等也应纳入系统研究，探索其在现代环境中的应用价值。此外，开展情志疗法的社会支持系统建设，如建立情志调节中心、开展相关培训和讲座，也为中医治未病的推广提供了有力支持。

（四）互联网＋治未病管理

科技的进步为中医治未病的创新发展提供了新的工具和平台。大数据和人工智能技术可以用于个体健康数据的采集和分析，有助于实现更精确的体质辨识、疾病监测预测、个性化治疗方案的制订和完善等。例如，通过健康监测设备实时监控个体的健康状况，以便及时调整治未病方案。互联网和移动医疗技术则为中医治未病的推广和普及提供了便捷的途径，在线健康咨询、远程诊疗等模式，使中医治未病的服务更加普惠、便捷。此外，建立健康档案管理系统，如"互联网＋健康管理"模式，通过对个体生活方式、基因遗传特征、环境暴露等因素的分析，制订个性化的健康档案，记录患者的健康信息和治疗经历，从而更好地跟踪患者的健康状况，为患者提供更加个性化的预防措施。

五、加速推进中医治未病数字化健康服务科学研究

加速推进中医治未病的数字化健康服务科学研究，是提升中医药临床疗效、实现西医发展的关键环节。通过系统的科学研究，可以深入挖掘中医治未病的理论内涵，验证其疗效机制，并推动其与西医的融合与发展。加速推进中医治未病的科学研究，需要构建系统化的研究体系，包括基础研究、临床研究和应用研究三个层面。

（一）基础研究层面

通过对中医经典理论的深入解读，结合现代生命科学的研究方法，探讨中医治未病的基础理论和作用机制。例如，通过分子生物学和基因组学研究，揭示中药防病、养生的分子机制和基因表达变化。

（二）临床研究层面

采用西医学的临床试验方法，对中医治未病的具体疗法（如食疗、针灸、气功等）进行系统验证，评估其安全性和有效性。通过大规模、多中心、随机对照试验，获得高质量的临床证据。

（三）应用研究层面

借助现代科技手段，开发适合现代生活方式的中医治未病产品和服务，如中药保健品、健康管理软件等，并通过市场推广，普及中医治未病的理念和方法。

将各层面研究成果整合，建设中医治未病科研信息化平台，集成中医药数据库、科研管理系统、远程医疗平台等，实现资源共享和协同研究，提升科研效率和水平。

六、打造中医治未病数字化健康特色产业

从中医的医疗文化、饮食文化、养生文化、休闲文化等方面着手，大力推进中医治未病数字化健康特色产业发展，打造中医治未病数字化健康服务业品牌。主要包括四个方面：一是医疗文化方面。基于中医养生市场的发展基础，适应不断发展的理论和技术，打造更多高质量的中医养生保健产品，并探索具有中国特色的诊疗模式，加大舌诊仪、脉诊仪、远程医疗、运动手环、动态血糖监测仪器等产品的研发和推广力度。二是饮食文化方面。参照目前市面上已经出现的中药奶茶、中药酸梅汤、中药糕点、中药咖啡等养生产品，健全产业模式，开发更多安全有效的中医饮食产品。三是养生文化方面。以四季养生理念为例，可推广冬令膏方、夏治冬病三伏贴、冬至腊八粥、夏令清凉茶、养生香囊等特色产品。四是休闲文化方面。推进音乐养生、嘉

年华游乐等健康旅游项目，让人们在休闲中放松身心。

七、加大提升中医治未病宣传力度

治未病的理念不应只存在于医院，更应该走入社会、走进家庭，通过人民群众喜闻乐见的形式开展治未病知识宣传活动。医院及相关从业人员要把治未病的科普宣传纳入重点工作，运用多种宣传载体，借助微信公众号、微博、抖音等互联网平台向居民推送治未病知识。将宣传活动深入社区，利用社区健康宣传栏，印发宣传小册子，开展咨询义诊、专题讲座、中医药文化节活动，建设中医治未病展览馆，播放中医治未病相关宣传影片，组织中医药健康旅游活动等多种方式，多途径提升中医治未病的社会认知度。同时可组织号召居民练习五禽戏、太极拳等中医功法，让群众多方面感受治未病的魅力。政府应高度重视，给予相应的支持，激励并督促落实中医治未病的宣传工作。

展望中医治未病数字化服务的未来，机遇与挑战并存。积极探索并实践中医治未病数字化服务模式未来发展的切实路径是关键。在政府的全方位支持下，以宏观与微观结合、理论与实践结合、医院 – 高校 – 社区共同努力为原则，传承经典，兼容新知，多视角凝练揭示治未病之道，全方位发掘应用治未病之术，使道与术兼备、医与养结合，遵循中医天人合一、形与神俱规律，方能推动中医治未病数字化健康服务的发展，为提升人民健康水平提供更加全面、有效的保障。

参考文献

[1] 韩启德.21 世纪医学发展的展望 [N], 科学发展报, 2005.

[2] 钱姝静, 徐建云."上医治未病" 在大健康时代中的学脉传承与实践开新 [J]. 中国中医基础医学杂志, 2018, 24(3): 337–338, 377.

[3] 江海燕, 安宁, 张峰, 等. 医疗健康数字化的内涵及其发展方向 [J]. 中国基础科学, 2017, 19(1): 13–15, 23.

[4] 孙银屏, 曹建春, 张小会, 等. 大数据时代催生中医药健康管理模型构建 [J]. 中医药管理杂志, 2017, 25(17): 1–3.

[5] 徐贵宝, 黄心旋, 魏佳园, 等. 中医药数字化发展现状与建议 [J]. 信息通信技术与政策, 2022(12): 73–78.

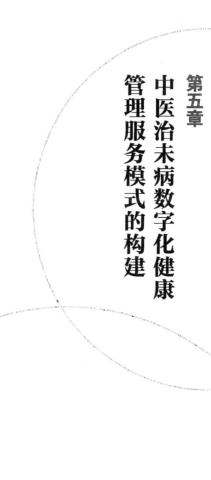

第五章

中医治未病数字化健康管理服务模式的构建

在当今社会，随着生活节奏的加快和生活方式的改变，慢性病和亚健康问题日益凸显。传统的医疗模式已经难以满足人民日益增长的健康需求。中医作为中华民族的瑰宝，历经千年传承与发展，其"治未病"的理念在预防医学领域具有独特优势和重要价值。"治未病"，顾名思义，就是在疾病尚未发生之前进行预防和调理，从而达到防患于未然的目的。然而，如何将中医治未病的理念与现代科技相结合，构建一个科学、系统且高效的健康管理服务模式，成了当前亟待解决的重要问题。数字化健康管理正是这一探索的重要方向。通过利用大数据、人工智能、物联网等先进数字化技术，我们可以实现对个体健康状况的智能化监测和精准评估，为中医治未病提供强有力的技术支持。

本章旨在探讨中医治未病理念与数字化健康管理的深度融合，借助数字化技术赋能中医治未病理论，以中医医疗机构为载体，创新性地解决健康评估、健康促进、健康维护、健康协同、健康保障、健康管理、健康培训和健康推广等问题，系统性地构建科学、高效的中医治未病数字化健康管理服务模式。接下来，我们将从以下几种模式系统阐述这一服务模式的构建思路和实施路径，促进数字化技术与中医治未病理论的有效融合与协调发展，推动中医治未病理念在新时代的传承和创新，助力"数字中国"与"健康中国"战略的实施。

第一节　健康评估模式

中医治未病作为中医理论的重要组成部分，强调通过预防、调理和健康管理来维持人体的平衡，防止疾病发生。随着医学和科学技术的不断发展，数字化技术在健康管理中的应用日益广泛，尤其是在健康评估领域。人工智能、大数据以及物联网等新兴技术为健康评估的科学化和精准化提供了强有力的支持，这种结合为中医治未病理论的现代化应用开辟了新的路径。将传统中医治未病理念与现代数字化健康管理模式相结合，能够更好地实现个体化和精准化的健康评估。本节将探讨如何将中医传统健康评估方法与现代数字化技术相结合，构建一套系统化、科学化的健康评估模式。首先，我们将介绍传统中医健康评估方法；其次，重点阐述如何运用数字化技术提升传统健康评估方法的准确性和科学性，进而系统构建数字化健康评估模式；最后，总结在构建中医数字化健康评估模式过程中可能面临的挑战及其未来发展趋势。

一、传统中医健康评估方法

中医健康评估是基于中医理论和诊断方法，对个体健康状态进行系统评估的过程。通过望、闻、问、切等传统中医诊断方法，全面了解个体的体质、症状、病史和生活习惯，识别潜在的健康问题并评估健康风险，为个性化健康管理和预防措施提供科学依据。这四种诊断方法各具独特作用，共同构成中医对人体整体状态进行全面评估的手段。

望诊居于四诊之首，古来素有"望而知之谓之神"之说，其以最直观的方式反映人体的外部情况。望诊主要是医生通过观察患者的外在表现，包括面部、舌部、眼部、耳部以及身体相关部分的颜色、形态、体质等，获取关于患者健康状况的直观信息（杜松等，2017）。面色的变化能反映出脏腑的功能状态，舌苔的颜色和形态则直接与脾胃的运化功能有关。例如，红舌代表内热，白苔厚腻可能提示寒湿困脾。望诊不仅仅是对局部特征的观察，更是通过整体观来把握人体内外环境的统一性。

闻诊主要是医生通过听声音和闻味道等手段对患者的健康状态进行诊察。通过听患者的声音，如呼吸声、咳嗽声和说话声等，可以判断其肺脏的功能状况。通过闻患者的体味、口气等，可以初步判断疾病的性质，如热病患者可能伴有明显的口臭（陈媛等，2022）。

问诊是中医诊断中获取信息最为直接的方法，主要是医生对患者进行询问，通过问答形式对患者进行健康状态诊察。通过询问患者的主诉、病史、生活习惯、饮食情况以及睡眠质量等，医生能够获得大量有关患者健康状态的信息（刘国萍和王忆勤，2008）。问诊不仅限于当前的病症，还涉及整个病程的发展、既往史及家族史等信息，这些均有助于医生对患者病情的全面把握和评估。

切诊即把脉，是中医独特的诊断方法之一。中医认为脉象反映了心脏和血管的运行状况，以及其他脏腑的健康情况。通过触摸脉搏的跳动强度、节律和质感，医生可以判断疾病的类型和严重程度。通过感受患者的脉象变化，医生能够判断出内脏的健康状态和功能失调情况。脉象的快慢、强弱、浮沉、滑涩等特征都与人体的气血运行、脏腑功能密切相关（朱水娣，2017）。

不难看出，中医健康评估的最大特点在于其个体化诊断，即根据患者的体质类型、生活环境和病因等多方面因素进行辨证论治。这种诊断方法不仅关注外在症状，更重视内在病因，力求通过整体观念来把握疾病的本质。在这种评估模式下，健康不仅仅意味着没有疾病，更是指人体内外环境的和谐与平衡。然而，传统中医健康评估方法也存在一定的局限性。一方面，其主观性较强，四诊合参主要依赖医生的经验和主观判断，导致评估结果可能存在一定的偏差；另一方面，中医健康评估缺乏统一的量化标准，大多依赖定性分析，难以与西医标准进行有效对接（田赛男等，2021）。因此，在现代社会背景下，利用数字化技术提升中医健康评估的准确性和科学性，显得尤为重要且迫切。接下来将详细探讨如何将数字化技术与传统中医健康评估方法有机结合。

二、中医数字化健康评估模式的构建

数字化健康评估是指利用现代信息技术和数字工具对个体健康状况进行全面且科学的评估。此方法融合了多种数据采集设备、健康管理软件、大数据分析及人工智能技术，以提升健康评估的效率和精确性。随着科技的快速进步，数字化技术在中医健康评估中展现出巨大的潜力。现代健康管理不仅要求精准的疾病诊断，还强调对亚健康状态的早期预警和干预。通过将智能穿戴设备、移动健康应用、大数据分析等技术与中医治未病理论相结合，可以实现对个体健康状态的实时监控与精细化管理。这种方法不仅能够大大降低传统健康评估中的主观性，使评估结果更加精准和客观，还能够依托海量健康数据，为个性化健康管理提供有力的数据支持，具体可从以下几个方面入手。

第一，数字化工具与中医四诊有机结合。现代科技为中医四诊提供了全新的工具和手段，使得信息收集更加客观和精确。例如，通过高分辨率摄像头和图像处理技术，可以更为细致地分析患者的面色和舌象（Xu and Zhang,

2018）；利用先进的传感器技术，可以精准测量脉搏和声音频率。智能体质检测设备结合生物传感器技术，能够快速判断用户的体质类型，避免传统方法中的主观偏差，并根据体质辨识结果提供个性化的健康管理方案。智能脉诊仪通过高精度传感器和数据分析算法，实时采集和分析脉象数据，以判断人体健康状态和潜在疾病风险，配合便携式的移动脉象检测设备，用户能够随时随地进行脉象检测，方便日常健康监测（Alice et al.，2021）。智能舌象分析仪利用高分辨率摄像头和图像识别技术，自动采集和分析舌象数据，提供精准的健康评估和诊断，且操作简便（宋勇刚和张敏，2024）。电子经络检测仪通过电阻、电容等传感器检测人体经络的生物电流变化，评估经络的通畅情况和整体健康状态，用户可以通过移动经络检测设备进行实时监测，检测数据会实时上传至云端进行分析，获得安全、舒适的健康评估结果（张世祺等，2023）。总之，通过体质辨识、脉象分析、舌象分析和经络检测等工具及其整合的中医健康管理平台，用户能够获得全面、精准、个性化的健康评估和管理服务。随着技术的不断进步，这些数字化评估工具将在中医健康管理服务中发挥越来越重要的作用，大幅度提升中医四诊的客观性和准确性，为传统中医诊疗方法注入现代科技的力量，推动中医诊断与健康管理的现代化进程。

第二，运用智能穿戴设备及健康应用程序。智能穿戴设备与健康应用程序的广泛应用极大地推动了数字化健康管理的发展，并在中医健康评估中发挥了重要作用。智能穿戴设备，如智能手表、智能手环和智能眼镜等，是当前最为常见的数字化健康管理工具之一（Zhao et al.，2022）。它们能够实时监测用户的心率、血压、血氧饱和度、睡眠质量及运动量等多项生理参数，不仅提供即时的健康数据，还通过长期数据积累，为中医健康评估提供持续而有力的数据支持（Collado-Borrell et al.，2022）。例如，通过持续监测心率变异性，可以帮助分析人体的应激反应，从而判断气血运行情况及脏腑功能状态。与此同时，智能手机的普及使健康应用程序成为用户日常健康管理的关键工具。这些应用程序通常涵盖饮食记录、运动计划和健康提醒等功能，能够帮助用户记录日常饮食、运动和情绪变化等信息。通过对用户日常生活数据的收集与分析，这些程序能够提供个性化的健康建议（罗浩等，2019）。例如，某些健康应用程序结合中医理论，根据用户的体质类型和当前健康状态，推荐相应的饮食和运动方案。这种个性化建议不仅能够提升用户的健康意识，也能够有效促进健康生活方式的养成。

第三，运用大数据与人工智能进行健康评估。大数据与人工智能在健康评估中的应用，能够极大地提升中医健康评估的科学性和精准性（Zhang and Shang，2023）。大数据技术通过收集和分析大量中医健康数据，揭示不同体质类型与疾病之间的关联模式，提取有价值的信息（Ming et al.，2015）。例如，长时间监测心率、血压、血糖等生理数据，并结合中医体质分类方法，可以识别出不同体质类型与慢性病风险的相关性。人工智能则能够进一步深化数据分析的精度与深度。通过对海量健康数据的分析，识别出潜在模式和趋势，帮助医生作出更为精准的诊断和健康预测。通过机器学习算法，人工智能系统可以从历史数据中学习，预测个体未来的健康风险，并提出相应的预防和健康管理方案。这不仅可以辅助医生进行更加精准的辨证论治，还能提供个性化的治疗建议（Xu and Zhang，2018）。具体应用包括：人工智能健康评估工具，通过自动化分析用户的体质、脉象、舌象、经络等，提供精准的中医健康评估结果；智能诊断系统，结合中医理论分析健康数据，提供诊断结果和个性化管理方案；健康管理聊天机器人，通过自然语言处理技术与用户互动，收集健康信息并提供中医健康管理建议（孙艳秋等，2024）。此外，人工智能技术还可以自动化处理和分析中医健康数据，减轻医生的工作负担。例如，系统可以通过图像识别技术自动分析舌象图像，提取关键特征，辅助医生进行诊断，从而显著提高中医诊疗的效率和准确性。总之，人工智能的应用将使健康评估更加自动化，减少人为主观因素的影响，实现个性化健康管理（Lu et al.，2024）。未来，随着技术的不断进步和应用的广泛普及，大数据与人工智能在中医治未病中的作用将更加重要，推动中医健康管理朝着现代化和智能化方向发展，助力实现更高水平的全民健康管理目标。

三、小结与展望

中医数字化健康评估模式的构建不仅是现代科技与传统医学融合的产物，更是推动中医理论体系现代化、科学化的重要途径。本节探讨了传统中医健康评估方法与现代数字化技术相结合的可能性和必要性。将中医辨证论治与现代科技的精确性相结合，能够实现更加个性化和精细化的健康管理，为中医治未病理论提供了更广阔的发展空间。为了更清晰地对比传统与现代数字化中医健康评估模式，我们可以从评估方法、数据获取、个性化程度、优缺点等方面进行分析，如表1所示。

表1　传统中医健康评估方法和数字化健康评估模式的对比

对比项	传统中医 健康评估方法	数字化 健康评估模式
主要内容	通过望、闻、问、切四诊法评估个体健康状态	利用人工智能、传感器、智能穿戴设备等技术实时监测和评估健康
数据 获取方式	医生主观观察、询问及切脉	传感器、智能设备自动采集数据
个性化程度	基于患者体质、病因等因素进行辨证论治	结合个人健康数据提供精准个性化的评估方案
优势	强调整体观念，关注内外平衡 个性化诊断较强	评估客观、精确 数据实时监控，自动化分析
不足	主观性较强，依赖医生经验 缺乏量化标准	技术复杂度高，依赖设备 数据隐私和安全性需保障
评估效率	相对较低，依赖医生的面对面诊断	高效，自动化数据采集与分析，实时反馈健康状况
发展空间	传统经验为主，缺乏现代化技术支持	结合中医理论与现代科技，推动个性化、精细化的健康管理
应用场景	临床面对面诊疗	家庭自我健康监测、远程医疗，适用于慢性病管理和健康预防

通过上述对比可以看出，虽然传统中医健康评估方法注重个体差异并强调整体观，但也存在主观性较强、缺乏量化标准等问题。与之相比，数字化健康评估模式利用现代技术能够显著提高评估的精确性和效率。

中医数字化健康评估模式的构建是现代科技与传统中医理论融合的重要探索，未来将朝着数据驱动、智能化、远程化和精细化的方向发展。

尽管中医数字化健康评估模式在中医治未病健康管理中具有广阔的发展前景，但在其推广与应用过程中仍面临诸多挑战。

在技术方面，中医数字化健康评估模式的构建涉及大数据、人工智能、物联网等前沿技术的应用，然而，这些技术的成熟度与应用效果仍然面临挑战。例如，如何提高人工智能算法的准确性与稳定性，如何处理海量健康数据的分析与存储，以及如何实现不同系统间的数据互通与共享，都是未来中医数字化健康评估模式面临的技术难题（Huang et al.，2024）。

在伦理与法律方面，中医数字化健康评估模式的推广应用必然涉及一系列伦理与法律问题。一方面，在数据采集与使用过程中，如何确保用户的知情同意与隐私保护，是一个需要重点关注的问题。另一方面，人工智能在健康评估中的应用可能带来新的伦理挑战，例如算法偏见和诊断结果的可靠性问题（Wang et al.，2022）。

随着中医数字化健康评估模式的推广，海量用户健康数据将被收集与分析，其安全与隐私保护问题不容忽视。隐私保护是用户信任的基础，必须通过严格的技术手段和管理措施保障用户数据安全（车雨诗和王艺桥，2021）。例如，采用区块链技术实现数据的去中心化存储与访问控制，以及通过加密技术确保数据传输的安全性（Wang et al.，2021），都是未来需要重点关注的方向。

在用户接受度与信任方面，中医数字化健康评估模式的推广离不开用户的支持。由于中医健康评估的复杂性与个性化特点，不同用户对数字化健康评估的接受度可能存在差异。部分用户可能对人工智能技术的接受度和信任度较低，或对数据隐私存在顾虑（Ng et al.，2023）。因此，在推广中医数字化健康评估模式时，需要加强用户教育与引导，提高他们对新技术的接受度与信任度，以确保模式能够顺利推广。此外，用户的参与度和使用体验会直接影响数字化健康评估的效果（Lin et al.，2018）。数字化健康评估系统的用户界面设计应注重简洁性、直观性和易用性，确保用户能够轻松上手并持续使用。例如，通过图表、数据可视化等方式呈现健康数据，帮助用户更直观地了解自身健康状况。

为应对这些挑战，中医数字化健康评估模式的未来发展需要加强技术创新与跨学科合作，完善伦理与法律框架，并提升数据安全与隐私保护技术。通过建立用户教育与信任机制，提高他们对新技术的接受度与信任度，推动中医理论与现代技术的深度融合，进一步完善中医数字化健康评估体系。这一系列措施将推动中医数字化健康评估模式的广泛应用与发展，使其在现代医疗体系中发挥更重要的作用，从而实现更高水平的中医治未病健康管理服务。

第二节　健康促进模式

在上一节中，我们详细探讨了中医数字化健康评估模式的构建，明确了数字化技术在中医个性化健康评估中的独特优势及其在现代健康管理中的应用价值。然而，仅依靠健康评估并不足以全面提升社会整体的健康水平。评估之后的健康促进，特别是如何将评估结果转化为实际的健康干预措施，才是实现治未病理念的关键所在。因此，在本节中，我们将进一步探讨中医数字化健康促进模式的构建。首先，我们将从社会角度出发，回顾传统中医健康促进方法。接着，重点探讨如何在数字化时代背景下，构建以中医为核心的数字化健康促进模式，从而更有效地应对现代社会的健康挑战。最后，展望中医数字化健康促进模式的未来发展趋势，并提出可能面临的挑战与应对策略。通过这些探讨，旨在为中医健康促进模式的社会化推广提供理论支持和实践参考。

一、传统中医健康促进方法

健康促进（Health Promotion）是指提升个人及群体改善自身和他人健康能力的过程。这一概念首次正式提出是在 1986 年加拿大渥太华召开的第一届全球健康促进大会上，这次大会奠定了健康促进的理论基础（WHO，1986）。它强调个人和社会对健康的责任，并协调人类与健康资源的分配。它的目的是激发个人、家庭、社区和社会的健康潜能：在个体层面，改变对健康的态度，增加责任感；在家庭和社区层面上加大伙伴合作力度，建立健康促进教育和服务链，协调行为和环境的转变；在社会层面，制定相应的政策，保证健康生活水平的稳定性（杨洁，2016）。这一概念与中医的治未病思想高度契合，强调通过积极干预，改善个体和群体的健康状况（温勇，2020）。

中医健康促进就是运用中医基本理论、方法和手段，达到健康促进的目的（李灿东，2019）。传统中医不仅关注个体的健康维护，更强调从社会整体角度出发，通过集体行为、社区支持和文化传播等途径，促进公众健康。中医药文化的广泛传播和社会化应用，不仅为个人健康提供了指导，也为整个社会的健康维护奠定了坚实的基础。在这一节中，我们将探讨传统中医健康促进方法如何从社会角度发挥作用，分析其在社区、家庭、教育和文化等多个层面的影响。

（一）社区中的中医健康促进

中医健康理念自古以来就在中国社会的社区生活中占据重要地位。社区是中医健康促进的基本单元，社区健康活动的推广在很大程度上依赖于中医健康理念的普及与应用。传统中医通过各种形式的集体活动，如养生讲座、集体养生锻炼、节气养生活动等，在社区中广泛传播健康知识。这种社区健康促进模式不仅有助于增强居民的健康意识，还能通过集体行为和相互支持，增强社区成员的凝聚力（王冰，2005）。例如，在中国传统社会，节气养生的概念广为流传。每逢节气变换，社区会组织相应的养生活动，如立春时节的踏青活动、夏至时的祛暑健身运动、重阳节的登高望远等。这些活动不仅是中医养生理论的社会化体现，也在增强社区凝聚力和居民健康水平方面发挥了重要作用。

此外，中医还通过集体医疗和公共卫生的形式介入社区健康促进。以乡村和社区诊所为代表的基层医疗机构，在提供常规诊疗服务的同时，也承担着中医健康教育和预防保健的职责。这种以社区为基础的健康促进模式，依赖于中医健康理念的广泛传播和社会认同，是传统中医在社会健康促进中的重要体现（陈少敏等，2020）。

（二）家庭中的中医健康促进

在中国传统文化中，家庭是健康维护的重要场所，中医健康理念通过家庭的代际传承，成为家庭成员日常生活的重要组成部分。家庭作为健康促进的基本单元，通过日常饮食、起居调摄、情志调养等方式，实现全家人的健康维护。

传统中医强调"家有良药胜过良医"，即在家庭中常备一些中草药，用于预防和治疗常见病。这种家庭健康维护的模式，使得中医药文化在家庭中得以广泛传播，并在家庭成员的日常生活中得以实践和应用。例如，家庭成员在感冒时，通常会使用姜汤、大蒜等中医药方进行初步治疗；在夏季，家庭中常备藿香正气水、凉茶等中草药饮品，用于防暑降温。此外，家庭成员之间的互相照顾和情感支持，也是中医健康理念在家庭中得以实践的重要方面。中医认为，良好的家庭氛围和和谐的家庭关系对健康至关重要，强调通过家庭成员之间的关爱和支持，促进身心健康（Uchino，2004）。例如，中医中的情志调养理论认为，家庭中的和睦相处、尊老爱幼、夫妻和谐有助于调节情志，防止情志内伤，从而维护健康。另外，家庭还是中医健康知识的传播载体。通过家庭的日常生活实践，传统中医养生方法得以代代相传。父母在日常生活中将中医健康理念传授给子女，例如教导子女如何在不同季节调整饮食、如何应对情绪波动等，从而使得中医健康文化在家庭中得到延续（Hsu，1999）。

（三）教育中的中医健康促进

教育是中医健康理念传播和推广的重要渠道。在传统中国社会，通过各种形式的教育，将中医健康理念融入社会文化体系，进而影响了几代人的健康观念和行为。中医教育不仅存在于医学院校的正式教育中，也广泛体现在民间的日常教育和社会教育里。

在中国传统文化中，家训、乡规民约等是中医健康理念传播的重要渠道。这些以家庭和社区为单位的教育形式，包含了大量关于饮食调理、起居作息、季节养生等方面的中医健康知识（Marié，2011）。这些知识逐渐渗透到社会的各个层面，形成了独具中国特色的健康观念和行为模式。与此同时，中医经典著作的广泛传播和研读，亦对中医健康理念的社会化推广产生了深远影响。例如，《黄帝内经》《本草纲目》等经典著作不仅在医药界拥有重要的地位，还通过各种形式的普及读物和通俗解读，影响着大众的健康观念。许多中医经典中提倡的养生理念，如"天人合一""四时养生"等，已经成为社会公众普遍接受的健康理念。此外，在现代社会，中医教育通过学校教育、媒体宣传和网络传播等多种方式，进一步扩大了其社会影响力。学校开设的中医课程和专题讲座，媒体上关于中医养生的专栏和节目，以及网络上的中医健康平台和社群，都在不断地传播中医健康理念，提升公众的健康素养。

（四）文化传播与中医健康促进

中医健康理念深深植根于中国传统文化中，随着文化的传播，中医健康观念也随之渗透到社会的各个角落。传统的节日、习俗和宗教活动等，都是中医健康理念传播的重要途径（Hsu，2021）。例如，中国的传统节日如春节、端午节、中秋节等，都蕴含着丰富的中医养生理念。春节期间，家庭成员会通过饮食调理、起居调摄等方式进行新一年的健康规划；端午节的习俗如佩戴香囊、饮雄黄酒等，都是为了祛病防疫（陈侣华，2019）；中秋节则强调"阴阳平衡"，人们通过月饼等食品来补益身体。这些节日活动不仅是文化习俗的体现，也成为中医健康理念在社会中传播的重要渠道。

宗教活动在中医健康促进中也发挥着重要作用。道教、佛教等宗教中的斋戒、养生功法、静坐冥想等，均与中医健康理念密切相关。这些宗教活动不仅帮助信徒们进行身体的调养，还通过宗教的文化传播，使中医健康理念得以在更广泛的社会层面得以推广（Xu and Yang，2009）。

民间文学和艺术也是中医健康理念传播的重要载体。传统的民间故事、谚语、戏曲、书画等，都包含大量的中医健康知识。例如，戏曲中的经典剧目常常讲述中医药救人的故事，民间谚语如"冬吃萝卜夏吃姜，不劳医生开药方"等，都是中医健康理念的通俗表达。通过这些文学和艺术形式，中医健康观念不仅得到了广泛传播，也增强了社会公众的认同感。

二、中医数字化健康促进模式的构建

"数字化健康促进模式"是指通过数字化手段，实时监测、分析和干预个体和群体的健康行为与状态，提供个性化的健康指导和预防措施，并促进健康资源的广泛共享和社会健康水平的整体提升。它不仅注重个体健康的维护与改善，还强调社会的共同参与和公平健康环境的创建，从而实现全面、可持续的健康促进目标。随着全球健康需求的不断增长和数字技术的飞速发展，健康促进的方式正经历着深刻的变革。特别是对于中医健康理念而言，如何将中医的智慧与现代科技相结合，构建一种既能满足个性化健康需求，又能广泛覆盖社会各个阶层的数字化健康促进模式，成为当前健康领域的重要研究方向。接下来将着重探讨如何利用数字技术创新构建中医数字化健康促进模式，以实现更广泛的健康干预、更公平的健康服务以及社会健康水平的整体提升。

（一）数字化生活方式干预：促进健康生活方式养成

在中医的健康观念里，保持健康的生活方式是预防疾病和促进健康的关键。因此，构建中医数字化健康促进模式的第一步是进行数字化生活方式干预。首先，健康管理应用程序和可穿戴设备能够实时监测用户的身体活动、饮食习惯、睡眠质量等关键健康指标（Lupton，2013）。这些数据可以帮助个体更好地了解自身健康状态，并根据中医理论提供个性化的养生建议（Pagliari et al.，2005）。例如，开发一款中医健康管理应用程序，根据用户的体质类型，推荐适宜的中医药膳、运动方式和生活调理方法，帮助用户在日常生活中维持和改善健康状态。此外，人工智能和大数据技术的应用使更复杂的健康行为监测和预测成为可能。通过对大量健康数据的分析，系统可以识别潜在的健康风险，并建议用户采取预防措施。这种提前干预的方式与中医治未病的理念相契合，能够有效降低疾病的发生概率。

（二）数字化疾病预防：提前介入与个性化健康管理

中医强调"治未病"的预防理念，即在疾病尚未形成之前，采取措施预防其发生。利用大数据和人工智能技术，可以在数字化健康促进模式中实现这一理念（Ahern et al.，2006）。通过分析用户的健康数据和生活习惯，数字化系统可以预测可能的健康风险，并提前给出预防建议。例如，基于人工智能的健康分析工具可以通过大数据算法，分析用户的长期健康数据，如体检报告、日常健康监测数据等，预测未来可能出现的健康问题。系统可以根据中医理论，提供个性化的调理建议，如饮食调整、中药调理或生活方式改变等，以防止疾病的发生。这种提前介入的模式，不仅可以提高健康管理的效率，还可以减少医疗资源的浪费，降低医疗成本。

（三）健康教育的数字化推广：提升全民健康素养

中医数字化健康促进模式中，健康教育是重要的一环（Nutbeam，2000）。中医健康教育的目的是通过开展有关中医健康理念的教育活动，提高人们的健康素养及对健康和生命的认识，增强自身的健康决策能力，促进个人或群体改变不良行为和生活方式，使人们能够顺应天地四时的合理饮食起居习惯，尤其是引导如今过着昼夜颠倒生活的年轻人，做出有益于健康的理智决定和正确选择，激发民众对健康议题的重视并参与改善健康的行动，从而维持、改善和促进个人和群体的健康（李灿东，2019）。

通过数字化平台，健康教育可以更广泛、更有效地传播到社会的各个层面，具体实现形式包括在线健康课程、互动式学习以及健康传播等。首先，平台可以开发一系列中医健康教育的在线课程，涵盖中医基础知识、健康生活方式、中医药膳等方面的内容。这些课程可以通过视频、图文、音频等多种形式呈现，便于用户随时随地学习。其次，借助互动式学习工具，如健康知识问答、虚拟现实体验等，提高用户的学习兴趣和参与度。用户可以通过这些工具，深入了解中医的健康理念和方法，提升健康素养（Apfel and Tsouros，2013）。最后，利用社交媒体、微信公众号等数字平台，定期发布中医健康信息和科普文章，扩大中医健康教育的传播范围。这种健康传播方式可以吸引更多公众关注健康问题，培养他们的健康意识和健康行为（Kamel Boulos and Wheeler，2007）。

（四）健康环境的数字化支持：创造和维护健康的社会环境

健康的社会环境是实现健康促进目标的基础。中医数字化健康促进模式应当借助数字化技术，积极创造和维护健康支持性环境。首先是健康环境监测。通过物联网和大数据技术，监测和分析环境中的健康相关因素，如空气质量、水质、食品安全等。平台可以根据这些数据，提供环境调节建议，帮助用户改善生活和工作环境，创造更有利于健康的环境条件。其次是政策支持与社区参与（Harris et al.，2012）。平台可以通过数据分析，为政府和社区提供科学依据，支持健康政策的制定和实施。例如，平台可以通过用户健康数据的分析，提出公共健康改善的建议，如建设更多的社区健身设施、改善城市绿化等。这些政策和措施的实施，将为全民健康创造更加公平和支持性的社会环境。

通过上述几方面的数字化技术的有效应用，中医数字化健康促进模式不仅能够实现个人健康的维护和提升，还将推动社会整体健康水平的提高，缩小健康不平等，创造一个公平、可持续的健康社会。这一模式不仅是对中医传统智慧的现代化应用，更是对健康促进理念的深入贯彻和创新发展。

三、小结与展望

中医数字化健康促进模式为中医传统智慧在数字经济时代背景下的应用提供了全新的路径。本节系统地探讨了如何利用数字化技术和工具构建中医数字化健康促进模式。通过对比传统中医健康促进方法和数字化健康促进模式，我们可以更好地理解这两者在健康管理中的优缺点和发展空间，具体内容如表2所示。

表2 传统中医健康促进方法和数字化健康促进模式的对比

对比项	传统中医健康促进方法	数字化健康促进模式
主要内容	通过望、闻、问、切等中医诊疗方法，结合养生、情志调理等方法促进健康	利用大数据、人工智能、物联网等技术实时监测、分析健康数据，提供个性化健康管理方案
个体化程度	依据体质和病因进行辨证论治，关注个体差异	基于个体健康数据提供高度个性化的健康干预与管理
优势	强调整体观念，注重预防，强调身心和谐与自然调节	数据分析客观、实时监控，能够提供精准的健康干预，提升健康管理效率
不足	主观性较强，依赖医生经验，缺乏量化标准，效果因人而异	依赖技术设备，成本较高，数据隐私与安全问题较为突出
覆盖范围	主要通过家庭、社区及个体传播，覆盖面有限	通过互联网、远程医疗等技术手段，广泛覆盖不同地区和人群
健康管理方式	注重调理与预防，通过日常生活中的饮食、情志、作息等进行调节	实时监测身体指标，提供针对性的预防、干预措施，健康行为数据化
社会参与度	通过组织社区健康活动，如节气养生等增强社会凝聚力	通过健康平台、远程医疗实现群体健康管理，提升社会健康水平
发展空间	结合现代科学技术具有一定潜力，但仍受限于传统经验和方法	不断升级的技术手段为未来健康管理提供更智能、个性化的广泛发展机会

如表2所示，传统中医健康促进方法与现代数字化健康促进模式各具特点。数字化手段为中医健康管理带来了更加精准、个性化和广泛覆盖的可能性，而传统方法则强调个体化调理和整体观念。

尽管前景广阔，中医数字化健康促进模式在未来的发展中仍将面临一系列挑战。首先是数据隐私与安全问题。在中医数字化健康促进模式中，用户的健康数据是服务的核心。然而，随着数据的不断积累，如何保护这些数据的隐私与安全，成为一个不可忽视的问题（Tian et al., 2019）。如果用户数据泄露或被滥用，不仅会损害用户的隐私权，还可能导致严重的信任危机，影响模式的推广和应用。因此，需要建立健全的数据保护法律法规，明确数据使用和管理的规则。其次是技术普及与可及性问题。尽管数字化技术在不断进步，但并非所有人群都能平等地获取和使用这些技术。特别是在经济发展相对落后、医疗资源匮乏的地区，技术的可及性仍然是一个重要挑战。针对这一挑战，必须加强基础设施建设，特别是在偏远和贫困地区，确保互联网和数字设备的普及（Zhang, 2023）。同时开展广泛的健康教育和技术培训，帮助不同群体，特别是老年人和弱势群体，提高对数字化健康服务的认知和使用能力。最后是中医理论与现代技术的融合问题。中医理论具有悠久的历史和深厚的文化背景，而现代数字技术则以其精准和量化见长。在将中医理论数字化的过程中，如何在保持中医传统精髓的同时，充分利用现代技术，是一个需要慎重对待的问题（Chen, 1987）。如果融合不当，可能会导致中医理论的片面化或失真，影响其有效性和科学性。

总而言之，中医数字化健康促进模式的构建和发展为传统中医的现代化应用开辟了广阔的前景。然而，在未来的发展中，这一模式仍将面临数据隐私、安全性、技术普及与可及性、中医理论与现代技术的融合以及法律与伦理等多方面的挑战。通过采取相应的应对策略，积极推动技术创新和跨学科合作，中医数字化健康促进模式必将在全球健康管理中发挥更加重要的作用，为实现全民健康目标和推动社会福祉作出积极贡献。

第三节　健康维护模式

在上一节中，我们深入探讨了中医健康促进模式的构建，阐述了如何通过数字化技术和传统中医理论相结合，以实现更广泛的健康干预和公平的健康服务。作为中医健康管理的重要组成部分，健康维护不仅是健康促进的延续，更是维持个体健康状态、预防疾病发生的核心环节。本节将继续围绕"中医健康维护"展开讨论，首先介绍传统中医健康维护方法，这些方法以个体为中心，强调自我调养和主动预防。接着，我们将探讨在数字化背景下，如何借助数字化手段构建中医数字化健康维护模式，以实现更精确、更有效的健康维护。最后，我们展望中医数字化健康维护模式的未来发展趋势，并分析可能面临的挑战，以期为中医数字化健康管理的进一步发展提供指导。

一、传统中医健康维护方法

中医健康维护强调个体在日常生活中主动调养，其核心在于通过整体观念和个体化调理，保持人体的阴阳平衡、气血和谐，以促进身体的自我修复和长久健康。这种维护方法源自中医的整体观念和辨证施治理论，认为人体是一个有机整体，健康的维持依赖于阴阳平衡、气血充盈和脏腑功能的协调。因此，中医健康维护方法多从调节气血、调和阴阳、滋养脏腑等方面着手，通过日常生活中的饮食、起居、运动、情志调摄等手段，促进身体的平衡与稳定，预防疾病的发生。《素问·四气调神大论》指出，"上工治未病"，即在疾病尚未形成之前就采取措施防止其发生，这正是中医健康维护的核心理念之一（王冰，2005）。中医健康维护方法不仅在治疗疾病方面具有重要作用，在预防和保健领域更是体现出其独特的优势。

饮食调理是中医健康维护中最为基础和重要的方法之一。中医认为"药食同源"，饮食既是维持生命的基本需求，也是调养身体、预防疾病的重要手段。早在《备急千金要方》食治篇中，就有"食能排邪而安脏腑，悦神爽志，以资气血"的论述，说明了饮食对身体健康的重要性（王洪图，2013）。在饮食调理中，中医强调食物的性质（如寒、热、温、凉）、味道（如酸、苦、甘、辛、咸）及其对人体的作用（如补益、泻火、祛湿等），并根据个体的体质、季节变化、地域特点和疾病情况，进行有针对性的饮食选择。例如，对于气虚体质的人，宜食用具有温补作用的食物，如牛肉、鸡肉、红枣等；而对于阴虚体质者，则应多食用具有滋阴作用的食物，如百合、银耳、甲鱼等（许鸿画，2015）。此外，中医还强调饮食的节制和规律性，认为"饮食有节"是保持健康的关键之一。过量饮食或饮食不规律，不仅会损伤脾胃，还可能导致气血失调、脏腑功能紊乱，从而引发各种疾病。因此，遵循合理的饮食习惯，如定时定量、饮食多样化、注意冷热食物的平衡等，是中医健康维护的重要内容。

起居调摄是指通过调节日常生活中的起居作息、季节变化适应、环境调适等方面，来维护健康。中医认为，人体的生理活动与自然界的四时阴阳变化密切相关，强调顺应自然、适应四时，以保持阴阳平衡、预防疾病。在起居作息方面，中医提倡"早卧早起，以应春光"，认为人的作息应与自然界的昼夜变化相协调。早睡有助于养阴，早起有助于阳气的生发，从而维持体内的阴阳平衡（刘占文，2016）。此外，中医还强调"子午觉"的重要性，即中午稍作休息，以调养心神、缓解疲劳，这也是传统养生中重要的一环。季节变化适应是起居调摄中的另一重要内容。中医认为，四季变化会影响人体的阴阳气血，必须根据季节的不同来调整起居作息和生活方式。例如，春季阳气生发，应注意疏肝理气，避免抑郁不舒；夏季阳气旺盛，应适当午睡，避免过度出汗伤津；秋季燥气当令，应滋阴润燥，防止肺气耗损；冬季阳气潜藏，应早卧晚起，注意保暖防寒（叶文，1995）。环境调适也是起居调摄的重要组成部分。中医认为，生活环境的清洁、空气的流通、光照的适度等，都会直接影响人的健康。例如，居住环境应保持整洁干燥，避免潮湿、阴暗，以防止湿气、寒气侵袭；同时，居室应经常通风换气，保持空气清新，以利于气血运行（刘帅帅和刘焕兰，2019）。

运动在中医健康维护中的作用同样不可忽视。中医认为，适当的运动可以增强体质、调畅气血、预防疾病。中医认为"动则生阳"，强调了运动对阳气的生发和健康维护的重要性。中医运动养生讲究"动静结合、量力而行"，强调运动应根据个体的年龄、体质、季节等因素进行调整（郭士杰，2021）。对于年轻人，宜进行一些强度较大的运动，如跑步、登山等，以促进气血运行；而对于老年人，则宜选择一些柔和缓慢的运动，如太极拳、八段锦等，以舒筋活血、调节脏腑功能（汤林侠等，2018）。此外，中医运动养生还注重呼吸与运动的配合，认为"气与力合，形与意合"是运动养生的关键。通过调整呼吸，可以增强运动的效果，达到内外兼修的目的。例如，太极拳强调"以意导气，以气运身"，通过缓慢而有节奏的呼吸与动作相配合，达到调节气血、强身健体的效果（邵笑，2023；杨泓，2024）。运动养生还应注意适度，过度的运动不仅会损耗阳气，还可能导致气血逆乱，损伤脏腑功能。因此，运动应循序渐进，量力而行，避免强度过大或运动时间过长（孙建军等，2014）。

情志调摄在中医健康维护中占有重要地位。中医强调"心身合一"的健康观，认为情志的变化与健康密切相关，七情过度（喜、怒、忧、思、悲、恐、惊）是导致许多疾病的重要原因（黄惜弟，2018）。因此，情志调摄在中医健康维护中占有重要地位。情志调摄强调通过调节情绪，保持心情平和，以维持脏腑气机的顺畅，预防疾病的发生。中医还认为"怒伤肝，喜伤心，思伤脾，忧伤肺，恐伤肾"，此观点深刻阐述了情绪失调对脏腑功能的不良影响。因此，调节情志首先要做到"中庸"，即不过喜不过悲，保持情绪的平稳和适度。此外，中医还提倡通过音乐、书画、交友等活动来陶冶情操，调节情绪，以促进心理和生理的健康（骆彤，2021）。在情志调摄中，修身养性也是重要内容。中医强调"治心为上"，认为修身养性可以调和气血、养心安神。通过自我反省、心理疏导、精神修养等方式，可以达到内心的平静和心理的平衡，从而增强对外界环境的适应能力，减少疾病的发生（金明玉和柳振宇，2006）。

综上所述，传统中医健康维护方法主要从个体自身角度出发，通过饮食调理、起居调摄、运动养生、情志调摄和中医外治法等方式，调节身体的阴阳气血，保持脏腑功能的平衡与和谐。这些方法强调个体在日常生活中的主动调养，以达到防病、养生和延年益寿的目的。传统中医健康维护方法不仅具有独特的理论基础和实践经验，还在现代社会中展现出广泛的应用价值。

二、中医数字化健康维护模式的构建

在探讨了传统中医健康维护方法之后，我们可以发现，这些方法注重的是个体的自我调节和预防，通过饮食、起居、运动、情志疗养以及针灸推拿等方式，来实现身体的平衡与健康。然而，随着社会的快速发展和数字技术的普及，传统的中医方法虽然依然有效，但也面临着如何更精确、更高效地实施的挑战。数字化技术的引入为中医健康维护提供了新的工具和手段，使得健康管理不再局限于经验和直觉，而是可以基于数据进行更为科学和个性化的管理。这一节将深入探讨在数字化背景下，如何将这些传统中医健康维护方法与现代数字化技术相结合，构建更加科学有效的中医数字化健康维护模式，以更有效地提升中医健康维护的效率和覆盖面，为更广泛的人群提供更便捷和科学的健康服务。

（一）数字化饮食调理个性化营养与健康维护

传统中医强调"药食同源"，认为合理的饮食是健康维护的重要基础。饮食调理不仅包括合理的膳食结构，还要根据个体的体质、季节变化和健康状况进行动态调整。随着大数据、人工智能等数字化技术的发展，饮食调理的个性化和科学化能够得到极大的提升。一方面，利用数字化技术生成个性化饮食建议。通过数字化技术，可以收集和分析个体的饮食习惯、营养摄入和健康数据，并结合中医的体质理论，为个体提供个性化的饮食调理建议（Liu，2014）。例如，基于个体的体质类型和健康目标，系统可以推荐适合的食材和膳食组合，同时根据季节变化和个体的生理周期进行动态调整。研究表明，个性化饮食建议能够更有效地满足个体的营养需求，增强免疫力，预防慢性病。另一方面，利用数字化技术实现数字化营养监控与反馈。通过可穿戴设备和智能手机应用，个体可以实时监控自己的饮食摄入情况，如卡路里、营养素含量等。数字化平台可以自动分析这些数据，识别饮食中的不足或过剩，并提供相应的调整建议（Wang and Guo，2023）。例如，系统可以提醒个体减少摄入某种可能导致体内湿热过重的食物，或增加具有健脾养胃作用的食物，以保持身体的平衡和健康。

（二）起居调摄与智能生活管理

起居调摄在中医中被视为保持健康的重要因素，它包括作息时间的安排、生活环境的调整等方面。现代生活中，许多人因工作和生活压力导致作息不规律，影响了身体的阴阳平衡。数字化技术可以帮助个体更好地管理作息，改善生活方式，从而达到健康维护的目的。一方面，通过数字化技术构建智能生活管理系统。智能生活管理系统可以通过物联网设备监控个体的日常作息、睡眠质量和生活习惯，并结合中医的阴阳调节理论，为个体提供科学的起居调摄建议（Duan，2021）。例如，通过分析用户的睡眠数据，系统可以建议个体在适当的时间调整作息，以顺应自然节律，达到"天人合一"

的健康维护效果。另一方面，利用数字化技术进行环境监控与调节。中医认为，外界环境对健康有着重要影响。通过智能家居系统，个体可以实时监控并调节生活环境的温度、湿度、空气质量等，以适应个体的体质需求（Jin et al.，2021）。例如，湿热体质的人可以通过系统控制环境湿度，避免湿气过重影响健康，而寒性体质的人则可以在冬季适当增加室内温度，以防止寒气侵入。

（三）运动养生与数字化健身

运动养生是中医健康维护的核心内容之一，通过适度运动可以调和气血、强身健体。不同体质的人对运动的需求和适应性有所不同，数字化技术可以帮助个体制订科学的运动计划，并实时监控运动效果。一方面，借助数字化技术制订个性化的运动方案。利用 AI 和大数据技术，可以根据个体的体质、健康状况和运动习惯，制订个性化的运动养生方案。例如，气虚体质的人可以采用较为温和的有氧运动，而阳盛体质的人则可以增加消耗性较强的运动。此外，系统还可以根据实时监测的数据，动态调整运动强度和方式，确保运动效果的最大化（Gao et al.，2020）。另一方面，利用数字化技术实现实时监控与反馈。通过智能手表和运动追踪器等设备，个体的心率、步数、运动强度等数据可以实时上传至云端，系统会根据这些数据进行分析，并提供实时反馈（Chen et al.，2014）。例如，如果检测到运动强度过高，系统会建议个体降低强度，避免过度劳累对身体的负面影响。通过这种实时监控与反馈机制，个体可以更加科学、安全地进行运动养生。

（四）情志调摄与心理健康管理

中医十分强调情志的调摄，认为情绪的波动会影响身体的健康，甚至引发疾病。在现代社会中，情绪压力是许多疾病的诱因。数字化技术在情志调摄中的应用，主要体现在情绪监测、心理评估和情绪调理等方面。一方面，通过数字化技术实现情绪监测与调节。通过智能设备和情感计算技术，可以实时监测个体的情绪波动，并结合中医情志调摄理论，提供个性化的情绪调理方案（Cai et al.，2021）。例如，系统可以根据个体的情绪变化，推荐合适的放松训练、冥想或音乐疗法，帮助个体调节情绪，预防情志失调对身体健康造成影响。另一方面,利用数字化技术进行心理健康评估与干预。数字化平台可以通过心理健康评估工具,帮助个体了解自身的心理状态,并提供科学的干预建议（Xu et al., 2018）。例如,系统可以结合中医理论,分析个体的情绪、压力水平和心理弹性,为其制订个性化的心理健康管理方案,避免情绪压力对身体造成长期损害。

总之,中医数字化健康维护模式的构建是中医现代化的重要方向。通过将数字化技术与传统中医健康维护方法相结合,可以实现更科学、精准且个性化的健康管理。然而,在实际推广和应用过程中,仍需克服数据标准化、隐私保护、技术可解释性等方面的挑战。未来,随着技术的不断进步和跨学科合作的深入,中医数字化健康维护模式必将在全球健康管理领域中发挥更为重要的作用。

三、小结与展望

本节探讨了如何将数字化技术与传统中医健康维护方法相结合,构建更加科学有效的中医数字化健康维护模式。通过应用大数据、人工智能、物联网、云计算等现代技术,中医在饮食调理、起居调摄、运动养生、情志调摄和外治法等方面的传统方法得以进一步优化并走向科学化。为了更好地理解两者的差异与结合之处,表3将传统中医健康维护方法与数字化健康维护模式进行了对比。

表3 传统中医健康维护方法和数字化健康维护模式的对比

对比项	传统中医健康促进方法	数字化健康促进模式
核心理念	通过个体自我调养,保持阴阳平衡、气血和谐,预防疾病	结合大数据、AI等技术,个性化健康管理,实时监测健康状态
饮食调理	强调"药食同源",根据体质、季节变化进行饮食调节	基于个体健康数据,提供精准的个性化饮食建议,并进行动态调整
起居调摄	根据自然节律调整作息,保持阴阳平衡,强调适应四季变化	通过智能系统监测睡眠和生活习惯,提供科学的作息建议并进行环境调节
运动养生	"动静结合",依据体质和年龄选择适当运动,注重气血调和	使用智能设备监测运动数据,提供个性化运动计划并实时反馈运动效果

续表

对比项	传统中医健康促进方法	数字化健康促进模式
情志调摄	通过调节情绪，维持心理平衡，预防情志失调对健康产生不良影响	实时监测情绪波动，结合心理健康评估，提供个性化的情绪管理和调节方案
优势	强调自然调养，个性化较强，预防为主	提供科学、精准、个性化的健康管理，实时监测健康变化，管理更高效
不足	依赖医生经验，主观性较强，缺乏量化标准	依赖技术设备，存在隐私和数据安全问题，成本较高
发展空间	结合现代技术有潜力，但仍受限于传统经验	技术驱动，能够广泛覆盖不同人群，实现个性化、智能化健康维护

如表 3 所示，传统中医健康维护方法和数字化健康维护模式各具优势与不足。个性化健康方案和实时监测机制的引入，使中医健康维护变得更加精准和灵活，能够更好地适应现代社会的健康需求。

随着数字化技术的不断进步，中医数字化健康维护模式的未来发展前景广阔。尽管前景广阔，中医数字化健康维护模式在未来实际应用和推广中仍将面临一系列挑战。首先是数据的标准化与互操作性。数据标准化问题是中医数字化健康维护模式发展的主要挑战之一。由于中医理论和诊断方法的复杂性，不同的中医机构和医生可能使用不同的诊断标准和记录方式，这导致了数据的分散性和不一致性。此外，中医数据来源多样，缺乏统一的标准和格式，致使数据整合和应用存在困难。解决这一问题的关键在于制定和推广统一的中医数据标准，推动数据互操作性的发展，从而实现跨机构、跨平台的数据共享与应用（Guo et al.，2019）。其次是隐私保护与数据安全。随着数字化技术的广泛应用，健康数据的隐私保护和安全性问题日益凸显。随着数据量的增加和应用场景的拓展，如何保护患者的隐私并防止数据泄露将成为重要挑战（Wang et al.，2022）。为此，可以通过加强数据加密、匿名化处理，以及应用区块链技术，确保数据的安全性和隐私性。同时，制定相关法律法规和伦理准则，规范数据的使用和管理，防止数据滥用（Xie et al.，2021）。未来，中医数字化健康维护模式需要在确保数据安全的前提下，进一步提升数据的利用效率。再次是技术可解释性与用户信任。中医数字化健康维护模式中广泛应用的人工智能和机器学习技术，往往涉及复杂的算法和模型，缺乏透明度和可解释性。对于中医领域的医生和患者来说，理解这些技术背后的逻辑和推理过程至关重要，否则可能导致用户对技术的不信任，影响其广泛应用。为解决这一问题，研究人员需要开发更具可解释性的 AI 模型，并加强对用户的教育和培训，使其更好地理解技术的原理和益处，建立用户对中医数字化健康维护模式的信任，并促进其广泛应用（Causio et al.，2022）。最后是跨学科合作与人才培养。中医数字化健康维护模式的构建需要中医专家、数据科学家、AI 工程师等多个领域的专业人才通力合作。然而，现阶段跨学科合作的深度和广度仍然有限，导致技术研发与临床应用脱节。未来，需要进一步加强各领域之间的协作，特别是中医与信息技术、数据科学的融合和交流合作。同时，培养既懂中医又掌握现代科技的复合型人才，将成为推动中医数字化健康维护模式发展的重要保障（Mainenti，2019）。

总的来说，中医数字化健康维护模式的未来充满了机遇和挑战。通过技术的不断进步和跨学科的紧密合作，我们有望实现中医健康管理的现代化和智能化，为全球健康管理事业贡献更多的中医智慧。

第四节　健康协同模式

在上一节中，我们探讨了中医健康维护模式，重点介绍了如何借助数字化手段促进个体的健康管理与预防性治疗。然而，随着现代医疗需求日益复杂，仅凭个体层面的健康管理已经难以应对整体的健康挑战。在这一背景下，中医健康协同模式应运而生。该模式通过整合多学科、多领域的资源，协同发挥各方优势，构建起全方位的健康管理体系。然而，要真正释放这一模式的潜力，仅靠传统手段已经不足以支撑其复杂的协同机制。因此，数字化手段的引入显得尤为关键。作为时代的创新之举，中医数字化健康协同模式不仅延续并扩展了中医的整体观念与辨证论治思想，更通过与现代数字化技术的深度融合，将健康管理提升至全新的高度。这一模式运用数字化手段，打破了学科与领域间的壁垒，整合各类资源，实现了对健康的精准管理和动态调整，使中医在预防、治疗和康复的各个环节都能发挥最大效能。本节将围绕中医数字化健康协同模式展开讨论。首先，阐述中医数字化健康协同模式的内涵；接着，探讨中医数字化健康协同模式的实现路径；最后，展望中医数字化健康协同模式的未来发展趋势，分析可能面临的挑战，并为其现代化发展提供理论支撑与实践指导。

一、中医数字化健康协同模式的内涵

中医健康协同是一种综合性的医疗健康管理模式，它结合了中医学的整体观念和现代医疗科技，通过多学科、多层次的协同合作，旨在实现全面、精准、个性化的健康管理和疾病预防。它不仅涵盖中医在疾病治疗中的应用，还强调在健康维护、疾病预防、康复调理等方面的综合管理。该模式以整体观念为基础，综合利用各种健康资源，形成一个系统、全面的健康管理模式，从而实现"治未病"的目标。中医数字化健康协同模式则是利用现代数字化技术，整合中医理论、数据和诊疗技术，形成多学科、多领域合作的医疗服务模式，其核心内涵可从以下几个角度进行理解。

（一）整体观念与协同思维

中医数字化健康协同模式的核心在于"协同"这一理念，即通过整合中医理论、现代医疗技术、数字化工具以及多学科资源，实现对健康的全面管理。中医的整体观念强调人体是一个有机整体，人体内部各系统之间是相互联系的，疾病的发生不仅仅是某一局部器官的问题，而是整个机体失衡的结果。整体观念的核心在于通过调节脏腑功能，恢复人体的内在平衡（李灿东等，2019）。健康管理旨在预防和控制疾病的发生与发展。它通过全面调查、分析、评估、检测和预测个体及群体的健康状况，对健康危险因素进行干预，以减少或消除这些风险的影响，进而促进或维持健康状态（王瑞等，2018）。它不仅限于疾病的治疗，还包括预防、保健、康复等全方位的健康管理。在数字化时代，这种观念被应用于健康管理的协同模式中，通过整合大数据、人工智能等技术，构建出一个多维度、全方位的健康管理体系，推动中医健康管理模式的创新发展。因此，中医数字化健康协同模式不仅是对传统中医的传承，更是对其现代化发展的创新和延展。

（二）中医与现代科技的融合

数字化技术是中医健康协同模式的重要组成部分。中医学以其独特的辨证论治和整体调理理念，在个性化医疗和预防医学中具有重要优势。通过与人工智能、大数据、物联网、云计算等现代科技的融合，能够实现中医数据的标准化、诊疗的智能化、管理的精细化，从而大幅提升中医的诊疗效率和健康管理水平（Zhang et al.，2019）。

（三）多学科、多层次的协同合作

中医数字化健康协同模式的实施，依赖于多个学科的协同合作。这不仅包括中医与西医的结合，还涉及信息技术、数据科学、生物医学工程、公共卫生等多个领域的跨学科合作（Xie and Cheng，2022）。各学科的融合与协同，能够弥补传统中医学科在现代化过程中的短板，推动中医在现代医疗体系中的应用。

（四）个性化与精准化的健康管理

中医数字化健康协同模式注重个性化与精准化，强调根据个体的不同体质、生活习惯、健康状况等因素，提供定制化的健康管理方案。通过数字化平台，结合中医体质辨识、大数据分析、人工智能决策支持等手段，能够实现个性化、动态化的健康管理服务，满足不同人群的健康需求（Li et al.，2014）。

二、中医数字化健康协同模式的实现路径

随着现代信息技术的快速发展，特别是大数据、人工智能、物联网等技术的广泛应用，中医的现代化、信息化步伐正在加速。构建中医数字化健康协同模式，既是中医顺应时代发展的必然选择，也是提升中医诊疗效率、实现精准医疗的重要途径。接下来将从中医数据资源的整合与共享、智能化诊疗系统的构建、数字化健康管理平台的建设、多学科协同机制的构建四个方面，探讨中医数字化健康协同模式的实现路径。

（一）中医数据资源的整合与共享

中医数字化健康协同模式的实现基础在于中医数据资源的整合与共享。中医的数据种类繁多，涵盖医案、方剂、诊断、疗效等各个方面，这些数据具有

丰富的临床应用价值。通过信息化手段，可以将这些分散的、异构的数据资源进行整合与共享，构建系统化、标准化的中医大数据平台。在数据采集与标准化方面，可以通过电子病历系统、可穿戴设备、移动应用等途径，实时采集患者的生理数据、病历信息等。同时，通过制定统一的数据标准，对采集的数据进行规范化处理，确保数据的可比性和一致性（Mainenti，2021）。在数据共享与互通方面，通过建立中医数据资源共享平台，实现不同医疗机构、科研单位之间的数据互通与共享。这不仅可以促进中医临床研究的开展，还可以提高中医诊疗的准确性和有效性。在数据共享的过程中，必须注重数据安全与隐私保护（程德生等，2021）。通过数据加密、访问控制等技术手段，确保患者数据在传输和存储过程中的安全性，防止数据泄露和滥用。

（二）智能化中医诊疗系统的构建

智能化中医诊疗系统的构建是中医数字化健康协同模式的重要支撑。传统中医诊疗依赖于医生的经验和直觉，而通过引入人工智能技术，可以实现中医诊疗过程的智能化，使中医诊疗过程更加客观、精准和高效（Zhou et al.，2024）。首先，人工智能与中医诊断相结合。人工智能技术，特别是机器学习、深度学习技术，可以用于中医的症候识别和诊断模型的构建。通过对大量中医病历数据的学习和训练，AI 系统可以模拟医生的诊断过程，给出诊断结果和治疗建议（Jin et al.，2021）。例如，基于图像识别技术的智能舌诊系统可以通过分析患者的舌象数据，辅助医生进行诊断。其次，开发智能化的中药方剂推荐系统。通过数据挖掘和机器学习技术，可以开发智能化的中药方剂推荐系统。该系统可以根据患者的症候特点、体质类型等因素，结合中医的理论知识，自动推荐最合适的中药方剂，提高处方的精准度和个性化程度。最后，中医四诊设备的数字化与智能化。中医四诊（望、闻、问、切）是中医诊断的基本方法。通过物联网技术和传感器技术，可以实现中医四诊设备的数字化和智能化。例如，智能脉诊仪可以实时监测患者的脉象数据，结合 AI 技术进行分析，辅助医生进行诊断决策（Xu et al.，2018）。

（三）数字化健康管理平台的建设

数字化健康管理平台是实现中医数字化健康协同模式的重要载体。通过建设集健康监测、在线诊疗、远程会诊、健康教育等功能于一体的数字化平台，可以为用户提供全方位的健康管理服务，以满足不同人群的健康需求。首先是个性化健康管理方案的制订。数字化健康管理平台可以根据患者的健康数据、生活习惯、家族病史等信息，结合中医体质辨识理论，为患者制订个性化的健康管理方案（Zhang and Zhang，2014）。这些方案包括饮食调理、运动建议、中药调养等内容，帮助患者进行全方位的健康管理。其次是远程健康监测与指导。通过可穿戴设备和移动应用，数字化健康管理平台可以实时监测患者的健康状况，并通过大数据分析对患者的健康风险进行预警（Zhou et al.，2022）。医生可以通过平台为患者提供远程健康指导，调整健康管理方案，实现疾病的早期预防和干预。最后是健康数据的持续跟踪与管理。数字化健康管理平台可以实现患者健康数据的持续跟踪与管理，形成长期的健康档案。这些档案可以为医生提供全面的健康信息支持，有助于制订更加精准的治疗方案。

（四）多学科协同与合作机制的建立

中医数字化健康协同模式的实现离不开多学科的协同与合作。中医学科本身具有很强的综合性和跨学科性，而数字化技术的引入进一步加深了这一特性。因此，多学科协同机制的构建对于中医数字化健康协同模式的成功实施至关重要（Huang et al.，2024）。此外，还应建立跨学科的合作机制，促进中医学与西医学、信息技术、生物工程、营养学等学科的深度融合，推动中医的现代化发展。通过建立中医研究中心或协同创新中心，汇聚不同领域的专家，开展跨学科的研究与实践，推动中医数字化应用的深入发展。具体而言，首先是中医与西医的协同（倪旻晗等，2024）。中医与西医在理论和实践上各有优势，通过两者的协同合作，可以为患者提供更全面的诊疗服务。例如，在中医的临床应用中，西医的诊断技术可以为中医治疗提供客观的生物医学指标支持。与此同时，中医在疾病的治疗和康复中也能发挥重要作用。这种协同创新的模式，不仅可以提高患者的治疗效果，还可以推动中医学科的发展和进步。其次是中医与信息技术的结合。信息技术在中医数字化健康协同模式中扮演着核心角色（Long Alex Lai，2005）。通过与信息技术领域专家的协作，可以开发出更加智能化、信息化的中医诊疗系统和健康管理平台。

这种跨学科的合作不仅可以提升中医的现代化水平，还可以推动中医的国际化发展。最后是跨学科人才的培养。多学科协同的实现依赖于跨学科人才的培养。通过构建跨学科的教育体系和科研平台，培养既懂中医理论，又掌握现代信息技术的复合型人才，为中医数字化健康协同模式的建设提供智力支持（马静等，2004）。

　　总之，中医数字化健康协同模式的构建，不仅是中医现代化发展的必然趋势，也是实现精准医疗和个性化健康管理的重要途径。这一模式的实现，需要中医学科与信息技术、生物医学、数据科学等多个学科的深度融合与协同合作。通过整合中医数据资源、构建智能化诊疗系统、建设数字化健康管理平台、建立多学科协同与合作机制，可以全面提升中医的诊疗水平和健康管理效果。未来，随着数字化技术的进一步发展和完善，中医数字化健康协同模式将在全球范围内发挥更加重要的作用，为人类健康事业作出更大贡献。

三、小结与展望

　　本节我们详细探讨了中医数字化健康协同模式的构建路径，包括国家政策支持、技术标准的制定、信息化平台的建设以及智能化技术的应用等。这些措施为中医的数字化转型奠定了坚实的基础，并推动了中医服务的现代化与规范化，具体总结如表4所示。

表4　中医数字化健康协同模式的构建

模块	核心内容	关键点
中医健康协同模式	结合中医整体观和现代医疗科技，多学科合作，实现健康管理和疾病预防	结合传统与现代，强调整体性、精准化
整体观念与协同思维	整合中医理论、现代科技和多学科资源，强调系统的健康管理	调节脏腑功能，恢复内在平衡，实现综合预防
中医与现代科技融合	利用AI、大数据等技术提高中医诊疗效率	构建智能化诊疗，推动中医数据标准化进程，实现个性化方案精准推荐
多学科协同合作	涉及中西医结合、信息技术、生物医学等多领域	开展跨学科研究与应用，推进中医现代化进程

续表

模块	核心内容	关键点
个性化与精准化健康管理	根据个体体质和健康状况提供定制化方案	数字平台支持个性化管理,实现精准预防和干预
实现路径	整合中医数据资源、构建智能化诊疗系统、建立协同机制	数据共享、智能系统建设、多方合作机制
未来展望	个性化、智能化、全球化发展	推动标准化进程,强化隐私保护力度,促进全球推广

随着全球医疗健康领域的不断演进,数字化技术正逐渐融入传统医学体系,推动着医疗模式的变革与创新。在这一宏观背景下,中医作为中华民族的文化瑰宝,迎来了现代化转型的历史机遇。中医数字化健康协同模式正是在这一背景下应运而生,旨在通过数字化手段提升中医在疾病预防、诊疗、康复等方面的综合能力,实现对个体健康的精准管理和对整体健康的协同推进。

中医数字化健康协同模式的发展将沿着个性化与精准化、智能化与大数据应用、国际化与全球推广三大方向深入推进。

尽管中医数字化健康协同模式的发展前景广阔,但在实际推进过程中将面临一系列挑战。首先,数据标准化与互操作性问题将是中医数字化发展的首要难题。中医数据来源繁杂多样,不同机构、不同平台的数据格式和标准不一,致使数据整合与共享困难重重。未来,如何制定并推广统一的数据标准,是中医大数据平台建设的关键(Mirzaeian et al., 2019)。此外,不同国家和地区的医疗数据标准存在差异,这也对中医数字化全球化推广构成挑战。在跨国合作中,数据互操作性的实现将是一个重要议题,关系到中医数字化服务的国际化发展。要实现中医数据的高效流通与利用,必须在全球范围内推动数据标准化进程,制定统一的中医数据标准,并实现各国间的数据互操作性,以支撑中医的国际化发展(Ikram et al., 2018)。其次,隐私保护与数据安全问题将在中医数字化过程中变得越发重要。随着越来越多的患者健康数据被数字化存储,数据泄露和滥用的风险也随之增加。如何在数字化进程中保护患者隐私,防止数据被滥用,将成为中医数字化健康协同模式面临的重大挑战。区块链技术和高级加密技术的应用将为解决这一问题提供潜在的解决方案，但其在医疗领域的普及应用仍需时间和政策支持（Massaro，2023）。最后，政策支持与国际化推广将是中医数字化发展的另一大挑战。

中医数字化协同模式的发展离不开政策支持，然而，政策的不确定性和地域差异可能成为发展的障碍。在国内，不同地区的政策支持力度和执行情况不一，可能导致中医数字化发展的不平衡。在国际上，中医在不同国家的接受程度不同，如何在全球范围内推广中医数字化健康协同模式，仍面临诸多政策和文化障碍（袁启慧，2024）。未来，中医数字化健康协同模式要想在全球范围内得到广泛推广，必须克服政策和文化上的障碍。国际合作与政策协调将在这一过程中扮演关键角色，助力中医数字化技术走向世界，实现全球化发展。

第五节 健康保障模式

在前一节中，我们探讨了中医健康协同模式的构建及其在多方合作中的重要性。协同模式的成功实施离不开强有力的政策支持与制度保障。随着数字化技术的不断进步，中医健康保障模式也面临着从传统模式向数字化模式转型的历史机遇。这种转型不仅仅是技术层面的创新，更是国家政策和制度的深度变革。本节将从国家政策与制度的角度，系统探讨中医数字化健康保障模式的构建路径。首先，我们将回顾传统中医健康保障的政策与制度，分析其在当前背景下的优势与不足；接着，我们将深入探讨在数字化浪潮中，如何通过政策引导和技术创新，构建符合新时代需求的中医数字化健康保障模式；最后，我们将展望这一模式的未来发展趋势，分析其潜在的挑战，并提出相应的对策建议。

一、传统中医健康保障政策与制度

（一）中医健康保障的历史背景

中医健康保障的历史可以追溯到几千年前，从古代中国的治未病理念到现代公共卫生体系中占据重要角色，中医始终在保护和促进人类健康方面发挥着不可替代的作用。中医的起源可以追溯到先秦时期，当时的医家们通过长期的实践积累，逐渐形成了独特的医学理论体系，其中最为核心的就是治未病思想。

治未病思想首次系统性地提出是在《黄帝内经》中，该书是中国古代最重要的医学典籍之一，奠定了中医学的理论基础。《灵枢·逆顺》记载了"上医治未病，中医治欲病，下医治已病"的类似阐述，该阐述明确了预防医学在中医中的重要地位（张婧懿等，2017）。在这一思想指导下，古代医家们通过针灸、食疗、药膳、导引、推拿等多种方法来预防疾病的发生，形成了独具特色的中医健康保障体系。随着历史的发展，治未病思想得到了进一步的丰富和完善。汉代医圣张仲景在其《伤寒杂病论》中详细论述了各种疾病的预防和早期治疗方法，奠定了后世中医临床治疗的基础。唐代著名医家孙思邈在《备急千金要方》食治篇中系统总结了大量养生与预防疾病的方剂，提出了"安身之本，必资于食"的健康理念，这一理念至今仍被广泛应用于中医养生与食疗领域（何清湖和周兴，2009）。

在古代社会，中医不仅在个体健康维护中发挥了重要作用，还在社会健康保障体系中占据核心位置。在封建社会时期，国家通过设立太医院、养生殿等官方医疗机构，推广中医的健康保障理念。这些机构不仅为皇室和贵族提供健康服务，还通过官办医疗机构向普通民众推广中医养生之道。这些医疗机构的设立，为中医在社会各阶层的广泛普及奠定了基础。此外，古代的民间医疗机构，如药店、诊所、寺庙的中医馆等，也在中医健康保障中扮演了重要角色。这些机构通常由经验丰富的中医师主导，他们为普通百姓提供平价甚至免费的医疗服务（李志莹，2021）。例如，在一些地方，寺庙内的僧侣不仅教授佛法，还会以医济世，为百姓提供中医治疗。这种做法不仅增强了中医在基层的影响力，还促进了中医治疗技术的普及。古代中医健康保障体系的另一个重要特点是其与社会伦理的紧密结合。中医不仅是一种治疗手段，更是一种生活方式和道德实践。传统中医强调人与自然的和谐，以及身心的平衡，这些理念不仅指导着个人的健康行为，也影响着整个社会的健康文化（王艳桥等，2019）。例如，儒家学说中的"仁爱"思想与中医的"济世"理念相辅相成，共同塑造了中国传统社会的健康观念。这种深厚的文化积淀，至今仍然影响着现代中医的实践与发展。

（二）现行中医健康保障政策

进入现代社会，随着中国社会结构的变迁和医学模式的转型，中医在健康保障中的角色也经历了深刻的变化。为了适应新的社会需求，国家出台了一系列政策措施，推动中医药在现代公共卫生体系中的应用与发展。这些政策不仅为中医药的发展提供了法律和制度保障，也为中医药融入现代医疗体系奠定了基础。

《中华人民共和国中医药法》是中国首部系统规范中医药领域的法律，于2017年7月1日正式实施。这部法律明确规定了中医药在中国健康保障体系中的地位，强调了中医药在疾病预防、治疗和康复中的重要作用。《中华人民共和国中医药法》的颁布，标志着中医药进入了依法管理的新阶段，为中医药的保护、传承与创新发展提供了坚实的法律基础（杜加辉等，2019）。根据《中华人民共和国中医药法》的规定，国家在政策和资金上要大力支持中医药的发展。例如，国家通过设立专项资金，支持中医药重点学科和关键技术的研究与开发；通过政策引导，促进中医药与现代科技融合，推动中医药信息化、标准化建设。此外，《中华人民共和国中医药法》还强调了中医药的传承与创新，要求国家采取有效措施保护中医药知识产权，支持中医药古籍的整理和研究。尽管《中华人民共和国中医药法》为中医药的发展提供了法律保障，但在实际操作中，仍存在一些问题有待解决。例如，各地在落实该法律时，存在政策落实不一致的情况，特别是在中西部和农村地区，优质中医资源的匮乏，导致政策的实施效果不尽如人意。因此，在未来的发展过程中，如何进一步完善相关法律法规，确保中医药法的全面落实，是一个亟待解决的问题。

此外，医保政策在现代健康保障体系中发挥着重要作用，对于中医药的发展尤为关键。自新医改以来，国家部委持续颁布一系列医疗保障政策文件支持中医的传承创新发展。2009年5月，国务院发布《关于扶持和促进中医药事业发展的若干意见》，强调要完善中医药事业发展的有效保障措施，并明确医疗保障政策应激励医疗机构提供中医药服务，鼓励患者使用中医药服务。2019年10月，中共中央、国务院印发《关于促进中医药传承创新发展的意见》，明确提出要完善中医药价格和医保政策，加大医保政策支持力度，推动中医药传承创新发展。2021 年 2 月，国务院办公厅印发《关于加快中医药特色发展的若干政策措施》，健全中医药医保管理措施，扩大医保支付范围，探索适宜中医药的医保支付体系。2021 年 12 月，国家医疗保障局和国家中医药管理局联合发布《关于医保支持中医药传承创新发展的指导意见》，进一步提出加大对中医药服务项目的扶持力度，加强中医药服务价格管理等具体措施。2023 年 2 月，国务院办公厅印发《中医药振兴发展重大工程实施方案》，提出医保、医疗、医药"三医联动"促进中医药传承创新发展（刘黎明等，2023）。医保政策在优化医疗资源配置和提升中医药服务能力方面发挥着重要的推动作用。通过将中医药服务纳入医保报销范围，特别是在慢性病管理和老年人健康保障方面，医保政策能够有效推动中医药在基层医疗机构中的广泛应用。中医药凭借其低副作用、高性价比的特点，得到了越来越多患者的认可与选择。医保政策的支持不仅能够降低患者的医疗费用，减轻他们的经济负担，还能够促进中医药服务的普及，使得中医药能够更好地融入现代医疗卫生体系，实现传承与创新发展（朱静，2017）。然而，当前我国医保政策在支持中医药发展方面存在政策落实不到位、医保政策未能充分体现中医药特点、报销存在不合理限制等问题（李长乐和陈旻，2023）。例如，中医药服务项目的价格普遍偏低，报销范围有限，且某些中医药治疗方法在医保报销中存在诸多限制，影响了中医药服务的广泛应用和推广（潘玉璟等，2024）。未来，医保政策应进一步扩大中医药服务的报销范围，特别是将疗效显著、患者广泛接受的中医药项目纳入报销范畴，确保中医在现代健康保障体系中的可持续发展。

总的来说，医保政策在现代健康保障体系中对于中医药的发展具有举足轻重的作用。通过不断完善政策顶层设计，探索适应中医特点的支付方式，并扩大中医服务的报销范围，医保政策将进一步巩固中医药在现代医疗体系中的地位，为实现"健康中国"战略目标提供坚实的保障。在未来的发展中，医保政策的优化和创新将成为推动中医药服务普及和提高的重要动力，进而确保中医药在现代健康保障体系中继续发挥独特作用。

（三）政策和制度的优势与挑战

尽管中医健康保障在中国的公共卫生体系中占据重要位置，但在实际执行过程中仍面临诸多挑战。这些挑战不仅来源于政策本身的设计和实施，还涉及中医药服务的公平性、可及性，以及与现代医疗体系的有效衔接。首先，中医健康保障政策在全国范围内的执行情况存在不平衡现象，特别是在农村和偏远地区，优质中医资源的匮乏限制了政策的全面落实（李长乐和陈旻，2023）。这一问题的产生，部分源于城乡之间医疗资源配置的不均衡。城市地区拥有更多的优质中医资源，包括经验丰富的中医师和现代化的中医医院，而农村和偏远地区则面临着中医资源匮乏的问题。这不仅导致这些地区的居民难以获得优质的中医服务，也限制了中医健康保障政策的全面推行（Zhang，2023）。其次，传统中医治疗方法与现代医疗体系之间的衔接问题仍未得到有效解决，导致部分中医治疗手段在医保报销中的覆盖范围有限。中医治疗讲究个性化、辨证施治，这与西医的标准化诊疗路径存在一定冲突。例如，中医开具的草药方剂通常需要根据患者的具体情况进行调整，这种个性化的治疗方式在现代医保体系中难以进行标准化定价和报销（杜加辉等，2019）。为了解决这一问题，一些地方开展了中医诊疗路径的标准化建设探索，但在推广过程中仍面临诸多挑战。

随着数字化和信息化的发展，如何在政策层面促进中医健康保障的数字化转型，成为当前亟待解决的问题。尽管部分地方已经开始探索利用大数据、人工智能等技术手段提升中医健康保障的效率和效果，但在政策层面，尚未形成一套完善的支持体系。例如，如何通过政策引导，推动中医数字化健康档案的建立和应用；如何通过法规保障中医数字化平台的安全性和隐私保护，都是需要进一步探讨的问题。面对这些挑战，国家和地方政府正在积极探索相应的对策。例如，通过加强中医资源下沉，鼓励城市中医师到农村和偏远地区服务；通过推动中医药服务的标准化，提升其在现代医保体系中的适用性；通过政策支持，推动中医数字化健康保障模式的创新发展。这些措施的实施，将有助于提升中医健康保障的公平性、可及性和效率，为人民群众的健康提供更加有力的保障。

二、中医数字化健康保障模式的构建

在信息技术迅猛发展的时代背景下，中医健康保障模式的数字化转型已经成为一项必然的历史进程。这不仅是提升中医服务质量和效率的重要途径，也是推动中医现代化和国际化的重要手段。在这一过程中，政府政策和制度的引导与支持至关重要。本部分将从政府政策和制度角度，探讨如何构建符合新时代需求的中医数字化健康保障模式。

（一）政策导向：制定中医数字化发展的战略规划

制定国家层面的中长期规划。为确保中医数字化健康保障模式的顺利实施，政府首先需要制定国家层面的中长期战略规划。例如，2016 年国务院发布的《中医药发展战略规划纲要（2016—2030 年）》便提出要推动中医药的现代化和信息化，明确了中医药数字化发展的总体目标和方向（桑滨生，2016）。在这一规划的指导下，政府可以进一步细化政策措施，将中医药数字化的发展目标具体化，制定年度或五年规划。例如，可以设立全国中医药数字化发展的具体指标，如中医药信息化覆盖率、电子病历普及率、远程医疗服务使用率等。这些指标将为中医药数字化的实施提供明确的方向和评估标准。

设立专门的中医药数字化管理机构。为了更好地推动中医药数字化的实施，政府可以设立专门的中医药数字化管理机构，负责规划、协调和监督中医药数字化相关工作的开展。例如，国家中医药管理局可以设立"中医药数字化发展办公室"，专门负责中医药信息化平台建设、数字化人才培养、技术创新应用等工作。这一机构的设立将有助于加强中医药数字化工作的统筹协调，避免各地各部门之间的工作重叠和资源浪费。此外，专门机构还可以通过政策指导和监督机制，确保各项数字化措施的落实到位，为中医药的数字化发展提供制度保障。

（二）法律保障：完善中医药数字化的法律法规体系

制定中医药信息化相关法律法规。在中医药的数字化转型过程中，法律法规的完善至关重要。政府需要制定并完善与中医药信息化相关的法律法规，确保中医药数据的安全性和患者隐私的保护（肖勇等，2022）。例如，《中华人民共和国中医药法》为中医药的发展提供了法律依据，但在数字化背景下，还需补充与信息化相关的法律条款，确保中医药数据在采集、传输、存储、使用等环节的合法性。此外，政府还应制定与中医药信息化平台建设、电子病历管理、远程医疗服务等相关的法律法规，明确各方的权利和义务，确保数字化服务的规范化和标准化（黄粤锋等，2014）。例如，国家中医药管理局可以发布《中医药信息化管理条例》，规定中医药信息化平台的数据标准、安全管理、运营规范等方面的具体要求，为中医药数字化提供法律保障。

健全中医药数据隐私保护机制。在中医药数字化的过程中，数据的安全性和隐私保护是不可忽视的问题。政府需要制定相关法律法规，健全中医药数据隐私保护机制，确保患者的个人健康信息不被滥用（余健等，2021）。例如，可以借鉴《中华人民共和国个人信息保护法》的相关规定，制定专门针对中医药信息化的数据保护条例，规定数据收集、处理和存储的具体要求，确保患者信息的安全。在隐私保护机制的实施中，政府还应加强对中医药信息化平台的监管，确保平台运营者严格遵守相关法律法规。例如，可以设立中医药信息化安全评估制度，对中医药信息化平台进行定期评估，发现问题及时整改，确保平台的安全性和可靠性。

（三）标准化建设：推动中医药服务的数字化标准化

制定中医药信息化标准。标准化是中医药数字化健康保障模式的重要基础。政府应制定并推广中医药信息化的相关标准，确保全国范围内中医药服务的一致性和规范性（孟凡红等，2021）。例如，可以制定《中医药电子病历标准》，规定中医药电子病历的数据结构、录入规范、传输格式等内容，确保不同地区和机构的电子病历系统能够实现数据共享和互通。此外，政府还应制定中医药健康档案、远程医疗服务、智能诊疗系统等方面的标准，确保中医药数字化服务的标准化和规范化（刘艳飞等，2018）。例如，在远程医疗服务中，可以制定《中医药远程医疗服务标准》，规定服务流程、技术要求、质量控制等方面的内容，确保远程医疗服务的质量和安全性。

推动中医药诊疗路径的标准化。中医药诊疗路径的标准化是提升中医药服务质量的重要途径。政府可以通过制定和推广中医药诊疗路径的标准化指南，规范中医药的诊疗流程和治疗方案，确保患者能够获得高质量的中医药服务（胡彬，2010）。例如，国家中医药管理局发布的《中医药诊疗路径标准化指南》为各级医疗机构提供了操作规范，涵盖了中医药的诊疗流程、用药指导、治疗方案等多个方面。在推动标准化的过程中，政府还应加强对中医药诊疗路径标准执行情况的监督，确保标准化指南的落实到位。例如，可以设立中医药诊疗路径标准化评估机制，对各级医疗机构的标准化执行情况进行定期评估，并将评估结果作为机构绩效考核的重要依据。

（四）技术创新：支持中医药信息化技术的研发与应用

设立专项资金支持信息化技术研发。为了推动中医药信息化技术的研发与应用，政府可以设立专项资金，支持中医药信息化相关技术的研发工作。例如，可以设立"中医药数字化技术创新基金"，支持人工智能、大数据、区块链等技术在中医药领域的应用研究，促进中医药数字化技术的创新发展（Nanda and Nanda, 2022）。此外，政府还可以通过税收优惠、补贴等政策措施，鼓励科技企业、高校和科研机构参与中医药信息化技术的研发与应用。例如，可以设立"中医药信息化示范项目"，对技术研发和应用效果显著的项目给予资金支持和政策优惠，推动技术成果的快速转化和推广应用。

推动人工智能在中医药中的应用。人工智能技术在中医药领域具有广泛的应用前景。政府应加大对人工智能技术在中医药领域应用的支持力度，推动智能诊疗系统、智能问诊机器人、智能药物筛选系统等技术的研发与应用（周昌乐和张志枫，2006）。例如，通过人工智能技术，可以对中医药的诊疗数据进行分析和处理，形成智能化的诊疗建议系统，提高中医药服务的准确性和效率。在推动人工智能技术应用的过程中，政府应制定相关技术标准和规范，确保人工智能系统的安全性和可靠性。例如，可以制定《中医药智能诊疗系统技术规范》，规定智能诊疗系统的技术要求、数据处理、风险控制等方面的内容，确保系统的应用效果和安全性。

在新时代的数字化浪潮中，构建符合新时代需求的中医数字化健康保障模式，需要从政府政策和制度角度进行系统规划和部署。通过制定战略规划、完善法律法规、推动标准化建设、支持技术创新，可以有效推动中医药的数字化转型，提升中医药服务的质量和效率。这不仅有助于推动中医药的传承与发展，也将为全球健康治理贡献中国智慧。

三、小结与展望

本节我们详细探讨了中医健康保障模式的构建路径，涵盖了国家政策支持、技术标准制定、信息化平台建设，以及智能化技术应用等方面。这些举措为中医药在现代健康保障体系中的融入奠定了坚实基础，推动了中医药服务的制度化、规范化和可持续发展，具体总结如表5所示。

表5　传统中医健康保障模式和数字化健康保障模式的对比

对比项	传统中医健康保障模式	数字化健康保障模式
历史背景	起源于几千年前，基于"治未病"理念，形成了传统的预防、治疗、康复系统	借助现代信息技术与中医理论相结合，推动健康保障的现代化、智能化
政策框架	依赖国家政策和制度支持，如《中华人民共和国中医药法》保障中医地位，医保支持中医药服务	以数字化转型为核心，制定了《中医药发展战略规划纲要》支持信息化发展
医疗模式	强调个性化、辨证施治，服务方式局限于线下医疗	借助大数据、人工智能、物联网，实现在线诊疗、远程医疗与智能管理
优势	强调预防为主，成本低，副作用小，文化传承深厚	实现健康管理个性化、精准化，提升诊疗效率，推进数据共享并实现数据标准化
不足	缺乏现代科技支持，资源分配不均衡，偏远地区难以享受优质中医服务	数据隐私保护机制有待健全，标准统一性有待加强，传统中医与数字技术的融合面临较大挑战
未来发展趋势	逐步融入现代医学体系，需完善政策和法律保障	推进数字化、智能化、全球化发展，促进信息共享和服务的全球化覆盖
面临挑战	城乡资源差距大，中医资源不足，标准化难以落实	数据安全与隐私保护、技术融合、人才培养、国际合作需要进一步加强

　　随着数字化技术的进一步应用，中医健康保障模式的构建已进入加速发展阶段。与此同时，数字化转型也带来了许多新的机遇和挑战。信息化平台的构建、互联网服务模式的深入发展、智能化技术的全面应用以及中医的国际化发展，将成为未来的主要趋势。

　　借助全国范围内的中医信息化平台，数据的互联互通将得到实现。这不仅有助于提高中医服务的效率和质量，还将推动中医朝着标准化、智能化和全球化方向发展。然而，在推动这些进展的过程中，中医数字化面临着数据安全与隐私保护、技术标准的统一性、数字化技术与中医理论的融合，以及中医人才的数字化技能提升等方面的挑战。

为应对上述挑战，需要从多方面采取综合措施。首先，政府应完善相关法律法规，强化数据安全监管机制，保障患者隐私和数据安全（车雨诗和王艺桥，2021）。其次，应加快制定和推广中医数字化标准，确保各类信息系统的兼容性和协调性，促进数据共享和协同发展（Guo et al.，2019）。此外，应加强中医数字化人才培养，通过教育培训提升从业人员的信息技术能力，鼓励多学科交叉人才的培养，支撑中医数字化转型（Li et al.，2024）。最后，应积极推动产学研合作，促进科技创新成果在中医领域的转化和应用，提升整体服务水平。在此基础上，加强国际合作与交流也至关重要。政府可以通过与国际组织和其他国家的合作，推动中医数字化技术在全球的应用和推广（Lin et al.，2018）。这不仅有助于提升中医在国际卫生领域的影响力，推动中医数字化标准在国际上的广泛应用，还能进一步促进中医现代化和国际化进程。未来，中医数字化健康保障模式的成功实施，将依赖于政府在政策引导、法律保障、技术创新和人才培养等方面的持续努力。

中医数字化健康保障模式的建设是顺应时代发展的必然选择，具有提升医疗服务质量、促进中医现代化和国际化的重要意义。展望未来，这一模式将迎来更为广阔的发展空间，但只有通过有效应对当前面临的各种挑战，才能确保中医在新时代背景下的可持续发展。政府政策和制度的引导与支持在这一过程中至关重要，应持续加大投入和关注力度，推动中医数字化健康保障模式的持续健康发展。政策引导、技术创新、人才培养和国际合作将成为推动中医药数字化转型的四大支柱，通过各方的共同努力，中医将更好地发挥其独特优势，在全球健康领域贡献更多的中国智慧，为人类健康福祉作出更大贡献。

第六节　健康管理模式

在前一节中，我们深入探讨了中医健康保障模式，从国家政策和制度的角度阐述了如何通过政策支持和制度建设来保障中医在健康管理中的作用。这为我们理解中医在现代健康管理体系中的地位奠定了基础。然而，随着社会的发展和人民对健康需求的提升，传统中医健康管理方法在实践中逐渐显现出其局限性。因此，本节将进一步探讨中医健康管理模式的发展历程，首先，回顾传统的中医健康管理方法，分析其在现代社会中的应用及局限性；其次，探讨中医数字化健康管理模式的构建，借助现代数字化手段增强中医健康管理的精准性和有效性；最后，展望中医数字化健康管理模式的未来发展趋势，并提出可能面临的挑战，旨在为中医健康管理的未来发展提供新的思路和方向。

一、传统中医健康管理方法

中医健康管理是在中医整体观念和辨证论治的指导下，以维护人体身心健康为核心具有中医药特色的健康管理服务（陈锦明等，2019）。目前，国内中医健康管理模式主要以传统的中医辨证及治未病思想为导向，通过辨证论治、养生调理等手段来维护和促进健康。以下将详细阐述传统中医健康管理的主要方法。

（一）辨证论治

辨证论治是中医理论的核心，也是中医健康管理的基础。它通过对个体的具体症状、体质特点、病因病机等进行综合分析，制订个性化的健康管理方案。辨证论治的关键在于"辨证"，即通过望诊、闻诊、问诊、切诊这四诊，综合评估患者的病情或健康状态，再根据中医的理论体系（如阴阳五行、气血津液、脏腑经络等）进行辨证施治（宋逸杰等，2024）。这种方法不仅用于疾病的治疗，更广泛应用于健康状态的评估和调理，通过针对性的调理方案，实现预防疾病、增强体质的目标。此外，中医强调整体观念，认为人体是一个与外部环境紧密联系的有机整体，其内部各脏腑、经络、气血等要素在生理上相互关联、相互制约，共同维持着人体的生命活动（张华等，2007）。当人体受到外界致病因素的影响时，这些内部要素之间的平衡会被打破，从而导致疾病的产生。特别是在季节变化或流感季节等情况下，辨证论治可以帮助个体调整饮食和生活习惯，增强免疫力，避免疾病发生。通过早期干预和调理，辨证论治不仅有助于预防疾病，还能促进身体的自我修复，防止小病变成大病，最终实现整体健康。总之，辨证论治在中医健康管理中的应用，充分体现了中医的整体观念和个性化管理的独特优势。它不仅有助于预防疾病，还能够通过早期干预和调理，防止小病变成大病，促进身体的自我修复能力，最终实现整体健康的目标。

（二）治未病

治未病是中医预防医学的核心思想，旨在通过预防性措施防止疾病的发生，或在疾病尚未形成之前进行干预。治未病的概念包含了三个层次：未病先防、既病防变、瘥后防复。未病先防即在疾病尚未发生时，通过调节生活方式、饮食养生、情志调理等方式，防止疾病的发生；既病防变是指在疾病初起或病情较轻时，采取有效的干预措施，防止病情恶化；瘥后防复则是通过调养和康复，防止疾病的复发或转移（郝一丹等，2024）。在中医健康管理中，治未病不仅指身体健康的维持，还包括对精神和情志的调节（张雨涵，2024）。例如，面对现代生活中的高压力环境，中医提倡通过情志调养来预防因情志失调导致的疾病。中医认为，长期的情绪压抑或过度的情感波动，会导致气血失调，进而引发各种疾病。通过太极、冥想、针灸等方法，中医可以帮助个体调节情绪，平衡身心，以防止精神压力转化为身体疾病。此外，治未病还涉及季节性疾病的预防。例如，在冬季来临前，中医建议通过食疗和药膳来增强阳气，预防寒邪入侵。又如，在春季花粉症高发时，中医通过调理体质，增强身体的抗敏能力，帮助个体更好地应对季节性变化带来的健康挑战。通过这些方法，治未病不仅是中医的一种健康管理方式，更是一种生活方式的指导，它帮助人们在日常生活中维持健康，预防疾病的发生。

（三）中医养生

中医养生理论强调人与自然的和谐，主张遵循顺应四时、调和阴阳、起居有常、饮食调养等原则。中医养生方法包括节气养生、食疗养生、运动养生、精神养生等（徐正德，2010）。节气养生注重根据四季的变化调整生活方式，保持身体的阴阳平衡；食疗养生则通过合理饮食来维护健康，食物被视为药物的一种，可以调理脏腑功能，预防疾病；运动养生包括太极拳、气功等传统运动形式，强调动静结合，养气养神；精神养生则通过调节情志，保持心态平和，避免过度情绪波动对健康产生影响（王文姮，2021）。例如，在冬季，中医提倡"冬藏"，即减少户外活动，增加保暖，适当进补以养护阳气；而在春季，则提倡"春生"，增加户外活动，疏肝理气，顺应自然的生发之气。在饮食方面，中医养生强调食物的性味和归经，主张"药食同源"，通过合理搭配饮食来达到养生防病的目的（高健和倪红梅，2018）。例如，针对夏季的炎热，中医提倡食用清凉解暑的食物，如绿豆汤、苦瓜等，以实现清热解毒、消暑生津的功效。此外，中医养生还重视精神的调养。中医认为，情志失调是导致疾病的重要原因之一，因此，通过调节情绪、保持心态平和，可以有效预防疾病的发生。现代生活中，许多人因工作压力、生活节奏快而出现情绪波动，进而引发各种健康问题。中医通过推拿、针灸、冥想等方法，帮助人们舒缓压力，调整情绪，进而维护身心健康。

中医作为中华传统医学的重要组成部分，以其独特的整体观念、辨证论治及未病先防等理论和方法，在健康管理领域中一直发挥着重要作用。然而，随着现代社会的发展，传统中医健康管理模式在应对复杂多变的健康需求时，逐渐暴露出一些不足之处。首先，传统中医的健康干预主要以调理为主，缺乏具体、标准化的技术手段和量化指标，这使得中医在预防和管理复杂疾病时，难以提供系统、科学的支持（马欣欣等，2023）。尤其随着社会的发展和生活方式的变化，现代人面临的健康问题日益复杂，许多慢性病和生活方式疾病（如糖尿病、高血压、肥胖等）的早期预防和管理对传统中医的治未病方法构成了挑战。其次，传统中医健康评估方法依赖于医生的经验和主观判断，缺乏标准化的量化指标。这种评估方式的科学性和准确性受到质疑，尤其在面对现代复杂疾病（如心血管疾病或癌症）的早期诊断和预防时，传统方法常常显得力不从心。此外，缺乏统一、科学的标准来量化和评价中医干预效果，使得中医健康管理的效果难以准确评估，也限制了其与西医学评估标准的对比和在更大范围内的推广应用。最后，传统中医健康管理模式在信息化建设方面相对滞后，导致其管理效率较低、影响力有限（夏淑洁等，2019）。由于缺乏统一的信息化平台和数据共享机制，中医的许多经验和知识无法有效传递和应用，特别是在复杂的慢性病管理和大规模人群健康管理中，传统方法显得捉襟见肘。现代医疗越来越依赖大数据、人工智能和远程医疗等技术手段来提高服务效率，而中医在这方面的应用滞后，未能形成完整的信息化体系。这不仅限制了中医健康管理的效率，也使其难以与现代医疗系统有机结合，难以适应快节奏的生活和健康需求，进而限制了其推广和应用。

基于传统中医健康管理模式的上述局限性，引入现代科技手段，如大数据、人工智能和信息化系统，发展数字化健康管理模式显得尤为重要。数字化技术不仅能够弥补传统中医在个性化、标准化和信息化方面的不足，还能大幅提升健康管理的精准性和效率，推动中医健康管理模式的现代化转型，从而更好地满足现代社会的健康需求。接下来我们将探讨如何通过数字化手段构建和完善中医健康管理模式，以实现更高效、更全面的健康管理。

二、中医数字化健康管理模式的构建

数字化技术的迅速发展为中医健康管理模式的创新提供了强有力的支持。尤其是互联网、人工智能、大数据和物联网等技术的广泛应用，为中医健康管理的各个环节注入了新的活力。中医健康管理正朝着精准化、个性化、智能化和远程化方向发展。接下来将从"互联网+"中医健康管理模式、人工智能辅助的个性化健康管理模式、大数据驱动的健康预测与管理模式，以及物联网（Internet of Things，IoT）健康监测与管理模式等四个方面，探讨数字化技术如何推动中医健康管理模式的创新。

（一）互联网 + 中医健康管理模式

传统的中医健康管理模式往往受到时间和地域的限制，公众的认知和接受程度也不高，导致健康管理的效率低下，影响范围有限，难以实现资源共享（凌爱香等，2019）。随着互联网与传统行业的深度融合，"互联网+"中医健康管理模式将移动互联网、智能传感技术、云计算和大数据等先进的信息化技术与传统中医健康管理体系有效结合，提供个性化的生活方式指导、健康检查、心理咨询、预防保健等全方位服务（梁文娜等，2017），从而彻底打破了传统中医健康管理模式在时间和空间上的局限，构建起更为广泛和高效的基于互联网的中医健康管理模式。

"互联网+"中医健康管理模式通过搭建数字化平台，将患者、医生、药店、健康管理机构等资源整合到一个生态系统中，提供全方位、全周期的健康管理服务（朱丽红，2021）。这种模式的核心优势在于打破了传统中医健康管理的时间和空间限制，使得健康服务更加便捷和高效（陈丹丹，2021）。首先，互联网技术的发展，使得线上诊疗和远程咨询成为可能，这极大地方便了患者，尤其是慢性病患者和行动不便的老年人群体（马茜，2022）。这种线上健康管理服务使得患者可以随时随地获得专业的中医健康管理建议，不再受限于物理诊所的开放时间和地理位置。其次，通过互联网平台，患者可以实现一站式的健康管理服务，从健康咨询、诊断到获取治疗方案的都可以在线完成（陈锦明等，2020）。此外，"互联网＋"中医健康管理平台还能够实现个性化健康方案的推送。平台可以基于患者的健康数据，结合中医的体质辨识理论，为患者提供量身定制的健康管理方案（杭燕，2023）。例如，系统可以根据患者的体质特征和症状，推荐适合的中药调理方剂、养生食谱以及日常生活中的注意事项等。这种个性化服务不仅提高了健康管理的精准度，也增强了患者的依从性。最后，"互联网＋"中医健康管理模式还可以实现医生之间、医患之间、患者之间的信息共享和互动，形成一个开放的健康管理网络（沈玮玮等，2020）。患者可以通过平台与医生实时交流，获取个性化的健康指导；医生之间也可以通过平台分享病例和经验，进行学术讨论和交流，提升整体诊疗水平。而患者之间的互动社区则可以为患者提供互助支持，增强患者在健康管理过程中的积极性和参与感。

总的来说，"互联网＋"中医健康管理模式不仅提高了健康管理的效率和效果，还为中医的推广和普及开辟了广阔的空间。

（二）人工智能辅助的个性化健康管理模式

人工智能在中医个性化健康管理中的应用，首先体现在智能化的中医辨证与诊疗上（孙忠人等，2021）。AI系统可以快速分析患者的症状和体质特点，并根据中医的理论和经验，给出初步的辨证和治疗建议。例如，系统可以根据患者的脉象、舌象、面色等信息，结合其既往病史和当前症状，判断出患者的病因病机，进而推荐适宜的中药方剂或其他治疗手段。这种智能诊疗系统不仅提高了诊疗的效率，也在一定程度上缓解了中医师资源不足的问题，特别是在中医师匮乏的地区，智能系统可以为当地患者提供基本的健康管理服务。其次，人工智能还能够根据患者的实时健康数据，动态调整健康管理方案，确保干预措施的及时性和有效性（陆峰，2024）。例如，在季节变化时，系统可以根据气候特点和患者的体质特征，调整其饮食、生活作息等方面的建议，以适应环境的变化，预防疾病的发生。人工智能的介入，使得中医健康管理不仅更加精准，还能够实现动态的、实时的个性化调整，从而最大程度地满足患者的健康需求。最后，人工智能还推动了智能健康管理工具的开发与应用。基于 AI 技术的智能体质辨识系统，可以通过对患者的健康数据进行分析，识别其体质类型，提供个性化的健康指导（刘刚刚等，2024）。而 AI 中药配方推荐系统，则能够根据患者的病症、体质特点，自动生成合适的中药处方，帮助中医师在复杂的诊疗过程中提供辅助决策（王炜，2024）。这些智能工具的应用，不仅提高了中医健康管理的效率，还能为个性化健康管理提供科学依据。

（三）大数据驱动的健康预测与管理模式

大数据驱动的健康预测与管理模式，首先体现在健康风险的早期识别与预警上（范超燕，2020）。通过对患者的长期健康数据进行大数据分析，系统可以发现患者在某些特定环境下或在特定时间段内容易发生的健康问题。例如，通过对患者的饮食习惯、睡眠质量、日常活动等数据的分析，系统可以识别出其潜在的健康风险，并在风险因素出现之前发出预警，帮助患者及早采取预防措施。这种健康管理模式特别适用于慢性病患者的长期管理，能够有效预防疾病的发生和恶化。其次，大数据分析还能够帮助中医师更好地认识患者的体质特征和健康状况，从而制订更加精准的健康管理方案（任今方，2018）。例如，通过对大量类似患者的数据进行分析，系统可以发现某种中药方剂或治疗手段在某类体质患者中的效果，从而为更多患者提供科学、有效的健康管理建议。这种基于数据的精准健康管理，不仅提高了健康管理的效果，还能减少不必要的医疗支出（叶燕芬，2019）。最后，大数据技术还可以用于健康管理效果的长期追踪与优化（俞洁等，2017）。通过对健康管理过程中的数据进行长期跟踪和效果评估，系统可以不断优化健康管理方案，提高健康管理的效果。例如，系统可以根据患者的反馈数据，动态调整健康管理措施，确保干预效果的最大化。这种数据驱动的健康管理模式，使得健康管理变得更加科学和有效，有助于提高患者的健康水平和生活质量，为患者提供精准的健康管理方案。

（四）物联网健康监测与管理模式

物联网是指通过射频识别、红外感应器、全球定位系统、激光扫描器等信息传感设备，按照约定的协议，把任何物品与互联网连接起来，进行信息交换和通信，以实现智能化识别、定位、跟踪、监控和管理的一种网络（王羽等，2010）。物联网健康监测与管理模式首先体现在实时健康数据的采集与监测上（Sadoughi et al.，2020）。通过物联网设备，如智能手环、智能体重秤、血压计、血糖仪等，患者的生理指标可以实时采集并传输到云端。系统可以对这些数据进行实时分析，发现异常情况时，及时通知医生或患者，以便尽早采取干预措施（姜媛媛等，2014）。例如，智能手环可以监测患者的心率、睡眠质量等数据，系统可以根据这些数据，分析患者的健康状况，提供个性化的健康管理建议。对于一些高危患者，如心血管疾病患者，物联网设备的实时监测功能尤为重要，可以有效降低疾病突发的风险。其次，物联网技术还支持远程健康管理与干预（Dimitrov，2016）。通过远程医疗平台，医生可以实时获取患者的健康数据，并根据数据变化进行在线诊断和健康指导。这种远程健康管理模式特别适用于慢性病患者和老年人群，能够减少不必要的医院就诊次数，提高健康管理的效率和效果。例如，医生可以通过远程医疗平台，对患者的健康数据进行实时监测，发现问题时，及时调整治疗方案或给予健康建议，避免患者病情恶化。这种远程化的健康管理模式，不仅提高了患者的依从性，还能节省医疗资源，降低医疗成本。最后，物联网技术还可以实现健康数据的整合与共享，为个性化健康管理提供更多支持（Wang et al.，2018）。通过物联网平台，患者的家庭医生、中医师、营养师等可以共享同一数据平台，根据数据协同制订综合性的健康管理方案。例如，家庭医生可以根据患者的日常健康数据，结合中医师的诊疗意见，制订个性化的健康管理方案。而营养师则可以根据患者的饮食习惯和体质特点，提供科学的膳食指导。这种多学科协作的健康管理模式，能够为患者提供全方位的健康管理服务，提高健康管理的效果。

总之，物联网技术的发展，使得健康监测与管理变得更加便捷和智能化。

综上所述，数字化技术的发展为中医健康管理模式的创新提供了广阔的空间。"互联网+"中医健康管理模式、人工智能辅助的个性化健康管理模式、大数据驱动的健康预测与管理模式以及物联网健康监测与管理模式各有其优势，并在中医健康管理中扮演着重要的角色。这些模式的融合与应用，不仅能够提高中医健康管理的效率和效果，也为患者提供了更加精准和个性化的健康服务。未来，随着技术的进一步发展，中医健康管理模式将继续创新，为全民健康提供更加有力的保障。

三、小结与展望

本节我们探讨了中医数字化健康管理模式的构建路径。随着现代信息技术的迅猛发展，数字化技术为中医健康管理注入了新的活力。通过整合互联网、人工智能、大数据和物联网等技术，传统中医健康管理方法得以实现数字化和智能化转型，使健康服务变得更加便捷、高效和个性化。表6总结了传统中医健康管理方法与数字化健康管理模式的主要内容及其优缺点。

表 6　传统中医健康管理方法和数字化健康管理模式的对比

对比项	传统中医健康管理方法	数字化健康管理模式
核心内容	基于整体观念和辨证论治，强调个体化和治未病理念	利用互联网、大数据、人工智能和物联网等技术，提供精准化服务
健康管理方式	辨证论治、针灸推拿、养生调理、中药调理等	"互联网＋"中医健康管理模式、AI辅助健康管理、大数据预测、物联网监测等
优势	强调预防为主，成本较低，副作用少，文化积淀深厚	健康管理更精准，远程诊疗方便，数据实时监测，服务覆盖广泛
不足	缺乏标准化和量化指标，依赖经验，信息化建设滞后，无法应对复杂疾病	数据隐私风险，标准化不足，患者接受度有待提高，技术融合挑战大
适用人群	注重亚健康状态、慢性病预防和康复调理	提供更个性化的健康管理服务，适用于慢性病患者和老年人群
技术支持	依赖中医师的经验和主观判断	基于智能诊疗系统、健康数据采集分析和智能监测设备
未来发展趋势	逐渐与现代医疗结合，完善标准化和政策保障	智能化、个性化、全球化发展，推动信息共享和系统互联互通
面临挑战	标准化难以落实，资源分布不均衡，信息化滞后，难以应对复杂健康需求	数据安全、技术融合、标准化与患者依从性不足，伦理与法律问题

通过这种模式的构建，传统中医健康管理方法打破了时间和空间的限制，患者可以随时通过数字化平台获取中医健康管理服务，实现对个人健康的全

周期管理（王海菱和李峰，2024）。然而，随着数字化进程的推进，新的机遇和挑战也随之而来。在这一背景下，展望中医数字化健康管理模式的未来发展趋势，并分析其潜在的挑战显得尤为重要。

　　未来，中医数字化健康管理模式将进一步朝着个性化、精准化、智能化和全生命周期管理的方向发展。

　　尽管中医数字化健康管理模式展现出巨大的潜力，但其发展过程中面临诸多挑战。首先是技术与中医传统理念的有效融合问题。中医强调整体观和辨证论治，这种复杂的思维模式与现代数字化技术的逻辑分析方式存在差异，如何在保持中医核心理念的基础上，合理引入数字化技术，是一个亟待解决的问题。其次，数据安全与隐私保护问题是数字化健康管理发展中的重大挑战（苏尤丽等，2024）。随着健康数据的广泛采集和应用，如何在确保数据隐私的同时，实现数据的有效共享和利用，成了业界关注的焦点。此外，标准化与互操作性问题也阻碍了中医数字化健康管理模式的推广。由于中医诊疗的个性化特征，数据的采集和处理标准不统一，导致各类平台和设备之间的数据难以有效整合和共享（孟晓媛等，2023）。最后，伦理与法律问题也是中医数字化健康管理模式在推广过程中必须面对的挑战（李红岩等，2024）。随着人工智能和大数据技术的深入应用，健康管理中的决策越来越依赖于算法和数据分析，这引发了关于算法透明度、数据所有权、决策责任归属等一系列伦理和法律问题。

　　综上所述，中医数字化健康管理模式的构建和发展为中医现代化提供了新的路径，并在全球健康管理体系中展现出巨大的潜力。尽管面临技术融合、数据安全、标准化建设、伦理法律问题等多重挑战，但这些挑战并非不可克服。通过技术创新、政策支持、法律保障以及社会各方的共同努力，中医数字化健康管理模式将会在未来进一步发展壮大，为全球健康管理事业作出更大的贡献。

第七节　健康培训模式

　　在上一节中，我们探讨了中医数字化健康管理模式的构建，强调通过个性化调理和预防措施，实现全生命周期的健康管理。然而，这一模式的广泛应用，离不开对中医从业者的系统培训与教育。因此，从中医健康管理模式向中医健康培训模式的探索，成为普及中医治未病理念的必然步骤。尽管传统的中医健康培训模式具有深厚的文化基础，但在应对现代复杂的健康需求和技术变革时，仍然存在局限性。因此，运用数字化手段对传统培训模式进行创新升级，成为推进中医健康管理服务的必要举措。本节将围绕中医健康培训模式的构建展开讨论。首先回顾传统中医健康培训模式的特点与挑战；接着探讨中医数字化健康培训模式的实现；最后展望其未来发展趋势与挑战。

一、传统中医健康培训模式

中医学是中华文化的重要组成部分，历经数千年的发展，中医不仅在疾病预防与治疗方面积累了丰富的经验，还形成了一套独特的教育与培训模式。这些传统的教育方式，如师承教育、家传式教育和经典文本研读，不仅为中医人才的培养奠定了基础，也为中医理论的传承和发展提供了保障。然而，随着西医和科技的迅速发展，中医教育模式在面对新时代的挑战时，暴露出了一些局限性。这些局限性使得中医教育在规模、标准化、理论与实践的结合等方面均面临困境。因此，探讨传统中医健康培训模式的特点与不足，并引出构建数字化健康培训模式的必要性，具有重要的现实意义。接下来将首先介绍传统中医健康培训模式的主要特点，并深入分析其局限性，进而探讨数字化转型的必要性。

师承教育模式是中医健康培训模式的核心传统之一（高泉和杨建宇，2023）。这种模式强调"口传心授"，通过师傅将临床经验和理论知识直接传授给学生。学生在师傅的指导下，通过反复实践和临床观察，逐渐掌握中医的诊疗技术和理念（查里斯，2006）。具体而言，师傅在日常诊疗过程中，带领学生实地观察患者病情，指导其进行望、闻、问、切四诊，并解释症状之间的关联和辨证论治的原理。这种教育方式注重医术的实践性，使学生在实践中深入理解中医的哲学思想和诊疗方法（黄杰，2009），如辨证论治、阴阳五行理论和脏腑学说，最终掌握真实有效的治疗方法。在历史上，中医世家往往采用家传式的教育模式，将中医理论和临床经验代代相传（刘桂荣，1997）。这种模式的特点是将中医知识作为家族秘技，只有家族成员才能完全继承。家传式教育通常结合家族的医学典籍和祖传经验，具有高度的系统性和完整性。它保障了中医知识的连续性和独特性，但同时也限制了中医的普及和广泛传播。

在传统中医教育培训模式中，经典著作如《黄帝内经》《伤寒论》《金匮要略》等的研读也是一种重要的学习方式（刘芳，2010）。既涵盖中医的基础理论，也记录了对人体、疾病和治疗方法的系统性思考。这些经典文本要求学生具备良好的古文功底和深刻的理解能力，并在师父的指导下，将经典理论应用于临床实践中。这种研读方式重视理论的深入理解和反复记忆，强调理论与实践的有机结合，帮助学生在实践中掌握中医哲学和诊疗方法。此外，参加医学会和与同道交流也是重要的学习方式。通过定期参加医学会、拜访名医或同道交流，中医学生不仅可以分享和学习最新的医学成果和临床经验，还能接触到不同中医流派的实践技巧。这种交流不仅能够拓宽学生的视野，还可以促进不同中医流派之间的思想碰撞，推动中医理论的发展与丰富。医学会也为中医从业者提供了分享经验和讨论疑难杂症的平台，成为学生展示和提升自己的重要途径。

不难看出，传统师承教育和家传式教育培训模式本质上是一种"一对一"或"小范围"的教育模式。首先，这种模式的特点决定了其培养规模的局限性（黄杰，2009）。每位师父只能培养少数几名弟子，无法满足现代社会对中医健康服务日益增长的需求。此外，受到师资力量和时间的限制，难以大规模推广。随着社会对中医师的需求逐年增加，传统教育模式的培养规模局限性显得尤为突出，难以跟上当今医疗体系的快速发展。其次，传统中医教育培训模式通常以某一流派或家族为中心，学术交流的范围因此受到限制，导致中医学术思想和技术的传承局限于特定圈子内，难以广泛传播和普及（黄杰，2009）。这种封闭的教育模式不仅影响了中医理论和技术的创新性发展，甚至在某些情况下可能导致知识的固化与衰退，阻碍中医的全面进步。再次，师承教育和家传教育培训模式缺乏统一的教学标准和操作规范，导致教育质量参差不齐（吴鸿洲和程磐基，2000）。不同师父或家族的教授内容和方法差异较大，学生的学习质量往往依赖于师父的个人水平和教学方法，导致中医人才的整体素质不均衡。此外，传统中医教育通常依赖于师父的主观评价，缺乏客观的考核体系，进一步限制了中医的学术发展。随后，尽管传统中医教育重视实践，但在现代教育体系中，中医理论与临床实践的脱节问题仍然突出（徐工学，2014）。在一些中医院校中，学生花费大量时间学习中医经典理论，但由于缺乏足够的临床实践机会，导致毕业后难以将所学知识应用于实际诊疗。这种理论与实践的脱节现象不仅削弱了中医学生的临床能力，也影响了中医整体的医疗效果。最后，传统中医教育多依赖经验传授，缺乏现代科学的支持和系统性研究（吴鸿洲和程磐基，2000）。虽然经典文本中有丰富的理论和临床经验记载，但这些知识往往缺乏现代科学的验证和解释，导致中医在与西医的对话中处于不利地位。此外，传统中医教育较少涉及现代解剖学、生理学和病理学知识，这使得中医学生在面对西医学问题时，可能感到无所适从，无法与西医学形成有效的互补。

总之，传统中医健康培训模式虽然有其独特的优势，但也面临着诸多局限性。基于传统中医健康培训模式的上述局限性，如培养规模有限、学术交流受限、缺乏标准化、理论与实践脱节等，随着时代的发展和科技的进步，数字化健康培训模式的构建显得尤为必要。接下来，我们将探讨如何利用数字化技术构建中医健康培训模式，以应对当前教育模式的挑战并迎接未来的发展机遇，更好地服务于社会的健康需求。

二、中医数字化健康培训模式的构建

随着数字化技术的迅猛发展，现代教育领域发生了深刻变革，中医健康教育与培训也迎来了新的机遇与挑战。数字化技术的运用不仅能够提升中医教育的普及性与灵活性，还可以推动教学内容的标准化、规范化，实现理论与实践的深度融合，并促进个性化学习和智能教学的发展。以下将详细探讨数字化技术在中医健康教育与培训中的具体运用。

第一，在线学习平台的建设为中医健康教育与培训提供了更为灵活和高效的学习环境（Su et al.，2021）。在线学习平台是中医数字化培训的重要载体，通过构建完善的在线学习平台，学习者可以随时随地访问教学资源，自主安排学习进度，打破了传统课堂在时间和空间上的限制。这些平台通常包括视频课程、电子教材、在线测试等资源，学习者可以根据自己的学习进度和需求，自主选择学习内容。这不仅提高了学习的灵活性，还为学习者提供了个性化的学习体验（Li et al.，2021）。在线学习平台不仅是知识传递的工具，也是师生互动的重要平台。通过在线讨论区、实时问答和视频会议等功能，学习者可以随时向教师提问，参与讨论，增加学习的互动性和参与感（Zhou et al., 2022）。此类互动功能有助于学生深入理解中医理论，同时也能促进师生之间的交流和反馈，提升整体学习体验。此外，中医教育正在逐步走向国际化，通过在线学习平台，可以轻松实现多语言教学和跨文化教育（佟晓英等，2019）。通过提供多语言版本的课程和教材，在线平台可以将中医知识传播到全球不同地区，帮助不同语言和文化背景的学习者掌握中医知识。与此同时，这种平台还可以为外国学习者提供量身定制的课程，帮助他们更好地理解中医药文化和理论，从而扩大中医健康教育与培训的全球影响力。

第二，虚拟现实（VR）与增强现实（AR）技术为中医健康教育与培训带来了沉浸式的学习体验，特别是在构建虚拟临床场景方面发挥了重要作用（Xu et al., 2021）。在传统的中医教育中，临床实践机会有限，学生往往难以全面接触到真实的病例和诊疗过程。通过 VR 技术，学生可以进入虚拟的中医诊疗场景，模拟临床诊断和治疗过程（Liang et al., 2021）。例如，学生可以在虚拟环境中观察患者的脉象、舌象等，进行望、闻、问、切四诊的模拟操作，从而提高他们的临床技能。这种沉浸式的体验，使学生能够更直观地理解中医理论，并将其应用于实际诊疗中。增强现实技术在中医教育与培训中提供了实时的教学辅助（Li'na et al., 2024）。通过 AR 眼镜或移动设备，学生可以在学习过程中看到虚拟的经络图、穴位分布图等信息，与实际人体模型或患者进行对照学习。这种技术不仅使学生能够更直观地理解和记忆复杂的中医知识，还能在临床实践中实时提供指导，帮助学生更准确地进行诊断和治疗操作。此外，VR 和 AR 技术还可以用于中医技能训练与评估（Gan et al., 2023）。例如，在针灸教学中，学生可以使用 AR 技术模拟针刺的深度和角度，通过虚拟反馈了解操作的准确性。这样，学生在进入实际临床之前，可以在虚拟环境中反复练习，确保操作的熟练度和安全性（Shi, 2014）。这种基于数字技术的技能训练与评估方式，能够显著提升学生的实践能力，为他们将来在临床中的应用打下坚实基础。

第三，大数据与人工智能（AI）技术在健康教育与培训中的应用，为学生提供了个性化学习路径和智能教学辅助。大数据和人工智能技术能够通过对学生学习行为的数据分析，了解每个学生的学习习惯、理解能力和进度，从而生成个性化的学习计划（Haipeng et al., 2021）。例如，对于在脉诊学习中表现较弱的学生，系统可以推荐更多相关的学习资源和练习，帮助他们巩固知识。这种个性化的学习路径，有助于学生根据自己的情况调整学习节奏，提升学习效果。人工智能技术还可以模拟中医师的诊疗思维，帮助学生理解复杂的诊断过程。通过 AI 驱动的智能诊断系统，学生可以输入患者的症状和病历，系统会根据中医理论进行分析，并给出可能的诊断结果和治疗建议。学生可以通过与系统的互动，学习如何进行辨证论治，提高诊疗思维能力。此外，人工智能技术系统还能对学生的诊断过程进行分析，提供反馈，帮助学生发现问题并加以改进（Yaping et al.，2023）。在中医教育与培训中，教师往往需要花费大量时间批改学生的作业和测试。人工智能技术可以通过自动化的方式对学生的作业进行批改，尤其是在选择题、填空题等结构化题型上，AI 系统可以迅速给出评分并提供详细的解析。对于非结构化的问题或临床病例分析，AI 系统也可以根据预设的标准进行初步评估，减少教师的工作量，同时确保评估的公平性和一致性。

第四，远程诊疗与教学技术在中医健康教育与培训中的应用，打破了传统课堂的地理限制，使得中医健康教育与培训可以跨越空间，连接全球的教师和学生（Fong et al.，2020）。远程医疗技术不仅服务于临床，还可以在中医健康教育与培训中发挥重要作用。通过远程医疗平台，学生可以观看和参与到真实的中医诊疗过程，学习名医如何进行诊断和治疗。这种实景教学模式，使学生即使不在现场也能获得宝贵的实践经验。此外，教师还可以通过远程医疗平台，实时指导学生的临床实践，提供即时反馈和建议。这种跨地域的师生互动，不仅拓宽了学生的学术视野，还为他们提供了接触国内外中医名师的机会，极大地提升了教育资源的共享度（Kim and Zuckerman，2019）。对于已经毕业的中医从业者，远程教育平台也提供了继续教育和职业培训的机会。通过在线课程和远程研讨会，临床医生可以持续更新自己的知识，学习最新的中医理论和技术。尤其是对于偏远地区的中医师，远程教育平台使他们能够跟上学术发展的步伐，提升自身的专业水平（Kamsu-Foguem and Foguem，2014）。远程教育平台还为中医从业者提供了职业发展支持，使他们能够通过在线平台获取认证和晋升机会，从而更好地规划职业生涯。

第五，多媒体资源在中医健康教育与培训中的应用，为传统教学模式注入了新的活力。通过动画和视频，复杂的中医理论和操作步骤可以更生动、直观地展现给学生（Wu et al.，2022）。例如，中医的脏腑理论、经络学说、针灸操作等内容，可以通过 3D 动画详细展示，使学生更容易理解和记忆。这种多媒体教学资源不仅适用于课堂教学，还可以作为课后复习的辅助材料，帮助学生巩固所学内容（Chang et al., 2020）。交互式学习通过结合文本、图片、音频和视频等多种媒体形式，提供了一种集成化的学习体验。学生可以通过点击、拖动等交互操作，探索中医知识的各个方面（Lua and Khairuzzaman, 2014）。例如，在学习中药知识时，学生可以点击不同的中药材，查看其详细介绍、功效及适应证，甚至模拟药材的配伍和应用。交互式学习模块能够增强学生的学习参与感，提升学习效果。为了帮助学生及时检测学习效果，多媒体学习平台通常配备在线测评和反馈系统。学生可以在完成学习模块后进行自我测试，系统会自动评估他们的表现，并提供详细的反馈和建议。通过这种在线测评，学生能够明确自己的学习进展和薄弱环节，进行有针对性的强化学习。这种实时反馈机制，能够有效提高学习效率，帮助学生更好地掌握中医知识。

综上所述，数字化技术在中医健康教育与培训中的运用，为传统教育模式注入了新的活力。通过在线学习平台、虚拟现实与增强现实技术、大数据与人工智能、远程诊疗与教学以及多媒体资源的开发与应用，中医健康教育与培训不仅突破了传统的时间和空间限制，还提升了教学的互动性、灵活性和个性化程度，为中医教育的未来发展开辟了广阔的空间。

三、小结与展望

中医健康培训模式正处于从传统向现代转型的关键时期，数字化和智能化技术的引入为中医教育带来了新的机遇与挑战。如表 7 所示，传统中医培训模式和数字化培训模式各自具有独特的优势与不足。

表 7　传统中医健康培训模式和数字化健康培训模式的对比

对比项	传统中医健康培训模式	数字化健康培训模式
主要特点	师承教育，口传心授 家传式教育，代际相传 经典文本研读为主	在线学习平台 虚拟现实 / 增强现实技术 大数据和人工智能辅助学习 远程诊疗与教学

对比项	传统中医健康培训模式	数字化健康培训模式
优势	强调个性化指导，实践经验丰富 注重临床实践，培养实际操作能力 注重中医哲学传承	打破时间与地域限制，学习资源广泛 标准化教学，学习内容更加统一 提供个性化、智能化学习
不足	培养规模有限，难以普及 教学质量不均衡，依赖师傅个人经验 缺乏标准化和客观评估体系	需要强大的技术基础，部分地区不具备 交互性和实践性不足 存在数据隐私和安全问题

正如表 7 中所展示的，传统中医健康培训模式在个性化指导和实践经验传授上具有明显优势，但其局限性在于难以普及和实现标准化。相反，数字化培训模式通过先进的技术手段大幅提升了学习的灵活性和适应性，但同时也面临着技术依赖和数据安全等问题。因此，随着数字化进程的不断推进，展望未来的中医数字化健康培训模式，我们将进一步探讨其发展趋势和可能遇到的挑战，并提出相应的对策。

展望未来，中医健康培训模式将进一步向全球化、智能化和数据驱动的方向发展。随着中医在国际上的影响力不断扩大，未来的中医教育不仅将通过全球化的在线平台走向国际化，还将通过虚拟现实、增强现实和人工智能技术实现个性化学习和智能教学，满足不同文化背景学生的需求（Yaping et al.，2023）。

尽管中医数字化健康培训模式展现出了广阔的发展前景，但在其发展过程中依然面临着多重挑战。首先是技术方面的挑战。虽然数字化技术不断进步，但中医的独特性和复杂性使得数字化过程中面临诸多技术困难（Yaping et al.，2023）。此外，当前的数字化培训平台在交互性和实践性方面仍存在不足，如何通过技术手段弥补这些不足，也是一个亟待解决的问题（He et al.，2021）。其次是管理和政策方面的挑战。中医数字化培训模式的推广需要强有力的政策支持和管理规范。然而，当前中医数字化教育领域缺乏统一的标准和规范，各类平台和课程的质量参差不齐，难以确保培训的公正性和一致性。再次是实践应用方面的挑战。中医数字化健康培训模式虽然在理论和技术上得到了广泛的认可，但在实际应用中仍面临诸多挑战。最后是文化和认知方面的挑战。中医作为中国传统文化的重要组成部分，其理论体系和思维方式与西医有着显著的差异。在推进中医数字化培训模式的过程中，如何处理好传统与现代、东方与西方的关系，如何在保持中医特色的同时，充分利用现代科技手段，是一个需要深思熟虑的问题。

综上所述，中医数字化健康培训模式的构建与发展，既是时代发展的必然选择，也是中医传承与创新的重要途径。尽管面临技术、管理、实践和文化等多方面的挑战，但中医数字化健康培训模式仍有着巨大的潜力和广阔的发展前景。通过不断的技术创新和政策支持，中医数字化健康培训模式有望成为未来中医教育的重要组成部分，为中医的现代化和国际化发展提供强有力的支持（涂雪峰，2006）。

第八节 健康推广模式

在上一节中，我们探讨了中医数字化健康培训模式的构建，重点在于为中医从业者传授健康知识和培养专业技能。通过系统化的教育与培训，这一模式旨在提升中医从业者的专业素养与实践能力，从而更好地服务于中医治未病的理念。然而，健康培训的最终目标不仅在于培养知识的传播者，更在于激发全社会对中医健康管理的积极主动参与。健康推广因此成了一个至关重要的环节，它不仅承载着知识的传播，更肩负着推动健康理念深入人心的使命。在本节中，我们将围绕中医健康推广模式的演变与创新展开探讨，首先回顾传统中医健康推广方式，然后探讨如何利用数字化技术构建现代中医健康推广模式，最后展望其未来发展前景与潜在挑战，以期为中医治未病理念的广泛普及与有效推广提供更为系统化的解决路径。

一、传统中医健康推广模式

随着中医治未病理念的不断深入人心，健康推广在推动这一理念的广泛应用中扮演了不可或缺的角色。在传统中医健康推广模式中，中医药文化和健康理念通过多种方式进行传播，为公众提供了丰富的健康知识与养生指导。

然而，随着社会的变迁和技术的进步，传统模式在效率、覆盖范围以及互动性等方面的局限性也逐渐显现出来。因此，接下来，我们将首先探讨传统的中医健康推广模式，分析其优势与局限，为后续讨论数字化健康推广模式的构建奠定基础。

在传统中医健康推广模式中，推广方式和渠道多种多样。首先，中医馆和讲座是传统中医健康推广的重要形式。在古代社会，中医馆不仅是医生行医的场所，同时也是中医健康知识传播的中心。医生通过在中医馆内定期举办讲座，向公众介绍中医的基本原理、常见疾病的防治方法以及养生之道。这种面对面的健康知识传播方式，不仅增强了公众对中医药的理解与信任，也促进了中医药的广泛应用（苗凤花，2016）。庙会则是另一种重要的推广渠道。庙会在古代社会中具有重要的社交和文化功能，尤其是在节庆期间，庙会汇聚了大量的民众。中医师在庙会上通过设摊义诊、简短讲道等方式，将中医药的健康理念传播给广大群众。这种推广方式由于其接地气、互动性强而受到民众的欢迎。庙会不仅为中医健康推广提供了一个有效的平台，也在一定程度上推动了中医药文化的传播（李志莹，2021）。其次，家庭传承和社区活动也是中医健康推广的重要形式。家庭传承在中国古代社会中占有特殊的地位，许多家庭都有自己独特的中医养生传统，这些传统通过家族内部的口传心授代际相传，形成了独特的家族养生文化（Hsu，1999）。家庭中的长者通常扮演着健康知识传播者的角色，他们将中医药的养生保健知识传授给下一代，使得中医健康理念得以延续。此外，社区活动如节庆、祈福仪式等，也为中医健康推广提供了平台。在这些活动中，中医师通过实际操作和面对面的讲解，将中医健康知识传达给社区成员，进一步增强了推广效果（李法刚，2010）。最后，书籍和文献传播也是中医健康推广的重要载体（张焱等，2019）。印刷术的发展使得中医典籍得以广泛流传，许多中医书籍不仅在专业领域流行，也通过通俗化的解读形式进入普通大众的日常生活。这些书籍记录了中医药的理论和实践经验，同时也包含了大量的养生保健知识，成为人们日常生活中不可或缺的健康指南。例如，《本草纲目》《黄帝内经》等经典著作，不仅为中医从业者提供了宝贵的知识资源，也通过普及性读物的形式，使得普通民众能够更好地理解和应用中医健康知识（Hsu，1999）。除此之外，在中国的广袤农村地区，地方医药和民间疗法也是中医健康推广的重要形式。许多民间医生通过行医问诊、手抄药方等方式，将中医药的健康理念传播到农村基层。这种方式虽然传播范围相对有限，但在一定程度上满足了农村地区的健康需求，特别是在医疗资源匮乏的情况下，地方医药和民间疗法的推广为农村地区的健康保障提供了重要的支持。在这种模式下，中医健康推广主要依赖于地方的资源和人力，具有很强的地方特色（林伊利等，2024）。

传统中医健康推广模式在历史发展过程中展现出了许多独特的优势。首先，传统中医健康推广模式依托于中华民族深厚的文化底蕴，具有广泛的社会认同感。这种文化背景使得中医健康推广在历史长河中得以传承和延续，成为民众生活中不可或缺的一部分。中医药作为中国传统文化的重要组成部分，其健康推广模式不仅是健康知识的传播，更是文化传承的重要途径。其次，传统中医健康推广模式方式多样且灵活。通过中医馆讲座、庙会义诊、家庭传承等多种形式，中医健康知识得以在不同社会群体中传播，并能够根据具体情况灵活调整推广方式。这种灵活性使得中医健康推广能够适应不同的社会环境和文化背景，满足不同人群的健康需求。最后，传统中医健康推广模式贴近生活，易于接受。推广内容通常是简单易懂、实用性强的健康知识和养生方法，这种贴近生活的推广方式使得中医健康理念更易为公众所接受和采纳。然而，随着社会的进步和科技的发展，传统中医健康推广模式也暴露出了一些局限性。首先是覆盖面有限（陈继祥和张一春，2019）。传统的中医健康推广模式主要依赖于中医馆、庙会和社区活动等线下渠道，传播范围相对有限，难以在短时间内覆盖广泛的受众。同时，推广效果也受限于具体的地理位置和资源条件，难以实现全面推广。其次是推广效率低下。传统推广方式依赖于口耳相传和书籍传播（刘莹莹和吴宪，2020），这种方式虽然可以形成较强的文化认同感，但在推广速度和效率上较为滞后。尤其是在信息技术迅速发展的今天，这种效率低下的推广方式已经无法满足现代社会的需求。此外，传统中医健康推广模式缺乏有效的互动机制，推广者与受众之间的沟通往往是单向的，难以形成有效的反馈和互动（蒙均敏等，2023）。这种缺乏互动的推广方式在信息时代显得尤为不足，无法充分调动公众的参与热情和积极性。最后，传统中医健康推广模式主要依靠人力和有限的技术手段，缺乏现代科技的支持（张珺等，2016）。在推广过程中，难以实现精准推广、个性化服务和数据驱动的健康管理。这种技术手段的单一性使得传统模式在应对复杂健康需求时显得力不从心。

综上所述，传统中医健康推广模式凭借其深厚的文化基础和多样的推广方式，在历史上发挥了重要作用。然而，随着社会的发展和科技的进步，这一模式在覆盖面、推广效率、互动性和技术手段等方面逐渐暴露出局限性，难以满足当今社会日益增长的健康需求。因此，为了应对这些挑战，探索并构建更为高效、广泛和互动的中医数字化健康推广模式已成为必然趋势。接下来，我们将深入探讨如何利用数字化技术构建中医健康推广模式，以更好地适应现代社会的健康需求。

二、中医数字化健康推广模式的构建

在数字化时代，中医健康推广模式的构建面临着新的挑战和机遇。结合现代技术与中医传统文化，不仅是中医药文化传播的时代需求，更是提升其国际影响力的重要举措。接下来我们将从多个角度详细探讨如何利用数字化技术，构建一个全方位、多层次的中医健康推广模式，在全球范围内实现中医健康理念的广泛普及和应用，推动中医药文化的现代化发展。

首先，数字化健康教育与知识普及是中医健康推广的基础。线上教育平台是中医健康知识普及的重要载体之一。通过构建线上教育平台，利用互联网的广泛覆盖和便捷性，将中医的基本理论、诊疗方法、养生保健知识等内容，以模块化、系统化的方式呈现给公众（张四红等，2017）。此外，平台还可以与中医专家合作，定期举办线上直播课程或讲堂，提供专业的健康咨询服务，增强用户的参与感和信任感（井晓宁和白华，2021）。线上教育平台不仅可以提供视频课程、在线讲座等学习资源，还可以结合虚拟现实技术和增强现实技术，模拟中医诊疗的实际场景，帮助用户更直观地理解和掌握中医理论与实践（Liang et al.，2021）。另外，为了推动中医药文化的国际化传播，线上教育平台应提供多语言支持。针对不同国家和地区的受众，开发相应的课程内容，使中医健康理念能够跨越语言和文化的障碍，在全球范围内得到传播和应用（李思乐和孙喆，2023）。

其次，新媒体与虚拟技术也是实现中医数字化健康推广的重要途径。现代信息技术的发展为中医药文化的传播提供了多样化的渠道，传统的书籍、电视等媒介虽然仍具有一定影响力，但无法满足当代受众尤其是年轻群体对互动性、即时性和趣味性的需求。因此，中医健康推广应利用新媒体平台、短视频、虚拟现实等技术手段，实现中医健康理念的多维立体传播，扩大其影响范围（黄楚新和张迪，2024）。其中，社交媒体和短视频平台是现代信息传播的重要工具，具有传播速度快、覆盖面广、互动性强等特点。中医健康推广可以通过这些平台发布图文并茂的健康知识科普内容，或者制作简短而有趣的中医养生视频，吸引更多用户的关注（蒙均敏等，2023）。此外，虚拟现实（VR）和增强现实（AR）技术在中医数字化健康推广模式的构建中发挥着至关重要的作用。这些沉浸式技术通过图像、影像、音乐等多感官信息，极大地增强了中医药文化的传播效果，使受众能够以更直观、更生动的方式感受中医的精髓。在沉浸式中医药文化环境中，受众能够超越现实与物理环境的限制，通过裸眼 3D 等技术实时观察中药的属性与特征，从而大幅提升了文化体验的深度与互动性（张梦露，2023）。另外，中医健康推广还可以采用多媒体融合的传播策略，结合传统媒体与新媒体的优势，实现信息的全方位覆盖（刘新鸥等，2016）。例如，可以通过与电视台合作，制作中医健康专题节目，邀请知名中医专家解读健康热点问题，同时在社交媒体平台进行同步直播和互动讨论，增强节目的传播效果（井晓宁和白华，2021）。

再次，大数据和人工智能也是实现中医数字化健康推广模式的重要驱动力。一方面，大数据技术可以帮助中医健康推广实现个性化的健康管理。通过可穿戴设备和智能健康监测仪器，实时采集用户的健康数据，如心率、血压、血糖、睡眠质量等。这些数据通过云端平台进行存储和分析，为中医师提供更全面的用户健康档案。结合中医的辨证施治理论，分析结果可以生成个性化的调理方案，精准地推荐适合用户的中药方剂、食疗方案或健康管理建议（Wang and Guo，2023），推动中医健康管理从传统"经验诊疗"向"数据驱动"转型，进而提升中医健康服务的科学性和用户信任感。另一方面，人工智能技术通过智能化的诊疗系统，能够进一步提高中医健康推广的效率和效果（文杭等，2021）。人工智能诊疗系统可以模拟中医师的诊断思维，结合用户健康数据，自动生成中医诊断和治疗方案，并通过机器学习不断优化诊疗模型，提高诊断的准确性和治疗方案的有效性。这种智能化的健康管理方式，不仅能够为用户提供便捷的健康服务体验，还能够减轻中医师的工作负担，提升整体的服务效率（林宏远等，2024）。此外，大数据与人工智能的结合，还能够实现中医健康推广的精准营销。通过分析用户的健康数据和行为习惯，推广机构可以精准定位目标人群，制订个性化的健康推广策略。例如，基于用户的健康数据，系统可以推送个性化的中医养生内容、推荐适合的健康产品或服务，提高推广的精准度和用户参与度（Gao et al.，2020）。这种数据驱动的精准营销方式，使得中医健康推广能够更有效地触达目标受众，扩大影响力。总之，大数据和人工智能技术通过个性化健康管理、智能化诊疗系统和精准营销策略，驱动中医数字化健康推广模式的高效实现，为中医药文化的现代化传播和应用提供了强有力的技术支撑。

此外，"互联网+"驱动的线上线下融合模式也是实现中医数字化健康推广的重要途径之一（蒙均敏等，2023）。通过互联网平台，用户可以在线上获取中医健康信息，进行健康咨询和诊疗预约，同时在线下享受专业的中医诊疗和健康调理服务，进一步提升中医健康服务的便捷性和可及性。线上健康咨询与预约服务是中医数字化健康推广的重要组成部分。通过健康管理平台或移动应用，用户可以随时随地向中医专家咨询健康问题，获取专业的健康建议（王露凝，2018）。例如，对于日常的小病小痛，用户可以通过线上咨询，获得中医的初步诊断和调理建议，避免到医院排队就诊的麻烦。同时，用户还可以通过平台预约线下的中医诊疗服务，选择合适的时间和地点进行治疗，进一步提高中医健康服务的便捷性。中医养生体验与健康旅游是线上线下融合的另一种形式（赵秋晗，2017）。通过互联网平台，用户可以在线选择和预订中医养生体验项目或健康旅游线路，例如，参加中医药膳制作课程、体验传统的中医推拿按摩、参观中药材种植基地等。在线下，用户可以在专业中医师的指导下，亲身体验中医服务，进一步了解中医药文化的深厚内涵。这种线上线下融合的模式，不仅能够增强用户对中医养生的直观感受，也可以通过实践活动加深他们对中医健康管理理念的理解和认同。此外，健康旅游还能促进中医药文化与地方特色资源的结合，通过参观中医药文化遗址、参与中医药文化节庆活动等，提升中医药文化的传播深度和广度

（黄凯等，2016）。

最后，专业化中医药文化传播机构的建设是实现中医数字化健康推广的重要保障。为了确保中医健康推广的科学性和系统性，建立专业化的中医药文化传播机构是必要的（谢世平和程传浩，2011）。这些机构负责中医健康内容的创作、审核与推广，通过数字化手段实现中医药文化的现代化传播。通过整合中医药界的资源，这些机构可以制定统一的传播标准，开发高质量的中医健康内容，确保推广内容的科学性和准确性。中医药文化传播机构的建设不仅限于内容创作，还应包括专业人才的培养。通过与中医药高校和科研机构的合作，可以培养一批既懂中医理论，又掌握数字化技术的复合型人才（曾雪和谭秀敏，2024）。这些人才不仅能够进行中医健康内容的创作和传播，还能够利用现代信息技术，实现中医健康服务的数字化转型。例如，通过设立中医药文化传播学科，培养专门的中医传播学者，推动中医健康推广的理论研究和实践应用。此外，专业化的中医药文化传播机构还可以通过与政府、医院、高校和企业的合作，形成一个综合性的推广网络，确保中医健康推广的广泛覆盖和深远影响（逄世丽等，2023）。通过这种全方位、多层次的推广模式，中医健康理念将能够更加广泛、深入地融入现代社会，惠及更多人的健康生活。

综上所述，中医数字化健康推广模式通过全面整合现代数字化技术和中医传统文化，实现了全方位、多层次的传播和应用。通过数字化健康教育、新媒体与虚拟技术的多维传播、大数据与人工智能的精准管理以及"互联网＋"驱动的线上线下融合模式，中医健康理念得以更高效地传播与实践。

三、小结与展望

中医健康推广模式正在经历从传统向数字化的转变。在传统模式中，推广依赖于面对面的互动和线下活动，虽然具有深厚的文化底蕴和灵活性，但在覆盖面和推广效率上存在局限。而数字化模式的引入，通过技术手段大幅提升了中医健康理念的传播速度和覆盖范围。通过表8的对比，我们可以更清晰地理解这两种模式的特点及各自的优缺点。

表 8　传统中医健康推广模式和数字化健康推广模式的对比

对比项	传统中医健康推广模式	数字化健康推广模式
推广方式	中医馆讲座、庙会义诊、家庭传承、社区活动、书籍文献传播	在线平台、社交媒体、短视频、新媒体、多语言支持的国际化平台、虚拟现实（VR）与增强现实（AR）
覆盖范围	覆盖范围有限，依赖线下场所和特定时间	覆盖广泛，全球受众均可参与，通过互联网、社交媒体等实现全天候传播
互动性	互动性弱，主要依赖面对面的单向传播	互动性强，实时反馈，社交媒体、虚拟现实技术增强受众的参与感
推广效率	效率较低，依赖线下人力与口耳相传，传播速度慢	推广效率高，借助自动化平台、大数据分析，内容传播速度快，精准触达目标受众
技术支持	依赖有限的技术，推广形式相对单一	借助人工智能、VR/AR、物联网等技术手段，实现个性化的健康管理和互动传播，提升推广的科技感与效果
推广内容	主要依赖传统中医药文化和治未病理念，内容较为基础	推广内容多样化，结合现代健康理念，定制个性化方案，内容形式丰富（视频、图文、互动等），具备更多创新形式
优势	依托深厚的中医药文化基础，贴近生活，灵活多样	覆盖广泛、互动性强、推广效率高，个性化服务，数据驱动下实现精准推广
不足	覆盖范围有限、互动性不足、推广效率低、缺乏现代科技支持	需要解决技术整合难题，攻克中医理论与现代科技的融合难关，推进标准化建设，应对数据隐私保护的挑战

如表 8 所示，中医健康推广模式正处于从传统向现代转型的关键时期。中医数字化健康推广模式已经成为数字化时代的必然发展趋势，通过深度融合现代数字化技术与传统中医药文化，展现出巨大的潜力。

展望未来，中医数字化健康推广模式将随着科技的进一步发展而持续演进，并将更加深入地融入全球健康管理体系。

然而，中医数字化健康推广模式在发展过程中也面临着诸多挑战。首先，技术与中医理论的深度融合仍然是一个复杂的过程。中医的理论体系复杂而庞大，涉及阴阳五行、脏腑经络、辨证论治等多个层面，这些概念抽象且难以量化。在将中医理论数字化的过程中，如何将这些复杂的理论转化为可计算、可分析的数据模型，是一大技术难题。其次，中医数字化内容的标准化问题亟待解决（张梦露，2023）。中医理论在不同的地区和学派中存在一定的差异，如何在数字化推广中确保内容的一致性和科学性至关重要。此外，数据隐私与安全问题在大数据和人工智能应用中尤为突出。中医数字化健康推广过程中，需要收集和处理大量的个人健康数据，这些数据往往涉及个人的敏感信息。如果数据保护措施不当，可能导致隐私泄露，损害用户的权益。最后，数字鸿沟问题也值得关注。虽然数字化技术为中医推广提供了新的机会，但技术的普及程度在全球范围内存在显著差异。特别是在发展中国家和偏远地区，互联网接入不稳定、设备落后、技术应用不足等问题，可能限制这些地区对中医数字化健康服务的获取（李鸿宴，2023）。

总体而言，中医数字化健康推广模式展现出广阔的发展前景，已成为中医药文化现代化传播的核心力量。通过持续的技术创新和规范化管理，中医数字化健康推广模式将能够进一步推动中医药文化在全球范围内的普及应用，为全球健康管理注入新的动力。未来，中医数字化健康推广模式不仅将在中国得到更深入的发展，也将走向全球，为更多人群提供独特而有效的健康管理服务，实现中医药文化的现代化传承与国际化发展。

参考文献

[1] 曾亮，弓少康，董晓薇，等.虚拟现实技术在中医经络教学的应用 [J].中国中医药现代远程教育，2023, 21(23): 29–31.

[2] 曾雪，谭秀敏.互联网时代中医药文化传播的思考 [J].中国中医药现代远程教育，2024, 22(6): 181–183.

[3] 查里斯.21 世纪的中医教育模式 [C].2006 国际传统医药创新与发展态势论坛论文集，2006:3.

[4] 车雨诗，王艺桥.区块链技术在中医药数据管理中的应用 [J].特区经济，2021,(10): 101–105.

[5] 陈媛，郑于林，李晓红.关于中医诊断学闻诊的源流考与实际运用的探索 [J].中国中医药现代远程教育，2022, 20(15): 55–57.

[6] 陈丹丹."互联网＋"智慧中医健康管理模式的思考 [J].中医药管理杂志，

2021, 29(14): 190–192.

[7] 陈继祥, 张一春 . "互联网 +" 视阈下中医药文化传播路径研究 [J]. 北京印刷学院学报 , 2019, 27(3): 11–14.

[8] 陈锦明, 雷黄伟, 林雪娟, 等 . "互联网 +" 中医健康管理模式的服务现状与对策研究 [J]. 福建中医药 , 2020, 51(5): 62–63, 70.

[9] 陈锦明, 刘瑞芳, 王维斌, 等 . 中医健康管理原则的探讨 [J]. 福建中医药 , 2019, 50(4): 43–45.

[10] 陈侣华 . 端午习俗与中医养生 [J]. 文物鉴定与鉴赏 , 2019(8): 42–43.

[11] 陈少敏, 胡伟菊, 吴群 . 中医促进我国社区健康教育发展探讨 [J]. 中国中医药现代远程教育 , 2020, 18(5): 145–147.

[12] 程德生, 万晶, 宋国彩, 等 . 中医药大数据云服务平台的医疗数据安全隐私保护设计 [J]. 网络安全技术与应用 , 2021(2): 122–124.

[13] 杜加辉, 武东霞, 王瑛 . 新时代中医药发展的机遇、挑战及对策 [J]. 卫生经济研究 , 2019, 36(6): 17–19.

[14] 杜松, 于峥, 刘寨华, 等 . "望诊" 源流考 [J]. 中国中医基础医学杂志 , 2017, 23(1): 12–14, 32.

[15] 范超燕 . 大数据技术在中医健康管理中的实践 [J]. 中医药管理杂志 , 2020, 28(1): 193–194.

[16] 高健, 倪红梅 . 中医养生理论研究进展及思考 [J]. 中国中医基础医学杂志 , 2018, 24(2): 278–281.

[17] 高泉, 杨建宇 . 5G：助力中医药传承与发展 [J]. 光明中医 , 2023, 38(10): 2000–2002.

[18] 郭士杰 . 中医微运动养生思想探析 [J]. 中国民间疗法 , 2021, 29(14): 15–17.

[19] 杭燕 . "互联网 +" 中医健康管理模式的发展现状与策略 [J]. 中医药管理杂志 , 2023, 31(23): 170–172.

[20] 郝一丹, 张兴海, 张钰, 等 . 中医治未病思想及其现代应用探讨 [J]. 长春中医药大学学报 , 2024, 40(6): 600–603.

[21] 何清湖, 周兴 . 论中医 "治未病" 的源流 [J]. 中国中医药现代远程教育 , 2009, 7(12)7–9.

[22] 胡彬 . 中医临床路径让医患明白安心 [N]. 中国中医药报 , 2010-12-13(1).

[23] 黄楚新 , 张迪 . 新媒体时代中医药文化传播的创新路径 [J]. 市场论坛 , 2024,(2): 42-46.

[24] 黄杰 . 浅谈中医师带徒的传统教育模式 [J]. 江西中医学院学报 , 2009, 21(5): 71-73.

[25] 黄凯 , 俞双燕 , 尚菲菲 . 大健康时代背景下中医药文化传播路径的探讨 [J]. 江西中医药大学学报 , 2016, 28(3): 93-95.

[26] 黄惜弟 . 中医养生话 " 七情 "[J]. 家庭科技 , 2018(8): 22.

[27] 黄粤锋 , 郑梓勋 , 杨长图 , 等 . 中医药信息化发展现状及展望 [J]. 中国中医药现代远程教育 , 2014, 12(5): 148-149.

[28] 姜媛媛 , 胡西厚 , 周晓 . 基于物联网的健康管理服务模式 [J]. 中华医学图书情报杂志 , 2014, 23(7): 51-54.

[29] 金明玉 , 柳振宇 . 试论中医的情志调摄养生法 [J]. 时珍国医国药 , 2006(7): 1319.

[30] 井晓宁 , 白华 . 大健康理念下中医养生文化推广路径的研究 [J]. 北京印刷学院学报 , 2021, 29(3): 79-82.

[31] 李灿东 , 夏淑洁 , 雷黄伟 . 中医健康管理与整体观念 [J]. 中华中医药杂志 , 2019, 34(10): 4683-4686.

[32] 李灿东 . 中医健康管理学 [M]. 北京 : 中国中医药出版社 , 2019.

[33] 李法刚 . 如何开展有中医特色的社区健康教育 [J]. 中国社区医师 (医学专业), 2010, 12(21): 244.

[34] 李红岩 , 李玲 , 顾伟馨 . 人工智能时代中医药发展面临的法律与伦理问题研究 [J]. 中医药文化 , 2024, 19(4): 355-364.

[35] 李鸿宴 . 传统医学在互联网中的应用探讨 [J]. 互联网天地 , 2023(12): 52-55.

[36] 李时珍 . 本草纲目 [M]. 北京 : 中华书局 , 1982.

[37] 李思乐 , 孙喆 . 新时代中医药国际传播的实践逻辑与可行路径 [J]. 对外传播 , 2023(11): 57-59.

[38] 李长乐 , 陈旻 . 健康中国视域下医保政策支持中医药发展路径探析 [J].

中国实用乡村医生杂志, 2023, 30(12): 14–16.

[39] 李志莹. 北京道观的中医药文化资源挖掘与利用研究 [D]. 北京中医药大学, 2021.

[40] 梁文娜, 李冠慧, 李灿东. 基于"互联网 +"探讨中医健康管理的新模式 [J]. 中华中医药杂志, 2017, 32(3): 904–906.

[41] 林宏远, 蒋寅, 张心怡, 等. 中医临床辅助诊疗平台的研究现状及应用前景分析 [J]. 中华中医药杂志, 2024, 39(6): 2711–2714.

[42] 林伊利, 黄建波, 留小忠. 民间中医特色诊疗技术传承发展创新路径的探索与实践 [J]. 中医教育, 2024, 43(4): 51–54.

[43] 凌爱香, 张芳芳, 李姝莹, 等. 基于"互联网 +"的中医健康管理模式探讨 [J]. 中医药管理杂志, 2019, 27(14): 191–192.

[44] 刘芳. 中医药未来发展之路的思考 [J]. 中国高等医学教育, 2010(11): 49–50.

[45] 刘刚刚, 高鲁, 谢欣昇等. 数字中医学的研究进展 [J/OL]. 中华中医药学刊, 1–7[2024–09–02].

[46] 刘桂荣. 中医教育模式与理论发展 [J]. 中医教育, 1997, (4): 23–25.

[47] 刘国萍, 王忆勤. 中医问诊理论的源流及发展 [J]. 上海中医药大学学报, 2008, (3): 21–23.

[48] 刘黎明, 杨雨润, 宣天惠, 等. 中医药医保支付方式改革相关政策梳理及分析 [J]. 中国医药导报, 2023, 20(12): 185–189.

[49] 刘帅帅, 刘焕兰. 中医环境养生探析 [J]. 中国中医药现代远程教育, 2019, 17(24): 46–48.

[50] 刘新鸥, 申俊龙, 沈永健. 中医药文化传播现状及传播模式分析 [J]. 中医杂志, 2016, 57(10): 811–814.

[51] 刘艳飞, 孙明月, 姚贺之, 等. 大数据技术在中医药领域中的应用现状及思考 [J]. 中国循证医学杂志, 2018, 18(11): 1180–1185.

[52] 刘莹莹, 吴宪. 全媒体时代中医药文化传播新路径探析 [J]. 中国医学伦理学, 2020, 33(3): 304–308.

[53] 刘占文. 中医养生学 [M]. 北京: 中国中医药出版社, 2012.

[54] 陆峰. 医疗大数据视域下人工智能在中医诊断中的应用 [J]. 中国新通

信 , 2024, 26(7): 61–63.

[55] 罗浩 , 胡川 , 赵浩宇 , 等 . 基于移动互联的智能健康管理服务体系研发与应用 [J]. 医学信息学杂志 , 2019, 40(5): 28–31.

[56] 骆彤 . 中医养生的四大基石 [J]. 江苏卫生保健 , 2021(10): 42.

[57] 马静 , 王凡 , 祝静 , 等 . 培养高层次人才 , 打造中医名牌队伍 [J]. 北京中医 , 2004, 23(4): 5.

[58] 马茜 . "互联网 +" 中医健康管理在老年高血压患者管理中的应用 [J]. 中医药管理杂志 , 2022, 30(8): 196–197.

[59] 马欣欣 , 万生芳 , 魏昭晖 , 等 . 医疗大数据背景下的人工智能在中医诊断中的应用研究 [J]. 世界中医药 , 2023, 18 (11): 1579–1582.

[60] 蒙均敏 , 李源 , 韦兆钧 . 新时代中医药文化传播的路径探讨 [J]. 文化创新比较研究 , 2023, 7(22): 182–186.

[61] 孟凡红 , 万芳 , 张早华 , 等 . 关于中医药信息化建设与发展的思考 [J]. 世界科学技术 (中医药现代化), 2011, 13(3): 461–465.

[62] 孟晓媛 , 张艳 , 陈智慧 . 人工智能在中医药领域的应用与发展 [J]. 吉林中医药 , 2023, 43(5): 618–620.

[63] 苗凤花 . 健康知识讲座在中医医院健康教育中的作用分析 [J]. 家庭医药 . 就医选药 , 2016(6): 106–108.

[64] 倪旻晗 , 吴芷涵 , 周思宇 , 等 . 基于健康共富逻辑的数字化中西医协同健康治理模式研究 [J/OL]. 中国全科医学 , 1–7[2024–09–02].

[65] 潘玉璟 , 陈骜杰 , 童笔赢 , 等 . 老龄化视域下中医药服务体系支持力与提升策略研究 [J]. 中医药管理杂志 , 2024, 32(2): 193–197.

[66] 逄世丽 , 段勇 , 郭绪雷 , 等 . 新时代中医药文化国际传播路径探索——以青岛市黄岛区中医医院 "基地 + 策展" 模式为例 [J]. 中医药管理杂志 , 2023, 31(6): 5–9.

[67] 任今方 . 大数据技术在健康管理中的应用研究 [J]. 开封教育学院学报 , 2018, 38(12): 287–288.

[68] 桑滨生 .《中医药发展战略规划纲要 (2016—2030 年)》解读 [J]. 世界科学技术 – 中医药现代化 , 2016, 18(7): 1088–1092.

[69] 邵笑 . 传统运动养生 + 中医学 , 动静结合为健康护航 [J]. 家庭生活指南 ,

2023, 39(4): 190–192.

[70] 沈玮玮, 王靖宇, 柯飞, 等. 治未病理念下互联网＋中医健康管理模式的构建研究 [J]. 中国初级卫生保健, 2020, 34(2): 80–83.

[71] 宋逸杰, 马素亚, 戴亚盛, 等. 人工智能辅助中医辨证的关键问题与技术挑战 [J]. 中国工程科学, 2024, 26(2): 234–244.

[72] 宋勇刚, 张敏. 数字技术在中医药科技创新中的应用及未来发展趋势 [J]. 中国社会医学杂志, 2024, 41(4): 384–387.

[73] 苏尤丽, 胡宣宇, 马世杰, 等. 人工智能在中医诊疗领域的研究综述 [J]. 计算机工程与应用, 2024, 60(16): 1–18.

[74] 孙建军, 樊晓东, 郭美娟. 运动与中医养生 [J]. 世界最新医学信息文摘, 2017, 17(6): 158–160.

[75] 孙艳秋, 燕燕, 李思思. 中医智能诊疗机器人的临床应用研究 [J]. 中华中医药学刊, 2024, 42(3): 19–23.

[76] 孙忠人, 游小晴, 韩其琛, 等. 人工智能在中医药领域的应用进展及现状思考 [J]. 世界科学技术 – 中医药现代化, 2021, 23(6): 1803–1811.

[77] 汤林侠, 龚博敏, 施振文, 等. 中医养生功法五禽戏对中老年人中风偏瘫患者运动功能的影响 [J]. 中国医药导报, 2018, 15(25): 112–115.

[78] 田赛男, 刘琦, 夏帅帅, 等. 人工智能技术在中医药领域中的应用与思考 [J]. 时珍国医国药, 2021, 32(11): 2740–2742.

[79] 佟晓英, 王敏, 魏立新, 等. 中医药国际培训传统模式与新模式 [J]. 中医药管理杂志, 2019, 27(12): 8–9.

[80] 涂雪峰. 构建高等中医药院校创新型人才培养模式的思考 [J]. 中国中医药现代远程教育, 2006, 4(11): 38–40.

[81] 王冰. 黄帝内经 [M]. 北京：人民卫生出版社, 2005.

[82] 王海菱. 李峰. 人工智能赋能中医科研, 未来中医人工智能应用将更加广泛 [J]. 大数据时代, 2024(5): 9–16.

[83] 王洪图. 黄帝内经太素 [M]. 北京：科学技术文献出版社, 2013:652.

[84] 王露凝. 以 App 为载体的中医药文化传播模式分析 [J]. 中国中医药现代远程教育, 2018, 16(8): 44–46.

[85] 王瑞, 王河宝, 孙悦, 等. 传统中医理论在现代健康管理中的意义探

讨 [J]. 江西中医药 , 2018, 49(2): 8–9.

[86] 王炜 . 人工智能和大数据技术在中医药零售领域中的应用现状及思考 [J]. 中国战略新兴产业 , 2024(14): 45–47.

[87] 王文姮 , 刘志梅 , 田丽霞 . 中医养生的理与法 [M]. 中国中医药出版社 , 2021: 274.

[88] 王艳桥 , 魏兴格 , 杨静 . 健康中国战略语境下的公共健康伦理——基于中医药文化和中医生命伦理视角 [J]. 中国卫生事业管理 , 2019, 36(12): 892–894, 923.

[89] 王羽 , 徐渊洪 , 杨红 , 等 . 物联网技术在患者健康管理中的应用框架 [J]. 中国医院 , 2010, 14(8): 2–4.

[90] 温勇 . 健康促进的概念及领域——对《基本医疗卫生与健康促进法》"健康促进"部分的解读 [J]. 人口与健康 , 2020(8): 25–29.

[91] 文杭 , 黄丽 , 刘江 , 等 . 人工智能技术在中医临床诊疗中的应用研究进展 [J]. 中国医药导报 , 2021, 18(8): 42–45.

[92] 吴鸿洲 , 程磐基 . 古今中医教育模式的比较研究 [J]. 上海中医药杂志 , 2000(12): 10–13.

[93] 夏淑洁 , 杨朝阳 , 李灿东 . 智能化中医"治未病"健康管理模式探析 [J]. 中华中医药杂志 , 2019, 34(11): 5007–5010.

[94] 肖勇 , 常凯 , 沈绍武 , 等 . 高质量发展下的我国中医药信息化建设实现路径研究 [J]. 时珍国医国药 , 2022, 33(11): 2809–2811.

[95] 谢世平 , 程传浩 . 中医文化传播与推广机制的思考——试论"养生热"背景下的中医文化建设 [J]. 中医药管理杂志 , 2011, 19(3): 208–209.

[96] 徐工学 . 中医健康教育模式研究及评估体系建立 [D]. 中国中医科学院 , 2014.

[97] 徐桢 , 王晓青 . 中医药文化传播路径分析及对策研究 [J]. 成都中医药大学学报 , 2012, 35(3): 94–96.

[98] 徐正德 . 中医养生理论与实践 [D]. 南京中医药大学 , 2010.

[99] 许鸿画 . 试论中医体质学说与养生保健 [J]. 健康之路 , 2015, 14(12): 227–228.

[100] 杨泓 . 太极拳助推中医文化传承与国际传播研究 [D]. 南京中医药大

学 , 2024.

[101] 杨洁 . 中医"治未病"思想与"健康促进"理念之比较研究 [D]. 辽宁中医药大学 , 2016.

[102] 叶文 . 四季养生法 [J]. 知识就是力量 , 1995(8): 36–37.

[103] 叶燕芬 . 大数据技术在健康管理中的应用 [J]. 数字技术与应用 , 2019, 37(10): 68–70.

[104] 余健 , 胡孔法 , 丁有伟 . 一种面向中医药临床数据的区块链安全与隐私保护方案 [J]. 世界科学技术 – 中医药现代化 , 2021, 23(10): 3688–3695.

[105] 俞洁 , 周常恩 , 陈梅妹 , 等 . 大数据技术在中医健康管理中的应用 [J]. 中医杂志 , 2017, 58(14): 1189–1191, 1199.

[106] 袁启慧 . 我国总体外交与中医药国际化协同发展研究 [D]. 南京中医药大学 , 2024.

[107] 张华 , 刘保延 , 田从豁 , 等 . "人机结合、以人为主"的名老中医经验整理研究方法 [J]. 中医研究 , 2007(2):4–7.

[108] 张婧懿 , 丁雪梅 , 卞策 , 等 . 中医"治未病"源流探析与发展探讨 [J]. 中医药信息 , 2017, 34(2):44–45.

[109] 张珺 , 孙士新 , 蒋祥龙 . 中医药文化传播现状及对策研究——以亳州地区为例 [J]. 兰州教育学院学报 , 2016, 32(3):37–40.

[110] 张世祺 , 孙宇衡 , 咸楠星 , 等 . 中医四诊客观化与智能化研究进展 [J]. 中医药导报 , 2023, 29(6):170–174.

[111] 张四红 , 王键 , 董一帆 , 等 . 互联网 + 时代的中医药跨文化传播 [J]. 时珍国医国药 , 2017, 28(5):1277–1280.

[112] 张焱 , 李应存 , 张丽 , 等 . 中医典籍文献历史文化探源及其在海外的传播与译介 [J]. 中医药文化 , 2019, 14(2):10–20.

[113] 张雨涵 . 中医的"治未病"人工智能健康管理模式浅析 [J]. 张江科技评论 , 2024, (1):96–98.

[114] 张仲景 . 金匮要略 [M]. 北京 : 人民卫生出版社 , 2002.

[115] 赵秋晗 . 基于大健康背景的中医药文化传播路径探讨 [J]. 中西医结合心血管病电子杂志 , 2017, 5(28):191–192.

[116] 周昌乐 , 张志枫 . 智能中医诊断信息处理技术研究进展与展望 [J]. 中

西医结合学报, 2006, (6):560–566.

[117] 朱静. 中医药在医保现有制度下的窘境和发展 [J]. 天津社会保险, 2017, (5):53–55.

[118] 朱丽红. "互联网＋" 中医健康管理模式的服务现状与对策 [J]. 中医药管理杂志, 2021, 29(24):192–193.

[119] 朱水娣. 中医脉诊的临证思考 [J]. 中国中医药现代远程教育, 2017, 15(14):62–63.

[120]Ahern D K,Kreslake J M,Phalen J M. What is eHealth(6):perspectives on the evolution of eHealth research[J].Journal of Medical Internet Research,2006,8(1):e490.

[121]Alice L Y L,Binghe G, Shuang C, et al. Artificial intelligence meets traditional Chinese medicine:a bridge to opening the magic box of sphygmopalpation for pulse pattern recognition[J]. Digital Chinese Medicine, 2021, 4(1):1–8.

[122]Apfel F, Tsouros A D. Health literacy:the solid facts[J]. Copenhagen: World Health Organization, 2013, 15(1): 3–26.

[123]Cai F, Ma L, Lu Y, et al.Combining Artificial Intelligence with Traditional Chinese Medicine for Intelligent Health Management[J]. International Journal of Automation, Artificial Intelligence and Machine Learning, 2021, 2(2): 55–65.

[124]Causio F A, Hoxhaj I, Beccia F, et al. Big data and ICT solutions in the European Union and in China:a comparative analysis of policies in personalized medicine[J]. Digital Health, 2022, 8: 20552076221129060.

[125]Chang I C, Lin C Y, Wen C H, et al. Students'intention to use a 3D e–learning platform in traditional Chinese medicine education[J]. Interactive Learning Environments, 2020, 28(8): 991–1002.

[126]Chen H H. Integrating ancient and modern medicine in Chinese hospitals:the interaction among technology, traditional Chinese medicine, and health care[J]. International Journal of Technology Assessment in Health Care, 1987, 3(2)265–273.

[127]Chen S, Xu H, Liu D, et al. A vision of IoT:Applications, challenges, and opportunities with china perspective[J]. IEEE Internet of Things Journal, 2014,

1(4)349-359.

[128]Collado-Borrell R, Escudero-Vilaplana V, Narrillos-Moraza Á, et al. Patient-reported outcomes and mobile applications. A review of their impact on patients' health outcomes[J]. FarmaciaHospitalaria, 2022, 46(3): 173-181.

[129]Dimitrov D V. Medical internet of things and big data in healthcare[J]. Healthcare Informatics Research, 2016, 22(3): 156-163.

[130]Ding R, Yu L, Wang C, et al. Quality assessment of traditional Chinese medicine based on data fusion combined with machine learning:A review[J]. Critical Reviews in Analytical Chemistry, 2023: 1-18.

[131]Duan Y, Liu P, Huo T, et al. Application and development of intelligent medicine in traditional Chinese medicine[J]. Current Medical Science, 2021, 1(6): 116-1122.

[132]Eysenbach G. What is e-health?[J]. Journal of Medical Internet Research, 2001, 3(2): e833.

[133]Fong B, Fong A C M, Li C K. Telemedicine technologies:information technologies in medicine and digital health[M]. John Wiley & Sons, 2020.

[134]Gan W, Mok T N, Chen J, et al. Researching the application of virtual reality in medical education:one-year follow-up of a randomized trial[J]. BMC Medical Education, 2023, 23(1):3.

[135]Gao X R, Cebulla C M, Ohr M P. Advancing to precision medicine through big data and artificial intelligence[M]. Genetics and Genomics of Eye Disease. Academic Press, 2020: 337-349.

[136]Guo Y, Ren X, Chen Y, et al. Artificial intelligence meets Chinese medicine[J]. Chinese Journal of Integrative Medicine, 2019, 25: 648-653.

[137]Haipeng W, Tiantian T, Zhongyang M, et al. Analysis of Intelligent Personalized Learning Mode in Big Data Era[C]. 2021 11th International Conference on Information Technology in Medicine and Education (ITME). IEEE, 2021: 548-551.

[138]Harris J R, Cheadle A, Hannon P A, et al. A framework for disseminating evidence-based health promotion practices[J]. Preventing Chronic Disease, 2012, 9.

[139]He L, Yang N, Xu L, et al. Synchronous distance education vs traditional education for health science students: A systematic review and meta-analysis[J]. Medical Education, 2021, 55(3): 293-308.

[140]Hordern V. Data protection compliance in the age of digital health[J]. European Journal of Health Law, 2016, 23(3): 248-264.

[141]Hsu E. The transmission of Chinese medicine[M]. Cambridge University Press, 1999.

[142]Hsu E. Traditional Chinese medicine:History, ethnography, and practice[M]. The Routledge Handbook of Religion, Medicine, and Health. Routledge, 2021: 126-140.

[143]Huang N, Huang W, Wu J, et al. Possible opportunities and challenges for traditional Chinese medicine research in 2035[J]. Frontiers in Pharmacology, 2024, 15: 1426300.

[144]Ikram R R R, Abd Ghani M K, Ab Hamid N R, et al. Enabling ehealth in traditional medicine:A systematic review of information systems integration requirements[J]. Journal of Engineering Science and Technology, 2018, 13(12): 4193-4205.

[145]Jin Y, Ren X, Yu L, et al. Artificial intelligence for the development and implementation guidelines for traditional Chinese medicine and integrated traditional Chinese and western medicine[J]. TMR Modern Herbal Medicine, 2021, 4(2): 15-28.

[146]Kamel Boulos M N, Wheeler S. The emerging Web 2. 0 social software:an enabling suite of sociable technologies in health and health care education[J]. Health Information & Libraries Journal, 2007, 24(1): 2-23.

[147]Kamsu-Foguem B, Foguem C. Could telemedicine enhance traditional medicine practices?[J]. European Research in Telemedicine, 2014, 3(3): 117-123.

[148]Kim T, Zuckerman J E. Realizing the potential of telemedicine in global health[J]. Journal of Global Health, 2019, 9(2).

[149]Li L, Wu H, Xie A, et al. Students' initial perspectives on online learning experience in China during the COVID-19 outbreak:expanding online education for future doctors on a national scale[J]. BMC Medical Education, 2021, 21: 1-10.

[150]Li W, Ge X, Liu S, et al. Opportunities and challenges of traditional Chinese medicine doctors in the era of artificial intelligence[J]. Frontiers in Medicine, 2024, 10: 1336175.

[151]Liang B, Xiao T, Yang Y, et al. Analysis of Acupuncture Teaching Reform and Innovation based on Virtual Reality Technology[J]. International Journal of Social Science and Education Research, 2021, 4(2): 358–362.

[152]Lin A X, Chan G, Hu Y, et al. Internationalization of traditional Chinese medicine:current international market, internationalization challenges and prospective suggestions[J]. Chinese Medicine, 2018, 13: 1–6.

[153]Lin C H, Phillips D, Wickramasinghe N. Digital Transformation in Healthcare–The case of a Chinese medicine inquiring system[J]. Working Paper, 2018.

[154]Li'na M, Rui P, Jingji X, et al. Application of AR teaching assistant system based on naked eye 3D technology in medical imaging for undergraduates[J]. Chinese Journal of Medical Education, 2024, 44(7): 527.

[155]Liu B. Utilizing big data to build personalized technology and system of diagnosis and treatment in traditional Chinese medicine[J]. Frontiers of Medicine, 2014, 8(3): 272.

[156]Long Alex Lai I. Knowledge management for Chinese medicines: a conceptual model[J]. Information Management & Computer Security, 2005, 13(3): 244–255.

[157]Lu L, Lu T, Tian C, et al. AI:Bridging Ancient Wisdom and Modern Innovation in Traditional Chinese Medicine[J]. JMIR Medical Informatics, 2024, 12(1): e58491.

[158]Lua P L, Khairuzzaman N K W. A brief review on multimedia–based health education applications: Current trend and future potential[J]. Education in Medicine Journal, 2014, 6(4).

[159]Lupton D. The digitally engaged patient:Self–monitoring and self–care in the digital health era[J]. Social Theory & Health, 2013, 11: 256–270.

[160]Mainenti D C. Big data and traditional Chinese medicine (TCM):What's state of the art?[C]. 2019 IEEE International Conference on Big Data (Big Data). IEEE, 2019: 1417–1422.

[161]Mainenti D C. Visualizing Traditional Chinese Medicine and Information Representation and Retrieval: Opportunities and Challenges in a New Era of Big Data[J]. On J Complement Alt Med, 2021, 6(2): 2021.

[162]Marié É. The transmission and practice of Chinese medicine. An overview and outlook[J]. China Perspectives, 2011(3): 5–13.

[163]Massaro M. Digital transformation in the healthcare sector through blockchain technology. Insights from academic research and business developments[J]. Technovation, 2023, 120: 102386.

[164]Ming B, Shuo T, Mingsan M, et al. Big data applications in traditional Chinese medicine research[J]. International Journal of Services Technology and Management, 2015, 21(4–6): 294–300.

[165]Mirzaeian R, Sadoughi F, Tahmasebian S, et al. Progresses and challenges in the traditional medicine information system: A systematic review[J]. J Pharm Pharmacogn Res, 2019, 7(4): 246–59.

[166]Nanda S, Nanda S. Blockchain adoption in health market: a systems thinking and modelling approach[J]. Journal of Asia Business Studies, 2022, 16(2): 396–405.

[167]Ng F S F, Brommeyer M, Liang Z. Digital Health and Technology Adoption[J]. Gaps and Actions in Health Improvement from Hong Kong and Beyond: All for Health, 2023: 281–294.

[168]Nutbeam D. Health literacy as a public health goal: a challenge for contemporary health education and communication strategies into the 21st century[J]. Health Promotion International, 2000, 15(3): 259–267.

[169]Pagliari C, Sloan D, Gregor P, et al. What is eHealth(4): a scoping exercise to map the field[J]. Journal of Medical Internet Research, 2005, 7(1): e391.

[170]Sadoughi F, Behmanesh A, Sayfouri N. Internet of things in medicine: A systematic mapping study[J]. Journal of Biomedical Informatics, 2020, 103: 103383.

[171]Shi Y L. Application of virtual reality technology in medical education[C]// Frontier and Future Development of Information Technology in Medicine and Education: ITME 2013. Springer Netherlands, 2014: 467–476.

[172]Su B, Zhang T, Yan L, et al. Online medical teaching in China during the COVID–19 pandemic: tools, modalities, and challenges[J]. Frontiers in Public Health, 2021, 9: 797694.

[173]Tian S, Yang W, Le Grange J M, et al. Smart healthcare: making medical care more intelligent[J]. Global Health Journal, 2019, 3(3): 62–65.

[174]Uchino B N. Social support and physical health: Understanding the health consequences of relationships[M]. Yale University Press, 2004.

[175]Wang C, Zhang J, Lassi N, et al. Privacy protection in using artificial intelligence for healthcare: Chinese regulation in comparative perspective[C]. Healthcare, 2022, 10(10): 1878.

[176]Wang S, Hou Y, Li X, et al. Practical implementation of artificial intelligence-based deep learning and cloud computing on the application of traditional medicine and western medicine in the diagnosis and treatment of rheumatoid arthritis[J]. Frontiers in Pharmacology, 2021, 12: 765435.

[177]Wang Y, He J, Zhao H, et al. Intelligent community medical service based on internet of things[J]. Journal of Interdisciplinary Mathematics, 2018, 21(5): 1121–1126.

[178]Wang Y, Shi X, Efferth T, et al. Artificial intelligence–directed acupuncture: a review[J]. Chinese Medicine, 2022, 17(1): 80.

[179]Wang Z, Guo Z. Intelligent Chinese medicine:a new direction approach for integrative medicine in diagnosis and treatment of cardiovascular diseases[J]. Chinese Journal of Integrative Medicine, 2023, 29(7): 634–643.

[180]Wang Z, Wang L, Xiao F, et al. A traditional Chinese medicine traceability system based on lightweight blockchain[J]. Journal of Medical Internet Research, 2021, 23(6): e25946.

[181]World Health Organization. The Ottawa charter for health promotion: first international conference on health promotion, Ottawa, 21 November 1986[J].

Geneva: WHO, 1986.

[182]World Health Organization. Global diffusion of eHealth:making universal health coverage achievable: report of the third global survey on eHealth[M]. World Health Organization, 2017.

[183]Wu, X., Wu, D., Qin, X., et al. Analysis of the effect of multimedia interactive teaching mode on the standardized residency training in department of geriatrics[J]. Chinese Journal of Medical Education Research, 2022: 588–592.

[184]Xie X, Cheng Y. Design of a Distributed Collaborative Chinese Medicine Treatment Platform[C]. 2022 12th International Conference on Information Technology in Medicine and Education (ITME). IEEE, 2022: 198–201.

[185]Xie Y, Zhang J, Wang H, et al. Applications of blockchain in the medical field: narrative review[J]. Journal of Medical Internet Research, 2021, 23(10): e28613.

[186]Xu J, Yang Y. Traditional Chinese medicine in the Chinese health care system[J]. Health Policy, 2009, 90(2–3): 133–139.

[187]Xu T, Ni L, Zhang H. Artificial Intelligence in Traditional Chinese Medicine: Past, Present and Future[J]. Artificial Intelligence and Data Science for Healthcare: Bridging Data–Centric AI and People–Centric Healthcare, 2018.

[188]Xu X, Mangina E, Campbell A G. HMD–based virtual and augmented reality in medical education: a systematic review[J]. Frontiers in Virtual Reality, 2021, 2: 692103.

[189]Yaping Z, Yonghong Y, Ran S, et al. Deep integration of information technology and Traditional Chinese Medicine higher education[J]. Medical Education Management, 2023, 9(5): 610.

[190]Zhang Q, Bai C, Yang L T, et al. A unified smart Chinese medicine framework for healthcare and medical services[J]. IEEE/ACM Transactions on Computational Biology and Bioinformatics, 2019, 18(3): 882–890.

[191]Zhang X, Shang H. From evidence–based traditional Chinese medicine to digital–intelligent traditional Chinese medicine: a focus on standards evaluating the clinical efficacy of traditional Chinese medicine[J]. Guidelines and Standards in

Chinese Medicine, 2023, 1(1): 14–18.

[192]Zhao J, Zhang S, Sun Y, et al. Wearable optical sensing in the medical internet of things (MIoT) for pervasive medicine: Opportunities and challenges[J]. Acs Photonics, 2022, 9(8): 2579–2599.

[193]Zhou E, Shen Q, Hou Y. Integrating artificial intelligence into the modernization of traditional Chinese medicine industry: a review[J]. Frontiers in Pharmacology, 2024, 15: 1181183.

[194]Zhou M, Chen M, Pu H. Application of the Mixed Teaching Model using Internet+ for Clinical Courses of Traditional Chinese Medicine[J]. Mobile Information Systems, 2022, (1): 3633893.

[195]Zhou S, Li K, Ogihara A, et al. Perceptions of traditional Chinese medicine doctors about using wearable devices and traditional Chinese medicine diagnostic instruments: a mixed–methodology study[J]. Digital Health, 2022, 8: 20552076221102246.

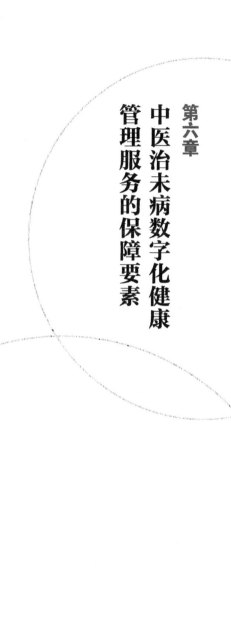

第六章

中医治未病数字化健康管理服务的保障要素

中医治未病数字化健康管理服务的高质量发展取决于多要素的合力，这些要素涵盖健全的体制机制、完善的政策制度、统一的标准规范、智能化技术平台以及高水平队伍建设等。

第一节　中医治未病数字化健康管理服务体制机制保障

健康管理兴起于美国，是一个基于健康促进及干预技术发展而提出的新概念，旨在针对个体或群体的健康状况或健康危害因素进行全面监测、评估、干预和随访。美国健康管理模式的显著特征在于保险公司与医疗机构的深度合作。为了实现利益最大化，保险机构直接介入医疗机构的运营管理，并致力于对参保者实施全面的健康管理，而健康管理费用主要由保险公司筹集。在此框架下，美国将健康管理纳入医疗保险体系，并采用按人头预付的支付机制。社区卫生服务机构根据居民需求，设立了护理、营养、心理咨询等服务中心，由专业护士提供高标准的服务。此外，每隔十年，美国会发布一份详尽的健康管理计划，该计划覆盖28个健康领域和467项健康指标，以实现对国民健康的全方位管理。目前，美国的健康管理已形成了一套完善的服务标准和流程。

欧洲的健康管理体系同样具有悠久的发展历史。英国国家健康服务体系（National Health Service, NHS）秉持"预防优于治疗"的核心理念，推行一体化的健康管理服务模式。该体系由政府主导进行资源整合与采购，以NHS和全科医生制度为标志性特色，已成为全球健康服务领域的模范。

日本与芬兰均采用政府与社区医疗机构合作的模式进行健康管理，这种模式有利于进一步转变国民的健康观念，降低慢性病的发病率，对我国健康管理服务具有一定的现实参考意义。芬兰设立的医疗小组以社区为基础，并联合学校、媒体等在人群中开展健康管理服务和健康知识宣传，以达到对心脑血管疾病进行防控宣传的目的。而日本则构建了包括社区健康管理结果考核指标、主要生活方式相关疾病和重大疾病预防的社区考核指标、公民社会适应良好状态的社区考核指标、社区文化环境的考核指标、居民生活习惯方面的社区考核指标等五个方面的社区健康管理考核体系，具体包括健康寿命、都道府县之间的健康寿命差值、癌症筛查就诊率、特定健康检查和特定健康指导普及率、疾病认知度、心理疾病患病率、老年人社区活动参与率、居民健康管理活动参与率、未成年人饮酒率、孕妇吸烟率、一年内接受牙科检查者占比等多项指标。日本社区健康管理评估体系兼顾了整体目标的可量化性，并全面覆盖居民健康的各个维度。该体系不仅评估居民的整体健康状况，还考量了弱势群体在健康认知方面的能力。该评估体系为每一项目标都设计了多维度的、易于量化的评价指标，并根据实际状况为每个指标设定了不同期限的目标值，其结构指标与结果指标并重，共同用于评估目标达成的程度。在此框架下，日本居民的健康状况得到明显提升，例如2019年40～60岁男性居民的胃癌筛查率达到48.0%，女性达到37.1%。2016年与2013年相比，富山县居民的健康寿命男性延长了1.63岁，女性延长了1.01岁。

此外，国外在探索互联网与健康管理相结合的模式上也起步较早。在运行机制的研究中，有学者指出，当前社会正经历一场"互联网+"浪潮。在西方发达国家，医疗健康管理体系的成熟度已显著提升，这些国家自20世纪末便开始致力于在医疗行业中推广信息化技术，并逐步建立了互联网协同机制。同时，它们还制定了相应的法律法规，为"互联网+医疗健康"管理模式的成长和发展奠定了坚实的制度基础。以美国为例，在《平价医疗法案》正式实施之后，美国医疗付费模式开始遵循价值导向原则，医保、医疗机构，以及商业保险等都需要通过适当的方案降低就医费用，因此，"互联网+医疗健康"管理模式的发展备受瞩目。在安全性的考量上，美国通过了《健康保险携带和责任法》，确立了严格的泄露患者隐私处罚条例，从而确保患者个人信息在法律层面上得到保护。

健康管理概念引入我国后，充分吸纳了中医学的优势与特色，从而形成了中医健康管理服务体系。国内研究相对国外而言更重视健康管理在预防保健领域的应用。中医治未病理论思想在各个医疗领域中得到了广泛应用，而健康管理的实施方式与效果评价，慢性病管理则成为国内研究的热点所在。武留信运用中医治未病思想指导"慢性病后备军"的健康风险管理，并对人体健康测量及亚健康预警指标体系展开研究。曾强则致力于一体化模式的技术研发。王艺敏基于老年人健康评估构建了社区健康管理综合方法，并建立了老年人健康管理效果评价模型。张彦琦以系统动力学为视角，建立了针对社区糖尿病健康管理的评价与优化方法。国医大师王琦带领其学术团队一直致力于中医治未病研究，系统构建了中医治未病理论体系，并出版了《中医未病学》，确立了中国人的九种体质分类法，建立了中医体质辨识标准，该标准已得到广泛应用。

中医治未病健康管理服务体系的构建，自 2007 年全国启动"治未病"健康工程以来，各地陆续建立了"治未病"中心，中医特色预防保健服务体系逐步成型。2008 年推出的融健康文化、健康管理、健康保险为一体的 KY3H 健康保障服务模式运用中医治未病思想指导"慢性病后备军"的健康风险管理，进一步推动了治未病健康工程模式的形成。在随后的体系建设中，我国的健康管理服务形成了中医特色鲜明、技术多样、服务规范的治未病预防保健服务体系框架，中医特色预防保健服务的能力和水平明显提高。

目前，国家正大力构建中医特色的预防保健服务体系，运用中医治未病的"未病先防、既病防变、瘥后防复"思想，将中西医结合的疾病预防、病中管理、病后康复调养衔接在一起，形成了连续的"全周期大健康管理"格局，这一举措为中医药健康服务的高质量发展注入了新动能，使具有中国文化特色的医疗健康管理发挥了更大的作用。尤其是 2023 年 3 月国务院办公厅发布的《中医药振兴发展重大工程实施方案》（以下简称《实施方案》），明确提出了 8 项重点工程和 26 个建设任务，涵盖了中医药健康服务高质量发展、中西医协同推进、中医药传承创新和现代化、中医药特色人才培养、中医药文化弘扬等多个方面，极大程度地推动了中医药及中医治未病的发展。

在"加强中医治未病能力建设"方面，《实施方案》加快推进从"以治病为中心"向"以人民健康为中心"的转变，并充分发挥中医药在全生命周期健康维护和重大疾病防治中的重要作用，提出了加强中医治未病能力建设的举措：首先，国家致力于在若干地级市推动区域中医治未病中心的试点建设，发挥区域引领作用，探索和制定促进中医治未病优势发挥的政策机制。此举旨在指导区域内中医治未病工作的开展，完善中医治未病服务网络，从而显著提升中医治未病服务的整体能力。其次，紧密结合"健康中国"行动计划，实施针对重点人群的中医药健康促进项目。具体包括开展中医适宜技术防控儿童青少年近视的试点项目，以及推广妇幼健康中医适宜技术的试点项目。

这些措施旨在充分挖掘中医药在妇女儿童预防保健和疾病诊疗中的独特优势，为妇女儿童提供全面、连续的优质中医药医疗保健服务。

目前，各级地方政府也从实际出发积极探索适合本地区的中医治未病健康服务管理体系，如《广东省中医特色预防保健体系建设的指导意见》《上海市中医"治未病"健康工程实施方案》《北京市中医"治未病"服务平台建设规范》等。在众多的中医治未病服务模式中，广东省中医院治未病及慢性病管理服务模式至今发展最为成熟，管理最为体系化和规范化。该新型服务模式根据个体健康风险评估或各类测评结果，匹配不同层次的"慢性病专病诊疗方案"或"中医调养方案"，并在关键时点进行疗效评价，设计了系统化的流程，支撑了以患者 / 亚健康个体为核心的服务模式，适用于公立中医院，并已经取得显著效果。

同时，伴随着数字技术的飞速发展，我国健康管理的"数字化"利用正在日益增多，中医治未病数字化健康管理迎来高速发展的有利时机。2016 年国务院发布的《中医药发展战略规划纲要（2016—2030 年）》明确指出要推动"互联网 +"中医医疗，大力发展中医远程医疗、移动医疗、智慧医疗等新型医疗服务模式。2020 年国家中医药管理局发布的《公立中医医院章程范本》进一步明确了中医医院要持续探索建立符合中医学术特点、有利于发挥中医药特色优势和提高临床疗效、方便群众看病就医的中医综合治疗和多专业联合诊疗等模式。该文件还强调，应利用互联网等信息技术拓展医疗服务空间和内容，构建覆盖诊前、诊中、诊后的线上线下一体化医疗服务模式。2021 年 3 月，第十三届全国人民代表大会第四次会议表决通过国民经济和社会发展第十四个五年规划和 2035 年远景目标纲要的决议，"数字中国"首次作为独立篇章被纳入其中。在加快建设"数字中国"的战略背景下，中医治未病数字化健康管理不仅符合国家政策导向和健康管理服务要求，还体现了预防为主的原则。同时，"互联网 + 医疗健康"和健康医疗大数据等数字化重点应用领域推出的多项支持措施为数字健康发展营造了良好的内生环境，激发了市场创业和投资热情，催生了多样化的新业态和新模式，更好地释放了"数字化"在健康产业领域的创新效能。

2022 年 12 月，中共中央与国务院联合发布的《关于构建数据基础制度更好发挥数据要素作用的意见》采取问题导向的方法论，旨在解决市场主体在数据领域面临的具体问题。该文件创新性地提出了数据产权的新理念,弱化了数据所有权的重要性,而将焦点转向数据使用权的流转。该文件创造性地提出了一个包含数据资源持有权、数据加工使用权和数据产品经营权的"三权分置"数据产权制度框架,旨在构建具有中国特色的数据产权制度体系。这一框架着重于数据使用权的流通,为数据要素的市场化配置提供了制度保障,能够加强整体统筹、促进协同联动、定期评估和动态调整,进而推动构建高效、动态、全面的中医治未病数字化健康服务管理体制,以保障服务质量和效率,满足人民群众的健康需求。

人工智能(Artificial Intelligence,AI)作为数字化的高级形式和应用领域,将 AI 技术与中医药深度融合,进而建立一系列适合中医药研究和应用的 AI 技术方法,能够促进中医药发展,形成一种"智慧中医药"模式,涵盖智能化的中医预测预防、养生保健、诊断治疗和康复等健康管理内容。诸多研究表明,人工智能与治未病、慢性病管理融合已逐渐成为医学界新的研究趋势。

目前,具体将人工智能技术与中医健康管理相结合的系统性框架尚存在缺失。深入分析我国社区健康管理"数字化"转型的现实基础可以观察到,虽然国家层面在推进数字化管理方面给予了政策扶持,社会基础设施亦逐步健全,然而公众,尤其是老年人和慢性病患者群体,对健康管理服务的需求不断上升,使得数字化健康管理服务市场供需矛盾依然突出。社区健康管理作为一种全方位、系统性的健康促进与管理策略,其数字化转型对于应对老龄化、空巢家庭等社会问题具有关键作用,并在"医康养护育"服务新模式中扮演着至关重要的角色。为此,建议在体制机制层面深化对"数字化"转型的研究,明确权责界限,构建协作与沟通机制,确保健康管理体系数字化转型顺利实施。同时,持续提升云门诊系统性能,完善知识服务模式,推动其与临床应用系统融合发展。

综上所述,数字化医疗健康管理体制机制将成为未来医疗改革重点,我国数字化健康管理服务注重预防,融合了中医治未病思想,兼具卫生健康事业和产业特性。因此,在构建我国中医治未病健康管理服务体制机制方面,要在明确其内涵与主要特征的基础上,结合数字时代现况与服务系统知识,以软系统方法论为分析架构,绘制系统模型并分析子系统,构建管理模式,明确主体关系。在构建过程中，我们应坚持卫生行政部门和市场机制双重主导，以社区卫生服务机构为执行主体，依托医院协同及多方合作，利用智能设备和服务，提供全面中医健康管理服务，将人工智能整合进管理流程，通过完善运营和激励机制，搭建数据共享平台，加大财政投入，培养人才，强化技术、宣传和评价体系等措施，确保服务体系稳定高效运作，展现中医特色优势，降低医疗成本。

第二节　中医治未病数字化健康管理服务政策制度保障

数字医疗（Digital Health）是一种将物联网、大数据、人工智能等现代信息技术综合应用于医疗服务全过程的新型现代化医疗方式。它的出现，使得健康医疗服务得以实现数据化、标准化和智能化，不仅极大地提升了医疗服务的质量和效率，而且为公共医疗的发展指明了方向，设定了管理目标。

在数字化社会的浪潮中，全球医疗的数字化转型已经成为不可逆转的大趋势。世界各国洞察到这一趋势，纷纷采取行动，相继出台了一系列相关政策，以推动数字医疗产业的加速发展。这些政策的制定和实施，不仅促进了医疗行业的创新，也为医疗资源的优化配置、医疗服务模式的转变，以及患者健康管理理念的更新提供了强有力的支持。

澳大利亚的数字化健康管理政策在过去二十年中围绕临床安全、质量改进、隐私和保密性等方面不断发展完善。通过成立国家电子医疗执行委员会（National E-Health Transition Authority, NEHTA）和数字健康局，并制定《国家数字卫生战略》，逐步构建了一个患者、护理人员和卫生健康管理者共同参与的数字卫生系统。欧盟在 2020 年发布了《欧洲数据战略》，并在两年后发布一项关于《欧洲健康数据空间法规》（EHDS）的提案，该法规确立了用于治疗用途和次要用途的健康数据交换规则，旨在为欧盟各成员国提供更好的数据交换方式并扩大对健康数据的访问。德国的数字健康战略与世界卫生组织 2020—2025 年全球数字健康战略高度一致，通过设立《电子健康法》《医疗 IT 互操作性治理条例》和《数字护理和护理现代化法案》等一系列政策法规，推动各个州级卫健委适应国家战略，推动医疗保健领域数字化，专注于克服行业护理界限并推动人工智能在医疗领域的应用创新。英国在受到脱离欧盟和新型冠状病毒大流行的冲击后，重新调整了其数字健康政策，英国国民健康服务系统（NHS）公布了发展远程医疗的五个长期目标，旨在提高临床诊疗效率和安全性，以应对新的挑战。

值得注意的是，随着数字医疗技术的不断发展，其在带来便捷和高效医疗服务的同时，也逐渐暴露出一系列数据安全和隐私问题。这些问题的出现，使得人们在享受数字医疗红利的同时，不得不对其潜在的风险保持警惕。在推动数字化健康管理发展的过程中，数据安全和隐私保护成了各国关注的焦点。为了维护数据安全，保障公民的隐私权益，各个国家纷纷出台了相应的政策和法规。这些政策旨在建立健全的数据安全管理体系，加强对医疗数据的监管，确保数据在收集、存储、处理和传输过程中的安全性。

例如，美国早在 1996 年就制定了《健康保险编写与责任法案》（HIPAA），该法案规定了医疗信息的隐私保护和数据安全标准，要求医疗机构采取措施保护患者的健康信息，防止未经授权的披露和使用；并在 2009 年颁布《健康信息技术促进经济和临床健康法案》（HITECH），旨在鼓励医疗保健提供者采用电子健康记录（EHR）系统，通过提供激励措施来促进医疗信息的数字化，以解决医疗保健信息使用与个人信息保护之间的利益冲突；同时，2016 年通过的《21 世纪治愈法案》规定，联邦资助的涉及"可识别、敏感"信息的研究将自动获得保密证书，并加强了相关保护措施，防止可识别信息的泄露。在欧洲，2016 年制定的《通用数据保护条例》（GDPR）是欧洲数据保护的核心法规，它为个人数据的处理设立了严格的规则，要求欧盟成员国根据六项数据保护原则，保护个人信息，加强个人对其个人信息的基本权利，包括在医疗领域的权利。澳大利亚于 2018 年提出的《国家数字健康记录系统修正案》增强了用户的健康信息访问自主权并加大了对系统中未经授权使用信息的处罚，旨在增强健康信息安全。而韩国近年来根据《生物伦理与安全法》的修订，规定了收集和使用医疗保健数据的权利，推动了健康大数据的相关研究。

这些政策的出台，不仅为数字医疗技术的发展提供了有力的法治保障，也进一步增强了公众对数字医疗的信任度。在未来，如何平衡数字医疗技术的创新与数据安全、隐私保护之间的关系，将是各国面临的共同挑战。通过不断完善政策法规，加强技术创新，数字医疗技术将在保障数据安全的前提下，持续更好地服务于人类健康。

而随着全球数字化健康管理政策的不断推进和完善，我国的数字化健康管理政策也在稳步发展，尤其是在中医治未病领域，取得了令人瞩目的进展。

大数据时代的到来，为我国医疗行业的研究者提供了前所未有的机遇，即运用先进的数据分析技术，在海量的数据资源库中，能够快速、准确地获取信息，从而得以创新探索中医药科学。这一技术的运用，为中医健康管理带来了全新的思维变革和技术创新。它不仅改变了传统的中医诊疗模式，还使得中医健康管理更加精细化、个性化，极大地积累了中医药的医疗集体经验，以及提升了中医药服务人民健康的能力，也为中医药的传承和发展注入了强劲动力。

2008 年，国家中医药管理局发布《治未病健康工程实施方案（2008—2010 年）》，启动全国中医"治未病"健康工程，积极构建中医特色预防保健服务体系。

2014 年，国家中医药管理局发布《中医医院治未病科建设与管理指南》（修订版）。该指南是基于 2012 年发布的《中医医院治未病科建设与管理指南（试行）》的实践经验总结，适用于二级以上中医医院的治未病科建设和管理。其颁布的目的是进一步提高治未病服务的水平和能力，加强中医医院治未病科的规范化建设和科学管理。

2016 年，《"健康中国 2030"规划纲要》首次将"健康中国"提升至国家战略层面，该文件着重强调了健康产业的发展，并突出了促进个性化健康管理服务进步的重要性。在纲要中，明确提出推动"互联网＋"与中医医疗服务的深度融合，大力推广中医远程医疗、移动医疗、智慧医疗等创新医疗服务模式。该规划涵盖了普及健康生活方式、优化健康服务供给、完善健康保障体系等多个维度，旨在全面提高国民的健康水平和生活质量，进而实现健康中国的宏伟目标。

2017 年，习近平总书记提出"健康中国"发展战略，强调发展健康产业，旨在提升国民健康生活质量。该战略通过多方面的改革和措施，全面提升国民的健康水平和生活质量。

2018 年，国务院办公厅颁布《关于促进"互联网＋医疗健康"发展的意见》，为"互联网＋医疗健康"领域的发展提供了明确的指导方针。此后，更多支持人工智能与中医药结合的政策文件相继出台，与之相关的科技项目规划陆续投入实施，不仅为中医药的创新发展注入了澎湃动力，也为中医药与人工智能的深度融合奠定了坚实基础。在这一战略指导下，"人工智能＋中医药＋健康"的复合模式开始逐渐形成，展现出巨大的发展潜力。人工智能技术应用于中医药领域，使中医在疾病预测、个性化治疗、健康管理等方面得到了显著提升，为人民群众提供了更加精准、便捷的医疗服务。

2019 年 10 月，习近平总书记发表了重要指示：中医药学包含着中华民族几千年的健康养生理念及其实践经验，是中华文明的一个瑰宝，凝集着中国人民和中华民族的博大智慧。推动中医药事业及产业的高质量发展，并推动中医药的国际传播，充分发挥中医药在预防、治疗疾病方面的独特优势与作用，能够为构建健康中国，实现中华民族伟大复兴的中国梦贡献中医药的独特力量。

2020 年 9 月 22 日，习近平总书记在教育文化卫生体育领域专家代表座谈会上的讲话中，提出要促进中医药传承创新发展，坚持中西医并重和优势互补，建立符合中医药特点的服务体系、服务模式、人才培养模式，发挥中医药的独特优势。同年 11 月，国家中医药管理局发布了《公立中医医院章程范本》，明确指出，中医医院要持续探索建立符合中医学术特点、有利于发挥中医药特色优势和提高临床疗效、方便群众看病就医的中医综合治疗和多专业联合诊疗等模式。

2021 年 2 月，国务院办公厅印发《关于加快中医药特色发展的若干政策措施》，主要内容包括夯实中医药人才基础，提高中医药教育整体水平，建立以中医药课程为主线的专业课程体系，加强中医思维培养和临床技能培训；坚持推进中医药师承教育的深化发展，扩大传统师带徒教育模式的应用范围与规模；激发中药产业发展的内在活力，优化中药审评与审批流程，完善中药分类注册管理体系；另外，为增强中医药发展的动力，还应该确保政府财政投入的稳定性，并增加社会资本的投入，同时加大融资渠道的支持力度；此外，创新中西医结合的医疗模式，完善中西医协同参与的疫病防治机制，优化西医学习中医的教育体系，并进一步加强中医医疗服务体系的建设，提升中医药科研平台的功能，实施名医堂项目、中医药产学研医政联合攻关项目以及道地中药材品质提升工程；最终，提升中医药发展的整体效益，完善中医药服务的价格政策，健全中医药医疗保险的管理措施。

2022 年，国务院办公厅印发《"十四五"中医药发展规划》，对"十四五"时期中医药工作进行全面部署，着力推动建立融预防保健、疾病治疗和康复于一体的中医药服务体系。在"十四五"规划期间，政府实施的《基层中医药服务能力提升工程"十四五"行动计划》在总结"十三五"期间基层中医药服务能力提升工程实施工作的基础上，进一步提升基层中医药服务能力。该行动计划还着重于打通中医药服务的"最后一公里"，通过健全优质高效服务体系，提高基层群众对中医药服务的可及性和便利性。同年 11 月，国家中医药管理局发布《"十四五"中医药信息化发展规划》，强调了信息化在中医药行业中的重要性，并提出了在 3～5 年内将大数据、人工智能等新兴数字技术融入中医药传承创新发展的全链条各环节的目标，旨在推动中医药行业的信息化和数字化转型，以提高中医药的服务质量和效率。从省级层面看，在中医药数字化改革政策中，浙江省在国家中医药综合改革示范区建设中取得了显著成就，该省份的政策值得特别关注。2022 年 9 月，浙江省人民政府办公厅印发《浙江省国家中医药综合改革示范区建设方案》，其主要内容为完善中医药管理体制机制，创新中医药多元化投入机制，统筹安排并逐步加大中医药财政投入；推进中医药数字化平台建设，推进中医药服务多跨场景应用，推进中药质量追溯体系建设；强化中医药服务高峰高地建设，强化中医药疫病防治体系建设，强化县域中医药优质资源均衡配置，强化基层中医药服务效能。这些改革措施的实施促进了中医药与现代科技的深度融合，为其他省份中医药传承创新发展提供了示范和借鉴。此外，同年，国务院印发的《关于构建数据基础制度更好发挥数据要素作用的意见》强调了数据作为新型生产要素的重要性，并提出构建更加完善的数据管理制度，确保数据的安全、合规使用，为中医治未病数字化健康管理提供了理论指导、政策支持和实践方向，有助于推动中医药行业的现代化发展。

2023 年，国务院办公厅发布的《中医药振兴发展重大工程实施方案》部署了包括中医药健康服务高质量发展工程在内的 8 项重点工程，以及 26 个建设项目，旨在加大"十四五"期间对中医药发展的支持和促进力度，"推动中医药服务体系建设、中医药服务能力提升"，加快推进从"以治病为中心"向"以人民健康为中心"转变，发挥中医药在全生命周期健康维护和重大疾病防治中的重要作用，"加强中医治未病能力建设"。该方案的构建目标是加速构建一个优质且高效的中医药服务体系，在 2025 年之前，显著提升中医药在疾病预防和治疗领域的专业水平，显著增强中西医结合服务的综合能力，推动我国中医药科技创新能力实现显著提升，逐步扩大我国高素质中医药专业人才队伍规模，中药产品的质量将持续提升，中医药文化将得到广泛弘扬，并且中医药在国际舞台上的影响力将得以进一步增强。

2024 年，国家中医药管理局与国家数据局联合印发的《关于促进数字中医药发展的若干意见》强调：一是以数据赋能为动力引领，加快推动中医药信息化、数字化、智能化建设；二是促进中医药高质量数据资源在医疗、科研、教育、产业、文化等领域的广泛复用；三是提升中医药行业服务能力和管理水平。该文件的出台旨在加快推进数字技术在中医药领域的广泛应用，充分发挥数据要素的乘数效应，释放中医药数据价值，赋能中医药医疗科研产业等各领域的高质量发展。

综上所述，随着全球数字化健康管理的不断成熟和完善，各国政府都在积极推动数字技术在医疗领域的产业化应用。各国不仅关注技术创新，还特别强调数据安全的重要性，出台了一系列相关政策，以保障公民的健康信息和隐私权益。同样，我国在中医治未病数字化健康管理领域也取得了显著进展。我国中医治未病数字化健康管理方面的政策涵盖了从中医药教育、人才培养、科技创新、产业发展等多个方面，不仅为我国中医药事业的发展注入了新的动力，也为全球健康管理提供了宝贵的经验。

第三节　中医治未病数字化健康管理服务标准规范保障

随着大数据、云计算、人工智能等技术的广泛应用，数字化健康管理服务已成为提升医疗服务效能、增进民众健康福祉的关键动力。然而，由于缺乏统一的标准规范，数字化健康管理服务在实践中存在诸多问题，如服务质量参差不齐、信息安全与隐私保护不足等。建立一套科学、合理、有效的标准体系以指导和规范数字化健康管理服务的开展，有助于提高服务质量和效率，对于保障服务质量和患者隐私安全、促进技术创新、促进产业健康发展至关重要。

一般而言，数字化健康管理服务标准规范的制定需要细化到原始数据收集到服务落地实践的每一步，例如，明确健康数据的标准格式和编码规则，确保数据的统一性和互操作性；制定数据采集、存储和传输的标准，以保证数据的完整性和准确性；强化健康数据在存储、传输和处理过程中的安全性，防范数据泄露和滥用；制定数据加密、访问控制和身份认证的标准，保护患者隐私；遵循国际数据保护法规，如 GDPR（通用数据保护条例），确保符合国际隐私保护标准；设定服务质量标准，包括响应时间、服务可用性、用户体验等；定义性能指标，如系统处理能力、数据更新频率等，以评估服务效率；规定数字化健康管理服务的技术架构和系统设计标准；制定操作流程与最佳实践，确保服务的一致性和可重复性；明确系统集成和互操作的标准，促进不同系统和平台之间的协同工作。

标准规范的制定需要遵循科学性、系统性、实用性和可操作性原则：应基于科学研究和实证数据，确保其科学性和可靠性；应全面考虑整个健康管理服务体系的各个环节，形成完整的标准体系；应贴近实际操作，易于理解和实施，同时具有一定的前瞻性；应具体明确，便于监督和评估，确保其实施的可操作性。

健康管理服务是一个连续的、长期的、循环往复的过程。这种服务过程要求标准化在健康管理行业中扮演重要角色，以提高服务质量、保障用户权益。通过对国内外健康服务管理标准规范的现状和发展进行分析，吸取标准制定的实践经验，能够为我国在健康管理服务领域的标准化和规范化发展提供宝贵的参考。

国际健康管理服务标准规范的发展表现在多个方面，不同国家和地区在卫生健康标准管理体系和制定方面存在差异。例如，在美国、英国、德国、澳大利亚等国，实行的是以民间为主导的自愿性标准体系，即通过政府授权的方式，赋权民间团体管理国家标准，使其标准体系具有分散、灵活的特征。该体系的特点包括：一是标准化活动以民间为主导；二是政府不直接参与标准化活动，仅进行有限管理；三是政府授权民间标准化专业团体管理本国的标准化活动。在这种体系下，标准制定活动具有显著的市场化特征。民间团体根据市场需求开展标准研制工作，并在研发过程中广泛收集来自目标用户和利益相关方的反馈。同时，他们致力于缩短标准制定周期，提高标准制定效率，以适应市场需求的不断变化。当标准之间出现重复、交叉或过时的情况时，民间团体采取竞争淘汰的方式对标准进行清理，以确保整个标准体系充满活力和效率，而国家标准学会也进行协调，以减少资源浪费，进一步优化标准体系。此外，在制定卫生健康标准的具体步骤方面，德国、美国和英国采取了将标准发布后的实施、评估、修订、复审等环节纳入标准制定全过程的做法。德国卫生健康标准的制定流程不仅包括对标准本身的审查，还特别设置了"协调性审查"环节，以确保所制定的标准与其他规范性文件之间的一致性和协调性。而澳大利亚、日本、欧洲标准化委员会则将这些环节归类到标准制定之外的流程。

另外，众多国际卫生健康标准组织凭借其强大的影响力，制定了一系列在世界范围内具有权威性的标准规范。国际标准化组织（ISO）作为一个国际标准制定机构，涵盖了各个领域的标准。例如，ISO 7101 是一项针对医疗机构质量管理的国际共识标准，规定了可持续高质量发展的医疗机构采用系统方法的要求，是全球卫生保健领域的一个重要标准。除 ISO 外，还有许多其他组织也在卫生健康领域制定了具有区域或行业影响力的标准，例如，美国医疗机构评审联合委员会（JCI）所制定的标准主要在北美地区具有影响力。美国材料实验协会（ASTM）、电气和电子工程师协会（IEEE）、蓝牙技术联盟（Bluetooth SIG）等组织制定的标准在其所在行业也具有显著的影响力。

这些组织制定的标准不仅具有适用性、及时性，而且影响力甚至超过了一些国际标准化组织（如 ISO、IEC）制定的标准。它们通过制定和推广标准，为全球卫生健康领域的发展和规范提供了重要的技术支持和指导，其发展及管理运行模式也为我国标准组织工作的开展提供了参考和借鉴。

有关咨询报告显示，在未来，健康服务管理标准规范的制定极可能将呈现多元化、标准化及业态融合的发展趋势，技术创新将对标准规范产生深远影响。首先，健康管理服务行业正朝着多元化、标准化，以及业态融合的方向发展，包括对健康管理服务体系的各个环节，如健康监测、健康评估、健康干预等，进行标准化管理，以提高服务质量、保障用户权益。其次，随着数字技术的发展，健康管理服务的标准化将更加注重技术创新。例如，借助大数据、人工智能等技术，健康管理服务可以实现更加精准和个性化的服务，推动医疗服务模式从以疾病为中心向以健康为中心的转变，推进全生命周期健康管理服务，制订个性化的健康管理模式，实现医疗服务流程的优化、服务质量和效率的提升，以及医疗机构间信息的互通共享，并提升患者就医体验和诊疗效果。此外，政策环境的变化也将对行业标准规范的制定和实施产生直接影响。例如，政策的变化可能导致对健康服务管理行业的重视程度发生变化，从而影响相关标准规范的制定和实施。因此，政府的政策导向是决定健康管理服务标准规范发展方向和重点的关键因素。同时，随着全球化的发展，健康管理服务的标准化也需要注重国际化合作，通过与其他国家和国际组织的合作，共同制定和推广标准，以实现健康管理服务的全球化发展。

值得注意的是，在国外推广和应用我国标准时，仍然不免会遇到一些挑战。首先，中国标准在国外应用时，国内外对标准化认识和理解上的差异可能导致标准的实施和应用存在一定的困难。其次，标准化工作需要专业人才的支持，而我国在国际标准化领域的人才储备相对有限，可能会影响中国标准在海外的有效推广和应用。再者，科技创新是标准化的重要推动力，但目前中国在科技创新方面仍然缺乏具体的判定标准，这可能会影响标准的国际竞争力。同时，中国标准在海外的应用需要微观主体的积极参与，但目前这些主体的标准化贡献率较低，影响了标准的实际应用效果。另外，中国标准在海外应用时，社会现代化建设不充分也可能导致标准实施的不平衡和效率问题。

　　针对上述问题，可以通过以下策略进行改善，以提高中国标准的国际化程度。

　　第一，推进标准化战略的国际化。通过构建国际与国内标准项目同步进展的工作机制，提高国际与国内标准的一致性水平，以积极促进中国各方主体参与国际标准化活动。而针对国际上已确立的成熟标准，应积极主动采纳并融入，同时在具有原创性或产业优势的领域扩大中国标准的国际应用，促使其转化为国际标准。

　　第二，加大国际标准的研究力度，尤其是在国际标准尚未覆盖的领域，提出新的国际标准提案并由我国主导，倡议成立更多的技术委员会，以此提升我国在国际标准制定中的话语权，引领国际标准规则的制定。

　　第三，利用主导制定的国际化标准，建立相应的国际合格评定体系，以支持中国标准、技术、产品在国际市场的推广与运用。

　　第四，实施标准化工作的四个转型，即标准供给侧结构性改革、标准化全域发展、国内外标准化工作的融合，以及标准化发展模式的创新，这些转型将有助于提升标准化工作的质量和效率，进而增强中国标准的国际影响力。

　　第五，需要加强行业标准立项评估，完善意见征求机制，把好行业标准的准入关，并增强行业标准起草组的代表性，确保标准的科学性、规范性、时效性，从而有效地实施标准规范，并对监管效果进行评估和改进，进而提升标准的质量和实施效果。

　　回顾中国标准的发展历史，可以发现中国标准的发展已经经历了跟随、参与两个阶段，现在正在大步迈进引领——这第三个阶段。在跟随阶段，中国主要研究并跟随国际标准；在参与阶段，中国开始积极参与国际标准的制定；而在引领阶段，中国将开始主导制定大量的国际标准，并在国际标准化组织中担任更多职位。

　　综上所述，随着健康服务行业的快速发展，标准化将成为提升服务质量、保障用户权益、促进技术创新和产业发展的重要手段。我国标准在健康管理服务领域的应用，将有助于推动医疗服务模式的转变，如从以疾病为中心向以健康为中心的转变，促进健康管理服务体系的优化和规范化。此外，我国标准的国际化程度也在不断提升，通过积极参与国际标准化活动，推动国际健康管理服务标准的统一和规范化，我国标准将在国际市场上发挥越来越重要的作用。展望未来，通过吸取国内外已有的标准规范实践经验，将经验内化到中国标准的改进上，中国标准的应用前景将十分广阔。数字化健康管理服务标准规范的保障对提升服务质量、保障用户权益、促进技术创新和产业发展具有重要意义。在未来，我国在数字化健康管理服务领域需要继续加强标准规范的制定和实施，推动技术创新与标准规范的结合，把握政策环境与标准规范的协调，深化国际合作与标准化合作，并且持续评估和改进，以不断提升其有效性和适用性。

第四节　中医治未病数字化健康管理服务技术平台保障

近年来，机器学习算法的迅猛发展以及硬件性能的不断提升，为人工智能（AI）技术在医疗健康领域的应用提供了强大动力，AI技术在分析和利用海量的健康医疗数据方面逐渐展现出其独特优势。在人工智能技术普及之前，健康信息的采集存在时间跨度的局限性，这使得构建健康趋势线成为一项挑战，从而妨碍了生成及时有效的健康评估；更重要的是，这种局限性往往对疾病的早期发现也构成了一定障碍。随着人工智能大数据产业的快速发展，健康管理的便利性和效率得到了显著提升。人工智能技术，特别是深度学习和数据挖掘算法，能够从复杂的医疗数据中提炼出有价值的情报，使得风险评估和健康评价能够更加实时、准确地进行，为疾病的预防、诊断、治疗及康复提供了科学的支持，从而实现了更为精准和个性化的健康干预策略。世界各国纷纷认识到AI技术在医疗健康领域的重要意义，投入大量资源推动AI技术在健康管理服务中的应用。这些国家正在构建高效智能的健康管理服务技术平台，通过人工智能与医疗健康的深度融合，来提高医疗服务的质量和效率。这些平台不仅能够实现对患者健康状况的实时监测，还能为医生提供精准的治疗方案，从而降低误诊率并提高治愈率。

大数据技术的融入，也为中医药的发展提供了难得的机遇，极大地推动了中医药科研的不断进步，加速了中医药现代化发展，促进了中医药与现代科技的加速融合。大数据平台使得中医药资源能够得到更高效的整合和利用，这有效促进了中医药知识的传播和共享。大数据技术为中医药研究提供了新的方法论，中医药研究者通过数据分析能够更深入地理解中医理论，提高诊疗的准确性和有效性，全面提升了诊疗水平，有力推动了中医药科研的创新发展。左冉等人收集赵炳南学术流派应用中医药防治的皮肤科相关文献，通过"自上向下"的知识图谱构建方式与高质量的结构化数据，利用智能软件建立了较为全面的知识体系，助力名医传承；杨漾等人基于《中华医典》，运用 Lantern 5.0 软件进行胸痹高频用药的隐结构模型分析，并运用 Python3.7 软件对胸痹高频用药进行频繁项集及关联规则挖掘，得出胸痹用药应重视痰和气在胸痹发病和转归中的作用，同时强调了脾、肺两脏在治痰中的重要作用和气在精血津液运行中的重要作用；钟俐芹等人运用舌面诊测信息采集系统收集舌象信息，应用深度学习图像识别模型 Resnet 进行染苔识别与分类，建立了中医染苔数据集，为舌诊方向的研究人员提供了可靠的分类依据，有效解决了染苔的假象问题，也在一定程度上为开发更智能、更准确的舌诊仪提供了数据支持；文秀静等人以 Mega2560 为主控板，采用 YOLOv3 进行舌诊识别，针对无法及时出门就医或想要及时了解自己身体状况的人群设计了一个集成中医舌诊功能的便携式家用健康监测仪；谢继鼎等人使用"高精度智能机械手中医脉诊信息采集分析系统"进行脉诊信息采集，通过对从脉诊仪获取并处理过的脉图模型使用最小二乘回归分类分析的方式，深入分析脉图参数和贡献度，并判断其对于脏腑的影响；梁超等人通过对数智赋能主动健康管理的底层逻辑、实践样态、建构策略、现实挑战、驱动路径进行系统梳理，提出以健康服务大数据为驱动要素，以智能穿戴设备和辅助器械为工具，构建以用户为中心的"定制化"主动健康服务，实现动态体征监测与运动监控，着力打造一体化综合服务平台；张泽丹等人利用区块链和联邦学习等技术，构建了包括中医消化领域优势病种数据管理系统、中医消化领域优势病种可信联合循证分析联盟链和中医消化领域优势病种可信联合循证分析平台在内的基于区块链的中医消化领域临床科研一体化数据共享平台，实现了数据的高效管理和利用。

在数据驱动的时代背景下，中医药与智能技术的深度融合，不仅拓宽了中医药研究的视野，还为传统医学注入了新的活力。这种融合使得中医药的研究方法更加科学、精准，研究成果更加丰富、实用。与此同时，中医药与智能技术的融合，也为数字化健康服务技术的落地提供了强大动力。这些研究成果的应用，使得数字化健康服务更加贴近民众需求，更加高效、便捷，为人们的健康生活带来了前所未有的改变。

目前，我国数字化健康服务技术平台的实践应用也在日益丰富。数据显示，截至 2021 年，我国有近 12 万个在业健康管理企业，其中 7807 家为数字健康管理企业，占比为 0.7%，其中注册资本大于 1000 万的数字健康管理企业达 6466 家，占比约 83%，这说明我国数字健康管理行业企业的规模相对传统健康管理企业较大，进入门槛较高。在 2021 年工业和信息化部办公厅与国家卫生健康委员会办公厅联合发布的《关于公布 5G+ 医疗健康应用试点项目的通知》中，一共确定了 987 个 5G+ 医疗健康应用试点项目，其中包含许多智能中医诊疗服务平台的建设和应用。

此外，由中国中医科学院中药研究所和中国科学院自动化研究所联合开发的中医传承辅助系统（TCMISS）作为集"数据录入—数据管理—数据查询—数据分析—分析结果输出—网络可视化展示"等功能于一体的中医传承辅助平台，自开发以来逐渐广泛应用于中医药研究领域，在名老中医经验研究、疾病用药规律研究、医师个体经验研究、组方配伍研究等四个方面取得显著成效。由中国中医科学院中医药信息研究所研制的古今医案云平台（TCMICS）依照国家标准、行业标准对 30 万余条古今医案数据进行标准化处理，集成了社团分析、复杂网络分析等高级数据分析方法，主要用于解决名中医经验学习、传承与挖掘工作中的数据采集、管理、分析、利用等问题。华为运动实验室智能化主动健康管理围绕终端智能穿戴与数字运动健康产品线，以运动穿戴产品研究、标准研发、检测认证、产业孵化为引领，探索出基于可穿戴设备的主动健康闭环管理新模式，打造出具有中国特色的运动健康服务生态圈。"术康 App"作为国内首个独立处方应用的数字疗法，在"心肺＋肌骨"一体化整体康复治疗基础上，研发出以定制化"FITT–VP"体系为核心的远程居家康复治疗模式；成都市依托平台"互联互通、数据共享、协作推进"的健康治理优势，打造了全国首个"运动促进健康服务平台"，该平台的核心内容包括"运动处方库""社区运动健康师库""运动膳食营养指南"与"科学健身指南"。芜湖市中医院联合芜湖圣美孚科技有限公司开发的中医治未病健康管理服务云平台基于圣美孚中医综合诊断系统和 5G+ 技术，构建了以三级医院为诊断中心、基层医疗机构为采集中心的中医医联体云平台体系，其主要功能包括视频会诊、远程联合门诊、双向转诊、远程教学等，在当地县医院、社区卫生服务中心小范围投入实施，用户满意度高达80%。

由此可见，我国健康科学管理服务技术化的前景极为广阔。近年来，随着民众健康意识的提高和社会健康需求的增长，健康管理行业迎来了前所未有的发展机遇。健康管理已不再局限于疾病的预防和治疗，而是逐渐发展成为一种涵盖全面健康监测、分析和评估的体系。这种服务模式的多元化、标准化和融合化，正引领着健康管理服务成熟度的提升。

近年来，数字医疗服务依托远程医疗、数字平台等渠道逐渐普及，在医疗资源供给方面展现出了可触达性、有效性及可负担性等多重优势。未来，以健康为导向的数字医疗服务模式将扩展到更多地区，覆盖更多人群。线上线下相结合的数字慢性病管理服务预期将快速发展。从横向角度看，数字医疗使医疗服务从以疾病为中心向以预防性和参与性为中心转变；从纵向角度看，创新技术正逐步朝着数字化发展，为所有人群提供预防性治疗。

数字健康与人工智能技术的融合为全球健康领域带来了前所未有的机遇与挑战。然而，医疗保健基础设施的局限性、人群教育水平以及财务成本等问题，均在一定程度上制约了数字技术在健康管理领域的应用。此外，大型标准化数据集的有限可用性也限制了数字技术的实施效果；隐私保护机制的不完善可能加剧偏见，导致患者机密数据的泄露和操纵，使不平等现象固化，对边缘化群体的影响尤为显著，进而使设计无偏和普遍适用的模型面临更大挑战。因此，在构建 AI 系统时，必须充分考虑影响健康结果的其他因素。而现有医疗规章制度、法律法规与新兴 AI 技术的不兼容，构成了数字健康技术应用于临床的主要障碍。通过回顾与人工智能软件错误相关的医疗事故诉讼，以及整理医疗保健和非医疗保健背景下人工智能和其他软件侵权案件的司法意见，能够发现人工智能的发展对现行司法侵权原则的应用提出了诸多挑战。AI 的复杂性和不透明性导致在设备工作可见性降低时，识别特定设计缺陷变得困难，从而使原告难以维持索赔。同时，AI 在不同患者群体中的表现差异，要求法院努力界定医生何时应意识到其结果对特定患者不可靠。此外，法院在处理人工智能相关案件时，往往不愿将其与"传统"软件区别对待，这可能导致相关规则或方法对非人工智能软件产生溢出效应。

鉴于 AI 深度学习的快速发展已偏离预设目标和道德法规，迫切需要建立人工智能使用的标准，如《欧洲正确开发和使用 AI 的巴塞罗那宣言》。而在临床实践中成功部署 AI 工具，需从伦理、社会和法律角度出发，提升算法的"可解释性"，并依据患者反馈，持续优化 AI 算法，消除"数字鸿沟"，审慎定义人工智能在医学使用中的责任和问责制等。这些措施能够确保 AI 技术应用具有包容性，保证人工智能的使用不侵犯人类自主性。

综上所述，随着科技的飞速发展，数字化健康管理服务在全球范围内受到了前所未有的重视。从国际视角来看，发达国家如美国、欧洲各国都在积极推进数字化健康管理，投入大量资源和技术以推动数字化医疗的铺开，将其视为提高医疗服务效率、降低医疗成本的重要手段。在国内，随着"健康中国 2030"战略的深入实施，政府对数字化健康管理的支持力度不断加大，各类政策相继出台，推动了行业的快速发展。

总之，数字化健康管理服务领域潜力巨大，AI 技术的融合为该行业带来了前所未有的机遇。在把握市场前景的同时，还需要通过完善法律法规、加强行业自律，推动数字化健康管理服务朝着更加健康、可持续的方向发展。

第五节　中医治未病数字化健康管理服务队伍建设保障

在当今社会，人才已成为推动社会进步和经济发展的核心资源。随着科技的飞速发展和社会分工的日益细化，人才的重要性愈发凸显。

首先，人才是科技创新的源泉。在知识经济时代，一个国家或地区要想在科技创新领域取得突破，就必须拥有一大批具有创新精神和创新能力的人才。其次，人才是产业升级的关键。随着经济全球化的发展，产业升级已成为各国经济发展的重要方向。在这个过程中，人才的作用至关重要。高素质人才能够推动传统产业向高新技术产业转型，提高产业化水平，提升产品附加值；同时，人才还能带动新兴产业崛起，为经济发展开辟新的增长点。再次，人才是社会进步的推动力。人才队伍的素质在一定程度上反映了一个国家或地区的文明程度和社会进步程度。高素质的人才能够推动社会事业的发展，提高民众的生活水平，促进社会公平正义，为社会的和谐稳定作出贡献。此外，人才是企业发展的基石。在市场经济条件下，企业之间的竞争归根结底是人才的竞争。一个企业要想在激烈的市场竞争中脱颖而出，就必须拥有一支具备专业素养、创新精神和团队协作能力的人才队伍。人才能够为企业带来先进的管理理念、技术和方法，提高企业的核心竞争力，助力企业实现可持续发展。因此，全球正逐渐将关注焦点转向关键及新兴技术领域的人才引进与培养，其范围主要聚焦于人工智能、生物健康等尖端领域。

例如，在2023年，多个国家采取了相关措施，以加强高精尖人才的培养。2月，韩国政府召开的人才培养战略会议明确将生物健康等关键领域的人才定位为优先培养的战略型人才，并致力于推动制订一项全面而系统的人才培养策略。5月，美国发布了《国家人工智能研发战略计划》，在该计划中提出了实施人工智能劳动力发展战略的十大优先事项：一是对人工智能劳动力市场进行综合评估；二是开发适用于不同教育阶段的人工智能教材资源；三是支持高等教育机构中人工智能领域的人员培养；四是加强人工智能劳动力的专业培训；五是探究多元化背景和多学科知识在人工智能领域的应用影响；六是识别并吸引国际顶尖人工智能人才；七是促进并平衡地区性人工智能专业教育和培训资源的发展；八是强化联邦政府在人工智能劳动力发展方面的方案；九是将伦理、法律和社会影响融入人工智能的教育与培训体系中；十是提升对人工智能研发劳动力优先发展政策的宣传力度。6月，白宫宣布启动"建设未来生物劳动力"行动计划，主要目的是强化生物技术领域的专业人才队伍建设。8月，日本文部科学省宣布，自2024年起，将对从事人工智能技术开发的杰出青年人才提供补助资金，主要是为了防止人工智能领域的人才外流。具体而言，每年资助50位杰出的在职青年人才每人2000万日元，每年资助200位优秀的博士后研究人员每人600万日元，这些补助资金可用于支持研究经费和生活补贴，以支持其在人工智能领域的深入研究和创新工作。10月，英国政府宣布将投资1.18亿英镑用于建设人工智能人才队伍。其中的1.17亿英镑将用于资助12个大学人工智能博士培训中心，以培育下一代的人工智能研发人才并推进人工智能领域的关键技术研发；另外100万英镑将用于实施人工智能未来补助金计划，以吸引新一代人工智能领导者迁移至英国并开展其研究。同时，英国政府还将推出一项新的签证计划及相关卓越奖学金，以吸引处于职业生涯早期的优秀人工智能研究人员和国际学生。12月，新加坡宣布计划在未来3～5年内加速人工智能人才的引进与培养，使新加坡的人工智能专家队伍在现有基础上增加两倍，达到1.5万人的规模。

另外，在2023年，各国政府还积极实施针对性的留学生招募计划并优化签证政策，以达到吸引国际学生的目的，特别是那些在科学、技术、工程和数学（STEM）领域的潜在人才。这一系列举措提升了国家的国际教育竞争力，促进了全球人才的流动与交流。2月，澳大利亚政府宣布了一项政策，详细列出了延长留学生工作签证的具体资格条件，以吸引那些澳大利亚劳动力市场短缺的专业领域的留学生毕业后留在澳大利亚工作。3月，加拿大政府宣布将留学生毕业后的工作许可期限延长至最多18个月，目的是吸引更多留学生在加拿大完成学业后继续留在该国工作。日本政府提出了一项新的留学生接收计划，目标是到2033年接收40万名留学生，并将留学生在日本的就业率提高至60%。为实现这一目标，日本政府从改善留学生接收环境、提升大学国际化水平、创造对海外人才有吸引力的教育环境、促进留学生在日本企业就业留用等多方面采取了一系列措施，优化软硬环境，以增强人才吸引力。7月，美国新增了包括人口学和人口研究、发展和青少年心理学、地理空间情报、语言学和计算机科学、机电一体化和机器人与自动化工程、复合材料、风景园林、机构研究等在内的8个STEM专业，进一步扩大了吸引留学生的专业范畴。8月，韩国政府宣布启动"留学韩国30万"计划，目标是在5年内吸引30万名留学生到韩国留学。该计划提出了四大举措，分别是拓展吸引留学生的途径、优化地方政策以吸引产业发展所需的留学生、增强高科技和新兴产业对相关留学生的吸引力，以及建立跨部门合作机制以保障计划的顺利实施。

同时，在全球范围内，各国政府正在积极建立跨国人才交流和科研合作网络，以促进知识共享和技术创新。例如，美国与印度的合作特别强调了计算机科学与工程等关键技术领域的研究；而英国则通过与印度联合实施互惠青年专业人员计划，为两国年轻专业人士提供了跨文化交流的平台。澳大利亚与印度之间的学历资格互认机制进一步促进了学术和研究人才的流动性。加拿大在国际合作方面也表现活跃，与法国和荷兰的合作聚焦于量子科技等前沿领域，通过联合研究项目和人才交流计划，推动科技创新。新加坡和中国之间的青年实习交流计划则为两国学生提供了宝贵的国际工作经验，加强了双边人才的实践能力并拓宽了其国际视野。这些举措共同构成了一个全球性的合作框架，不仅加强了国家间的教育和科研联系，还为全球人才流动和知识转移提供了新的机遇。通过教育和科研的国际合作，培养下一代的创新者和领导者，同时为解决全球性问题提供多边解决方案。

上述各国在生物健康和人工智能领域的经验也可借鉴应用于健康服务管理人才队伍建设，重点关注关键领域的人才培养，争取政策支持和资金投入，积极参与国际合作与交流，重视伦理、法律和社会影响的教育，以及促进青年人才的发展。通过这些措施，可以提升健康服务管理人才队伍的整体素质和能力，为健康服务行业的发展提供有力的人才支持。

目前，国外的研究人员也从各个方面对数字化健康管理服务人才队伍建设进行分析，提供了更多的启示和人才培养方向，以便在该领域实现人才的全面发展。Mark Brommeyer 等人通过对澳大利亚数字卫生政策文献、卫生服务管理研究生课程和国际文献进行分析，指出医疗健康管理的创新和成功实现数字化转型需要大量能够理解并运用数字健康技术的人才，而政策对于确保健康管理人才的发展至关重要，协调连贯的政策指导方针能够促进数字化健康服务管理人才队伍的建设。他们还证实了现有卫生服务管理人员培训课程亟须将数字健康相关内容纳入，强调了短期、有针对性的数字健康培训对人才培养具有重要作用。Tamsin Mary Holland Brown 等人解释了数字健康教育的重要性，提出数字健康教育应与时俱进，并普遍纳入培训以及专业发展活动，成为医学院校教育课程的一部分。Natasha Azzopardi Muscat 等人分析确定了各国在构建数字卫生系统方面的共同挑战：医疗健康服务管理人员缺乏数字化医疗素养和管理能力；缺乏足够的专业人才和技术能力来收集和分析健康数据；缺乏数字化技术人员以成立专门的管理团队或部门来维护和改进数字卫生系统等。

国外的研究和政策为数字化健康管理服务人才队伍建设提供了宝贵的指导，对我国构建强大的数字化健康管理服务人才队伍具有重要的启示意义。

当前，我国健康管理学科和医疗行业发展已经进入新阶段。据统计，2018 年有 6 万人报考健康管理师，2 万人通过鉴定；2019 年报考人数增至

37 万，其中 14 万人通过鉴定并取得健康管理师国家职业资格证书。2019 年10 月，人力资源和社会保障部、民政部联合颁布《养老护理员国家职业技能标准（2019 年版）》，提出开展养老服务人才培训提升行动。2020 年 5 月，人力资源和社会保障部公布的 10 个新职业中出现了社群健康助理员。根据《"十四五"卫生健康人才发展规划》显示，2020 年我国卫生人员总量达到1347.5 万人，其中执业（助理）医师 408.6 万人、注册护士 470.9 万人。在"十三五"期间，全国卫生人员总量年均增长 5%；同时，卫生技术人员中大学本科及以上学历者所占比例从 30.6% 提高到 42.1%，尤其是基层卫生技术人员学历水平有较大幅度提高，显示出我国医疗卫生人才队伍规模的持续壮大以及人才素质和能力的持续提升。在全国范围内，卫生技术人员占卫生人员总数的比例高达 79.2%，这一比例的显著提升，标志着我国医疗卫生人才队伍结构的持续优化。特别是在东部和西部地区，每千人口卫生技术人员的配比已经从 1∶0.94 优化至 1∶1.01，这一变化不仅反映了区域间卫生人力资源配置的均衡性提升，也显示了我国在提高卫生人才配备专业化水平方面取得的显著进展。其次，医教协同机制的深化，为医学人才培养体系的改革提供了有力支撑，确保了毕业后医学教育质量的持续提升。在人才评价体系方面，我国坚持实践导向，全面取消了基层卫生专业技术人才职称评审中对科研和论文的硬性要求，这一改革有助于更加公正地评价医务人员的实际工作能力和专业技能。为了更好地适应医疗卫生服务需求，我国不断探索和实践城乡卫生人才一体化、县管乡用、特设岗位等创新机制，以促进人才的合理流动和有效配置。这些措施打破了传统的人才管理壁垒，实现了人力资源的最优利用。此外，为了充分体现医务人员的工作价值，全国各地正在积极推进公立医院薪酬制度改革，并完善基层医疗卫生机构的绩效工资政策。这些改革的主要目的在于推动建立更加公平、合理的薪酬激励机制，以激发医务人员的工作热情和创新活力。该规划还提出，在"十四五"期间，我国卫生健康人才发展的总体目标是促进人才服务能力提高与结构优化，完善人才管理制度机制，营造人才发展的良好环境，提高医师配置水平，重点向基层、紧缺专业、临床重点专科等倾斜。到 2025 年，全国执业（助理）医师达到 450 万人，注册护士达到 550 万人。

尽管我国健康服务管理人才队伍建设取得了显著成就，但是在某些方面仍然面临挑战。根据《中国数字经济就业影响研究报告》显示，伴随全行业的数字化推进，需要引入更广泛的数字化人才。2020 年中国数字化人才缺口已接近 1100 万，且这一缺口依然在持续放大，尤其是医疗健康行业。目前，我国每 15 万人中仅有 1 名健康管理人员，这一比例远不足以应对当前的健康挑战。考虑到生活、工作和环境因素对健康状态的影响，我国约有 6.5 亿劳动年龄人口处于亚健康或疾病状态。同时，我国正面临着慢性病患者数量庞大、医疗费用高昂以及疾病病程延长等挑战。此外，根据 2050 年的人口预测，我国 60 岁及以上的老年人口预计将达到 4.3 亿。这些因素共同推动了对健康管理专业人才需求的增长。据此估算，我国健康管理人才的供需缺口高达 2000万。这一数据揭示了我国在健康管理领域面临的人才短缺问题，强调了加强健康管理人才培养和引进的紧迫性。

基于此，学界的研究重心逐渐聚焦于健康管理人才队伍建设。陈靖等人通过文献查阅、信息检索和以辽宁省沈阳市 8 个社区居家养老中心为随机对象的实地调研等方式发现，中医药适宜技术在居民养老中存在很大的需求缺口，但是能够提供中医药治未病服务的机构很少，其中一个重要原因就是基层中医人才普遍缺乏。朱卓辉等人通过对"互联网＋中医药适宜技术"的服务模式进行 SWOT 分析，认为这种需要走进患者家庭提供服务的模式需要调动大量具有资质的护理或医疗人员。李艺等人认为，现有的治未病专业人才不足和医务人员缺少专业培训等原因在一定程度上限制了中医治未病的发展。梁超等人从组织维度进行分析，认为目前数智赋能主动健康服务过程中供给效能低下、供需端不匹配的问题仍旧显著：资金与人才供给不足以及复合型人才缺口较大，掣肘了主动健康管理的智能化转型。

因此，加强社区中医治未病适宜技术人才培养与服务供给的紧迫性不言而喻。在健康服务管理队伍建设方面，应当采取培训、绩效考核等激励措施，以促进数字化健康服务管理领域的创新工作，并对人才存量进行优化与扩充。对于在职工作人员，定期开展培训活动至关重要。培训应以集中授课为核心，同时结合专家的巡回指导和个人自学，确保理论与实践紧密结合。此外，培训内容应涵盖理论学习与实际操作的融合，以及培训成果在临床应用中的推广。通过多样化的培训方式，如网络培训、专题讲座以及在合作医院的进修学习等，有效提升医务人员在中医药适宜技术领域的专业能力和业务水平。

　　此外，有必要在医疗卫生服务体制内建立绩效评价与奖惩机制，提高主动健康服务工作团队的数字健康素养，增强工作人员利用智能设备和健康数据进行分析、解决问题的能力。同时，应促进科研院所、体育与医疗机构、大健康企业等相关主体的合作，为紧缺型人才开辟"绿色通道"，创新人才培养机制，推动复合型人才向基层流动。鼓励各级中医医院在职医师进行多点医师执业注册，定期到社区基层看诊和带教，并与中医药高校沟通协调，通过"订单式"人才深造培养计划吸引高层次中医药专业人才投身社区工作，逐步构建层次分明的人才队伍，以应对老龄化人群的增长需求。

　　另外，相关部门应结合社区中医治未病健康管理服务的特点，制订针对性的中医药专业教学安排和课程设置，并在二级以上医院设立中医治未病科室供学生见习，加强中医治未病人才队伍的培养，不断完善中医药高等院校中医治未病健康管理专业人才的培养制度。

　　总体而言，政府层面应优先考虑设立相关机构健康管理服务岗位，并可借助社会力量推动和创新健康管理人才的培养机制。职能部门亦应加强对职业培训的监管，对社会人员进入健康管理领域设定规范化的准入门槛。在产业层面，重点应放在将"互联网＋健康管理"、健康风险评估、大数据以及人工智能等现代技术技能的培养，作为人才应用和继续教育的核心方向。高校层面，应积极探索与社会培训机构的合作模式，与企业联合建设人才培养基地，通过培训促进发展，实操增强技能，培育复合型应用人才。在科研机构层面，应致力于实现科研与实践的深度融合，通过科学研究的引领作用，全面探索健康管理学科的本质特征和定位。这包括明确健康管理学科的研究范围、核心技术等基础性问题，以构建一个具有中国特色的健康管理学科体系。同时，应充分发挥卫生健康行政机构和医疗机构的职能，积极开展健康管理理念与技能的继续教育培训。这样的培训旨在确保健康管理人员能够实现从"以疾病为中心"向"以健康为中心"的转变，从而更好地服务于公众健康。

　　综上所述，我们需要借鉴国内外在生物健康和人工智能领域的成功经验，通过政府、企业和社会各界的共同努力，采取政策支持、资金投入、教育与培训、国际合作与交流等多种途径，培养和引进一批既掌握先进数字技术又具备专业健康管理知识的人才，以加强数字化健康管理服务队伍建设。只有这样，我们才能确保数字化健康管理服务在创新中不断前行，为人民群众提供更加优质、便捷的健康服务，实现健康服务行业高质量发展，提升国家竞争力。

参考文献

[1] 钱姝静，徐建云 ." 上医治未病 " 在大健康时代中的学脉传承与实践开新 [J/OL]. 中国中医基础医学杂志 , 2018, 24(3): 337–338, 377.

[2] 孙涛 , 武留信 . 中医未病思想与 " 慢病后备军 " 健康管理 [J]. 世界中西医结合杂志 , 2007(5): 252–253.

[3] 曾强 . 互联网 + 健康管理模式初探 [J]. 中国医院院长 , 2016(Z1): 119–120.

[4] 王艺敏 , 巢健茜 , 张晶晶 , 等 . 我国老年人健康管理的情景分析 [J]. 中国老年学杂志 , 2012, 32(19): 4337–4339.

[5] 张彦琦 , 张玲 , 易东 , 等 . 重庆市高血压和糖尿病患者社区健康管理现状及影响因素研究 [J]. 中国全科医学 , 2015, 18(28): 3473–3477.

[6] 廖粤生 , 宋欧 , 罗卫东 , 等 ." 健康中国 " 背景下我国慢性病管理模式发展的价值意蕴、现实困境与优化路径 [J]. 中国卫生经济 , 2023, 42(5): 54–57.

[7] 廖粤生 , 刘洪武 , 王先亮 . 我国实施主动健康战略的理论价值、现实困境与纾解方略 [J]. 中国卫生经济 , 2023, 42(9): 1–5.

[8] 孙忠人 , 游小晴 , 韩其琛 , 等 . 人工智能在中医药领域的应用进展及现状思考 [J]. 世界科学技术 – 中医药现代化 , 2021, 23(6): 1803–1811.

[9]HOLL F, KIRCHER J, HERTELENDY A J, et al. Tanzania's and Germany's Digital Health Strategies and Their Consistency With the World Health Organization's Global Strategy on Digital Health 2020–2025: Comparative Policy Analysis[J/OL]. Journal of Medical Internet Research, 2024, 26: e52150.

[10] 左冉 , 李敬华 , 王映辉 , 等 . 名医传承知识图谱的构建方法与应用研究 [J]. 中国数字医学 , 2021, 16(3): 33–36.

[11] 杨漾 , 苏畅 , 程丽媛 , 等 . 基于隐结构结合关联规则探讨中医古籍中胸痹辨证分型及用药规律 [J/OL]. 中药新药与临床药理 , 2023, 34(4): 556–563.

[12] 钟俐芹 , 辛国江 , 彭清华 , 等 . 中医舌诊染苔图像数据集 [J]. 中国科学数据 (中英文网络版), 2023, 8(3): 444–453.

[13] 文秀静 , 宋晓炜 , 洪琼 . 集成中医舌诊的便携式家用健康监测仪 [J/

OL]. 现代信息科技 , 2023, 7(11): 182–185.

[14] 谢继鼎 , 田思玮 , 宋军 , 等 . 基于智能脉诊仪探究八段锦对平人脏腑功能的作用 [J]. 世界科学技术 – 中医药现代化 , 2023, 25(6): 2223–2229.

[15] 梁超 , 宋振鹏 , 汤立许 . 数智赋能主动健康管理：实践样态、建构策略与驱动路径 [J/OL]. 武汉体育学院学报 , 2024, 58(4): 72–81,

[16] 张泽丹 , 王斌 , 陈婷 , 等 . 基于区块链的中医消化领域临床科研一体化数据共享平台的研究与设计 [J/OL]. 中华中医药学 , 2024, 42(6): 29–33, 265.

[17] 刘凯 , 王艳国 . 中医传承辅助平台在中医药研究中应用现状 [J/OL]. 山东中医杂志 , 2015, 34(5): 392–394.

[18] 王伟斌 , 李敬华 , 王映辉 , 等 . 基于古今医案云平台的中医药治疗尿路感染用药规律研究 [J]. 世界科学技术 – 中医药现代化 , 2018(12): 2262–2268.

[19] 万水 , 许奎 , 王元千 , 等 . 芜湖市 5G$^+$ 中医治未病健康管理服务云平台的构建 [J/OL]. 生物医学工程与临床 , 2023, 27(6): 796–802.

[20]BROMMEYER M,LIANG Z. A Systematic Approach in Developing Management Workforce Readiness for Digital Health Transformation in Healthcare[J/OL]. International Journal of Environmental Research and Public Health, 2022, 19(21): 13843.

[21]HOLLAND BROWN T M,BEWICK M. Digital health education:the need for a digitally ready workforce[J/OL]. Archives of Disease in Childhood. Education and Practice Edition, 2023, 108(3): 214–217.

[22]AERTS A,BOGDAN–MARTIN D. Leveraging data and AI to deliver on the promise of digital health[J/OL]. International Journal of Medical Informatics, 2021, 150: 104456.

[23]BRAKER C, CHARLEBOIS M,LOPATKA H, et al. Influencing Change: Preparing the Next Generation of Clinicians to Practice in the Digital Age[J/OL]. Healthcare Quarterly(Toronto,Ont.),2016,18(4): 5–7.

[24]NWANKWO B,SAMBO M N. Can training of health care workers improve data management practice in health management information systems:a case study of primary health care facilities in Kaduna State,Nigeria[J/OL]. The Pan

African Medical Journal,2018,30: 289.

[25] 陈靖 , 刘晓丹 , 张妤 , 等 . "中医治未病＋人工智能"助力社区居家养老的对策研究 [J]. 医学与哲学 , 2024, 45(8): 53-57.

[26] 朱卓辉 , 陈多 , 李芬 , 等 ."互联网＋中医药适宜技术"服务模式的 SWOT 分析 [J]. 健康发展与政策研究 , 2024, 27(1): 36-40.

[27] 张宝仪 , 邹冠炀 , 李艺 . 中医治未病的认知现状及发展策略 [J/OL]. 新中医 , 2024, 56(15): 189-192.

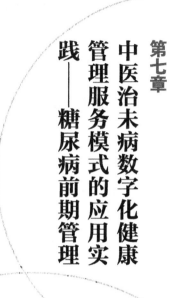

第七章　中医治未病数字化健康管理服务模式的应用实践——糖尿病前期管理

基于动态血糖监测技术与中医辨证施治的个性化健康管理模式

一、引言

（一）研究背景

随着全球经济的迅猛发展和人们生活方式的转变，糖尿病的发病率持续上升，现已成为威胁全球公共健康的重大疾病之一。根据国际糖尿病联盟（IDF，International Diabetes Federation）的报告显示，全球糖尿病患者人数已超过 4.6 亿，并且这一数字仍在持续增长。更为严峻的是，许多患者在确诊糖尿病之前，已经处于糖尿病前期（Prediabetes）状态，而这一阶段正是防控糖尿病进展的关键时期。

糖尿病前期是指个体的血糖水平高于正常但尚未达到糖尿病诊断标准的一种状态。尽管糖尿病前期患者的症状较轻，甚至无明显临床症状，但若不进行及时有效的干预，约30%的糖尿病前期患者将在十年内发展为 2 型糖尿病。因此，糖尿病前期的管理与干预是预防糖尿病发生的重要环节。

目前，糖尿病前期的管理主要依赖于生活方式干预，包括饮食调整、增加运动等方面。然而，由于个体的代谢特征、生活习惯和体质差异，各种干预措施所产生的效果差异较大，难以实现全面预防糖尿病的目标。针对这一问题，近年来，连续血糖监测（Continuous Glucose Monitoring，CGM）技术的发展为糖尿病前期的管理提供了新的可能性。CGM 能够实时监测患者的血糖变化，提供连续的血糖波动数据，使医生能够根据患者的血糖趋势，精准调整治疗方案，从而提升干预效果。

在中国，传统中医药在糖尿病及其并发症的防治中具有悠久的历史和独特的优势。中医强调通过整体调理、辨证施治，改善患者的体质和代谢状态，从而达到治未病的目标。近年来，随着中西医结合理念的深入发展，中医药与现代医疗技术的融合，特别是动态血糖监测技术与中医辨证施治的结合，正逐步成为糖尿病前期管理的新趋势。

然而，目前关于动态血糖监测与中医辨证施治相结合的个性化健康管理模式的研究仍处于探索阶段。例如，一项初步的临床研究探讨了动态血糖监测与中医药干预相结合对糖尿病前期患者的影响。研究结果显示，采用中医辨证施治的个体化治疗方案后，患者的血糖波动得到了有效控制，且胰岛素敏感性也有所提高。尽管初步研究表明这种模式在糖尿病前期管理中具有潜在的优势，但其具体的应用效果、模式优化方向以及推广前景仍有待进一步研究和验证。

（二）研究意义

本研究通过构建并验证一种基于动态血糖监测技术与中医辨证施治相结合的个性化健康管理模式，旨在为糖尿病前期患者提供一种有效的干预手段，并为糖尿病防控领域提供新的研究视角和实践指导。具体而言，本研究的意义主要体现在以下几个方面。

1. 推动糖尿病前期管理的精准化发展

传统的糖尿病前期管理方法，如饮食调整、运动干预等，虽然在一定程度上能够延缓糖尿病的发生，但由于缺乏对患者个体差异的充分考虑，往往难以达到预期的效果。本研究通过引入动态血糖监测技术，能够实时获取患者的血糖波动数据，医生能够根据数据进行精准的个性化干预，从而提升干预效果，为糖尿病前期管理开拓了新的路径。

2. 发掘中医药在糖尿病前期管理中的潜力

中医药在糖尿病及其并发症的防治中有着悠久的历史。基于调理脏腑、平衡阴阳、扶正祛邪等理论，中医药可以从根本上改善患者的体质，降低糖尿病的发生风险。近年来，随着动态血糖监测技术的发展，结合现代技术的中医药治疗方案在糖尿病前期管理中展现出了新的潜力。

动态血糖监测技术能够实时反馈血糖波动情况，为个性化干预提供数据支持。将中医辨证施治与这一技术结合，可以更精准地了解患者的血糖变化，并根据个体差异进行量身定制的干预措施。中医药的干预手段丰富多样，如药物调理、针灸、推拿等，这些手段有助于改善脏腑功能、调整内分泌平衡，进而稳定血糖水平。

这种结合模式不仅能在早期阶段发现血糖异常，还能帮助患者进行综合管理，提升其自我管理能力，并改善整体健康状况。通过这一新型干预方式，患者可以在糖尿病前期阶段得到更好的健康管理，降低向糖尿病发展的风险。

3. 提高糖尿病前期患者的生活质量

糖尿病前期虽然尚未达到糖尿病的确诊标准，但其已经对患者的生活质量造成了一定程度的负面影响，如焦虑、疲劳、睡眠质量下降等。本研究通过个性化的干预措施，不仅着眼于血糖控制，更侧重于提升患者的生活质量。研究结果表明，通过动态血糖监测与中医辨证施治相结合的干预方式，患者的精神状态、体力和睡眠质量均有明显改善，生活质量显著提升。

4. 为中西医结合的健康管理模式提供实践依据

本研究的另一重要意义在于为中西医结合的健康管理模式提供了实践依据。尽管中西医结合的理念已经深入人心，但在实际应用中，如何有效地将西医技术与中医药理论结合，仍然是一个需要深入探讨的问题。本研究通过实践验证了动态血糖监测与中医辨证施治结合在糖尿病前期管理中的有效性，并为这一模式在其他慢性病管理中的推广提供了借鉴。

5. 推动糖尿病防控领域的创新性发展

随着糖尿病发病率的持续上升，全球范围内糖尿病防控的任务日益紧迫。本研究通过探索新的糖尿病前期管理模式，推动了糖尿病防控领域的创新性发展。研究结果表明，通过结合现代技术和传统中医药理论，可以更好地预防糖尿病的发生，延缓糖尿病的病情进展。这不仅有助于减轻糖尿病给公共健康带来的沉重负担，同时也为全球糖尿病防控策略提供了新的思路。

6. 促进中医药国际化与现代化进程

随着中医药在国际上的影响力逐渐扩大，如何实现中医药的现代化与国际化成为一个重要议题。本研究通过将中医药与现代动态血糖监测技术相结合，为中医药的现代化和国际化开拓了新的实践路径。研究过程中所展现出的中医药在糖尿病前期管理中的独特优势，证明了中医药在现代医学体系中的独特价值，也为中医药在国际舞台上的推广应用提供了新的证据。

（三）研究的社会价值与未来展望

本研究不仅具有显著的学术价值，同时也具备重要的社会价值。通过构建基于动态血糖监测与中医辨证施治相结合的健康管理模式，本研究为糖尿病前期患者提供了一种全新的管理途径，提升了患者的健康水平和生活质量。同时，这一研究成果也为糖尿病防控领域的政策制定提供了科学依据，有助于推动公共卫生领域的整体发展。

此外，基于这一健康管理模式的应用，有望为社会带来多方面的积极影响。例如，通过有效的糖尿病前期干预，可以降低患者患病的风险，进而减少糖尿病及其并发症的治疗成本，减轻医疗资源的负担和医疗费用支出。此外，随着健康管理模式的普及，公众对糖尿病预防和健康管理的意识将显著提高，这将推动社会对慢性病防控的关注度提升，提高全社会的健康水平。同时，个性化健康管理方案的推广也有助于提升医疗服务的效率，使医疗资源能够得以更加精确和高效地配置，减少不必要的医疗支出。

在政策层面，研究成果的推广可以为公共卫生政策的制定提供实践依据，推动更多健康管理政策的出台，尤其是针对糖尿病和慢性病的早期干预政策。这将有助于提高国家和地区在慢性病防控方面的整体水平。

未来，随着研究的深入和技术的进步，本研究所构建的健康管理模式有望在更大范围内推广应用，并在其他慢性病管理中得到验证和发展。这不仅有助于实现全民健康的目标，还能为全球慢性病防控事业作出积极贡献。

（四）研究方法与框架

本研究采用文献综述、数据分析、临床实践等多种方法，构建了一个涵盖理论与实践的研究框架。首先，通过对国内外相关文献的系统梳理，明确糖尿病前期管理的最新进展和中医治未病理念在此领域的应用价值。其次，在实践层面，借助动态血糖监测设备实时收集患者的血糖数据，结合中医体质辨证方法，制订个性化的干预方案，并在干预过程中动态调整。

研究框架分为五部分：第一，文献综述与理论基础；第二，动态血糖监测结合中医体质辨证的实践方案设计；第三，个性化干预措施的实施与数据收集；第四，效果评估与反馈分析；第五，对该模式的优势、挑战及未来优化方向的探讨。

通过这一框架，研究不仅从理论层面探讨了中医"治未病"理念的现代应用，还通过实际案例验证了数字化健康管理模式在糖尿病前期管理中的实践价值。这为未来进一步优化和推广该模式提供了参考依据。

二、文献综述

（一）糖尿病前期的相关研究

糖尿病前期（Prediabetes）是指一种血糖水平异常但尚未达到糖尿病诊断标准的状态。通常表现为空腹血糖（FPG）在 5.6～6.9 mmol/L 或糖化血红蛋白（HbA1c）在 5.7%～6.4%。这一状态是糖尿病发展进程中的重要前兆，其病理生理机制涉及多方面因素，主要包括胰岛素抵抗和 β 细胞功能减退。胰岛素抵抗使得细胞对胰岛素的反应减弱，导致血糖难以进入细胞，进而在血液中积聚。同时，β 细胞功能减退使得胰岛素的分泌能力下降，进一步加剧了血糖升高的情况。长期的胰岛素抵抗和 β 细胞功能减退不仅增大了患糖尿病的风险，还可能引发其他代谢性疾病。

近年来，全球糖尿病前期的患病率持续攀升，已成为糖尿病防治工作中的关键环节。相关数据表明，糖尿病前期患者中约有 25% 会在五年内发展为 2 型糖尿病。因此，早期识别和干预糖尿病前期具有重要的公共卫生意义。各类干预措施，包括生活方式的改变（如增加体力活动、调整饮食结构）和药物治疗（如使用二甲双胍）均已得到广泛研究和应用。这些措施的有效性和应用策略正在不断优化，以应对日益庞大的糖尿病前期患者群体。

在糖尿病前期的管理中，西医主要通过生活方式干预和药物治疗来延缓或阻止糖尿病的病情进展。生活方式干预包括减少体重、增加体力活动和改善饮食习惯等，而药物治疗则通常使用二甲双胍等药物来提高胰岛素敏感性并降低血糖水平。这些方法的有效性在多项临床试验中均得到验证，且在糖尿病前期的防治工作中已成为标准治疗方案。

与此同时，中医在糖尿病前期管理中也具有独特的优势。中医药强调通过整体调理和个体化干预来预防和延缓糖尿病的发展。中医治未病理念重视个体体质的差异，结合患者的生活习惯和健康状况，采取相应的中药方剂和疗法进行干预。研究表明，中医药可以通过调节血糖、改善胰岛素敏感性以及平衡体内阴阳和五脏六腑的功能，取得显著的治疗效果。中医的整体观和个体化治疗策略为糖尿病前期的管理提供了有力补充。

（二）动态血糖监测技术的发展与应用

1. 动态血糖监测的原理、优势与局限性

动态血糖监测（Continuous Glucose Monitoring, CGM）是一项借助植入皮下传感器来实时监测体内葡萄糖浓度的技术。CGM 系统能够提供全天候的血糖波动数据，这对于糖尿病患者尤为重要，因为它能够捕捉到传统间歇性血糖监测所遗漏的血糖变化，包括餐后高血糖和夜间低血糖的情况。与传统的血糖检测方法相比，CGM 技术提供了更为全面的血糖管理信息，使患者能够实时了解血糖的变化情况，从而更有效地调整饮食、运动和药物治疗方案。

然而，CGM 技术也存在一些局限性。例如，传感器的精度可能受到各种因素的影响，导致血糖数据的准确性有所降低。此外，CGM 系统的高昂成本和相对复杂的使用流程也是其普及应用过程中面临的阻碍。尽管如此，随着技术的不断进步和成本的逐渐降低，CGM 在糖尿病和糖尿病前期的管理中正发挥着越来越重要的作用。

2. 在糖尿病与糖尿病前期管理中的应用实例

CGM 技术已经被广泛应用于糖尿病患者的管理中，并且在糖尿病前期患者的管理中也展示出了良好的应用前景。通过实时数据，CGM 能够帮助患者识别血糖波动模式，并根据这些数据调整生活方式和治疗方案。例如，患者可以根据 CGM 提供的餐后血糖数据，优化饮食结构和用餐时间，从而有效延缓糖尿病的病情进展。此外，CGM 还可以帮助医生制订更加个性化的治疗计划，以提高患者的血糖控制水平。

（三）个性化饮食干预在糖尿病前期管理中的研究

1. 饮食干预在血糖管理中的作用

饮食干预是糖尿病前期管理中不可或缺的一部分。通过实施控制碳水化合物的摄入、增加膳食纤维等措施，可以显著改善血糖控制。相关研究显示，低碳水化合物饮食和地中海饮食在改善胰岛素敏感性和控制血糖水平方面具有显著效果。低碳水化合物饮食主要通过减少糖分的摄入来降低餐后血糖水平；地中海饮食则通过增加健康脂肪和膳食纤维的摄入来改善胰岛素敏感性。

这些饮食策略的应用有助于糖尿病前期患者实现长期的血糖管理目标。

2. 个性化饮食方案设计的理论依据与实践应用

个性化饮食干预方案是基于患者的代谢特征、遗传背景和生活方式设计的。这种方案能够更为精准地满足个体的营养需求，从而优化血糖控制效果。结合 CGM 技术的数据反馈，个性化饮食方案可以动态调整，以适应患者血糖水平的变化。例如，通过实时监测血糖数据，患者可以在饮食中进行必要的调整，优化碳水化合物的摄入量和餐次安排，从而提高血糖管理的效果。

（四）中医体质辨证与糖尿病前期干预的关系

中医体质学说认为，不同体质的个体在疾病易感性和发展进程上存在显著差异。中医将个体体质划分为多种类型，如气虚、血虚、阴虚、阳虚等，并认为每种体质对疾病的敏感性和发病机制有所不同。通过体质辨识，可以为患者制订更为针对性的预防和治疗措施。体质学说在中医理论体系中占据重要地位，为个体化治疗提供了理论依据。

在糖尿病前期的管理中，中医体质辨证施治能够显著改善患者的血糖控制效果。通过精准辨识患者的体质类型，制订个性化的中医药干预方案，能够有效调节患者的胰岛素敏感性和代谢功能。例如，对于气虚型糖尿病前期患者，中医可以通过补气药物和调理脾胃的方剂进行干预；而对于阴虚型患者，则可能采用滋阴降火的治疗策略。研究表明，体质辨证治疗不仅有助于改善血糖水平，还能够增强患者的整体健康状况，提高生活质量。

三、实践方案设计

（一）实践背景与目标

随着糖尿病及糖尿病前期患病率的增加，及早发现并有效干预糖尿病前期患者已成为公共健康管理的重要课题。在传统中医治未病理论的指导下，结合现代数字化健康管理手段，构建起动态血糖监测（CGM）与个性化饮食、中医体质辨证施治相结合的综合干预方案，旨在精准监测患者的血糖波动情况，改善患者体质，从而延缓或阻止糖尿病的病情进展。

本方案的设计目标是通过数字化技术与中医药的深度融合，研发一套适用于糖尿病前期患者的个性化健康管理模型。具体目标包括：精确监测血糖波动，识别高危时段与食物；通过个性化饮食和中医辨证调理，稳定血糖水平，降低胰岛素抵抗；提供动态化、可持续的健康管理服务，优化生活方式，预防糖尿病的发生。

（二）方案设计原则

本实践方案设计遵循以下原则。

1. 数据驱动与个性化管理

借助 CGM 设备获取精准的血糖数据，根据患者的个体差异（如饮食习惯、体质类型等）进行个性化干预。

2. 中西医结合

以中医治未病理论为核心，结合西医的监测技术，采取中医药与现代干预手段并行的综合措施。

3. 动态调整与持续优化

通过实时监测与定期评估，动态调整干预策略，确保方案的科学性和有效性。

4. 可操作性与可推广性

在个性化的基础上，兼顾方案的可操作性，确保其适合不同人群推广应用。

（三）实施对象与入组标准

1. 实施对象

以糖尿病前期患者为主要研究对象，包括符合以下条件者。

（1）年龄在 35～65 岁。

（2）体检结果显示空腹血糖（FPG）在 5.6～7.0mmol/L，或口服葡萄糖耐量试验（OGTT）2 小时血糖在 7.8～11.0mmol/L。

（3）无严重并发症或其他严重慢性病。

2. 排除标准

（1）已确诊糖尿病的患者。

（2）孕妇或哺乳期妇女。

（3）存在严重心、肝、肾功能障碍者。

（4）不愿意或无法接受长期随访及监测者。

（四）干预方案设计

本方案以动态血糖监测、个性化饮食、中医体质辨证调理为核心，分为以下四个阶段。

1. 评估与建档阶段（第1～2周）

（1）体质辨识与健康档案建立：由中医师进行体质辨识，并结合问诊、舌诊等手段确定患者的中医体质类型（如痰湿体质、气虚体质、阴虚体质等）。同时，建立患者的健康档案，包括基本信息、病史、饮食习惯、作息规律等。

（2）基础血糖与代谢指标评估：借助CGM设备记录患者的基础血糖数据，并进行基础代谢、血脂、肝肾功能等指标的检查，综合分析患者的代谢状态。

2. 个性化方案制订阶段（第3～4周）

（1）动态血糖监测与分析：在此阶段，借助CGM设备连续监测患者的全天血糖波动，特别是每餐后的血糖变化情况。结合数据分析，识别对患者血糖波动影响较大的食物种类和饮食习惯。

（2）个性化饮食方案制订：由营养师根据CGM数据及患者的饮食偏好制订个性化食谱。调整碳水化合物、蛋白质及脂肪的比例，选择低GI（血糖生成指数）食物，优化餐次与时间安排。

（3）中医辨证调理方案制订：根据体质辨识结果，由中医师制订相应的调理方案。通过中药方剂、针灸、推拿、饮食调理等手段进行干预，针对不同体质提供个性化的调理建议。

3. 干预实施与调整阶段（第5～16周）

（1）阶段性血糖监测与评估：定期进行动态血糖监测，每四周进行一次复评。结合数据分析和患者反馈情况，及时调整饮食和中医干预方案。

（2）持续饮食与生活方式指导：根据阶段性监测结果，营养师为患者提供动态调整的饮食指导和生活方式建议，确保食物搭配合理，有效控制餐后血糖波动。

（3）中医调理方案调整：中医师定期复诊，根据患者体质变化调整调理方案，如增加健脾化湿、益气养阴或疏肝解郁的中药成分，并结合季节变化适当调整方剂和非药物疗法（如推拿、针灸等）。

4. 效果评估与长期管理阶段（第 17 ～ 24 周）

（1）综合效果评估：通过复查空腹血糖、OGTT、糖化血红蛋白等指标全面评估干预效果。同时，再次对患者的中医体质状态进行评估以验证方案的长期有效性。

（2）长期健康管理方案：在干预期结束后，依据评估结果，为患者制订长期的个性化健康管理方案，包括饮食、运动和中医调理等方面的日常建议，旨在通过定期随访与监测，持续巩固干预效果，确保患者的长期健康稳定。

5. 干预方法与细节

（1）动态血糖监测（CGM）技术的应用：CGM 设备可连续记录患者全天的血糖变化情况，为精准管理提供数据支持。通过实时数据分析，识别血糖波动高峰时段和低谷时段，以及餐后、运动及作息对血糖的影响。特别是通过监测餐后不同时间节点的血糖反应，能够精确指导饮食和运动方案的调整，确保患者的血糖水平得到有效控制。

（2）个性化饮食管理：营养师根据 CGM 监测的血糖反应及患者的饮食习惯制订个性化的饮食方案。该方案将调整高 GI 食物的摄入比例，增加低 GI 食物（如全谷物、蔬菜、健康脂肪）的摄入，并推荐合理的餐次安排（如少量多餐、规律进食）。同时，饮食方案还将结合中医饮食调养原则，选择适宜患者体质的食物种类和烹饪方式，确保饮食的营养均衡和个性化。

（3）中医辨证施治：中医师根据患者的体质类型和症状表现进行辨证施治。常用的调理方案包括药物疗法和非药物疗法两类。药物疗法包括：健脾祛湿，适用于痰湿体质，采用半夏、茯苓、陈皮等健脾化湿药物进行调理；益气养阴，适用于气虚、阴虚体质，采用黄芪、麦冬、生地等滋补药物进行调理；疏肝理气，针对肝郁气滞体质，采用柴胡、白芍、香附等疏肝理气的药物进行调理。非药物疗法，即采用针灸、推拿、艾灸等中医传统疗法，提升整体调理效果，促进患者康复。

（五）实施流程与管理

1. 流程管理

干预实施流程从患者入组、初期评估、个性化方案制订，到干预期的定期随访、数据监测和效果评估，形成闭环管理。整个流程由医生、营养师、中医师、健康管理师等组成的多学科团队协作完成，确保患者得到全面、专业的健康管理服务。

2. 数据管理与反馈机制

所有血糖监测数据、问诊记录、随访结果均录入电子健康档案，形成数据闭环。系统自动生成健康报告，为患者和医护团队提供实时反馈。患者和医护团队可通过移动端应用查看数据分析报告，确保方案执行的连续性并及时调整方案，提高健康管理效率和质量。

3. 持续跟踪与优化

干预期结束后，患者仍然需要定期进行健康监测和随访，医生将根据最新数据动态调整管理方案，确保患者在干预后的长期健康稳定。

（六）预期效果与方案评价

本方案通过数字化手段与中医理论的结合，能够精准监控糖尿病前期患者的血糖变化情况，为患者提供个性化、动态化的健康管理方案。预期目标分为短期目标和长期目标。短期目标，即降低空腹血糖水平，减少餐后血糖波动幅度，改善中医辨证后的患者体质状态，提升患者的生活质量。长期目标，即降低糖尿病的发生率，助力患者养成健康的生活习惯，从整体上提升患者的健康水平。

本方案将通过干预前后患者的血糖指标、体质状态和生活方式的变化，全面评估实施效果，为未来推广应用提供科学依据。

四、应用实践与案例分析

（一）应用实践概述

近年来，随着中医治未病理论与现代数字化技术的结合发展，基于动态血糖监测（CGM）、个性化饮食指导和中医体质辨证的综合干预模式在糖尿病前期管理中逐渐得到应用。该模式的实践涵盖了社区健康管理、专科医院的慢性病管理中心，以及数字化健康平台的远程监控服务，逐步构建起多层次、全方位的应用体系。

在这些实践过程中，糖尿病前期患者通过佩戴 CGM 设备进行动态血糖监测，同时接受个性化的中医调理和饮食干预。借助数据驱动和中医辨证相结合的方式，为患者提供了更加精准、个性化的健康管理方案，有效地延缓或防止了糖尿病的发生。

（二）应用案例分析

为更好地展示该模式的实际效果，本节将选取多个具体案例进行深入分析，涵盖不同体质类型、生活习惯及健康状况的糖尿病前期患者。

案例一：40 岁女性，痰湿体质，BMI 偏高

基本情况：该患者为 40 岁女性，身高 160cm，体重 75kg，BMI 为 $29.3kg/m^2$，属于超重。初步检查结果显示，其空腹血糖为 6.2mmol/L，口服葡萄糖耐量试验（OGTT）餐后 2 小时血糖为 9.5mmol/L。体质辨识结果为痰湿体质，表现为疲乏、口干黏腻、舌苔厚腻。

干预方案

1. 动态血糖监测

借助 CGM 设备监测每日血糖波动，特别关注每餐后 15 分钟、30 分钟、1 小时、2 小时及 3 小时的血糖反应情况。发现患者在进食含高碳水化合物的食物（如米饭、面食）后，血糖迅速上升，尤其在餐后 30 分钟和 1 小时达到峰值，且餐后 2 小时血糖仍偏高。

2. 个性化饮食方案

根据监测数据，调整患者的饮食结构，减少精制碳水化合物的摄入，增加富含膳食纤维的全谷物、蔬菜及蛋白质食物。在午餐和晚餐时特别注意食物搭配，如用绿叶蔬菜和瘦肉代替部分主食，同时减少高糖调味品的使用。

3. 中医调理

以健脾祛湿为主，采用健脾化痰的中药，如半夏、陈皮、茯苓等，配合针灸调理脾胃功能。同时，叮嘱患者调整饮食作息，减少寒凉食物摄入，以避免加重痰湿。

4. 运动建议

每天在餐后 30 分钟进行轻度有氧运动，如散步，以此帮助控制餐后血糖；结合每周 3 ～ 5 次的中等强度运动，如快走、游泳等。

干预效果：干预 12 周后，患者的空腹血糖降至 5.8 mmol/L，餐后 2 小时血糖降至 7.8 mmol/L，BMI 下降至 27.5kg/m²。通过动态监测，餐后血糖的波动幅度明显减小，尤其在精制碳水化合物摄入减少后，血糖峰值显著降低，患者疲乏感也得到改善。

案例二：50 岁男性，气虚体质，常年压力大

基本情况：该患者为 50 岁男性，工作压力大，经常熬夜。初步检查结果显示，其空腹血糖为 6.5mmol/L，OGTT 餐后 2 小时血糖为 8.9mmol/L。体质辨识结果为气虚体质，表现为乏力、气短、面色苍白、舌淡苔薄。

干预方案

1. 动态血糖监测

重点监测患者进食后的血糖反应，尤其是早餐和晚餐时段。数据显示，患者在食用高脂早餐（如煎饼、油炸食品）后，血糖在餐后 1 小时急剧上升，且持续时间较长。此外，熬夜后的晚餐（通常较为丰盛）也会导致餐后血糖显著波动。

2. 个性化饮食方案

调整早餐内容，增加富含蛋白质和膳食纤维的食物摄入，如燕麦、鸡蛋、坚果等，减少高脂油炸食品的摄入。晚餐时间提前，建议食用清淡且富含膳食纤维的餐食，以避免夜间血糖波动过大。

3. 中医调理

采用益气健脾的中药，如黄芪、人参、白术等，配合针灸调理，改善气虚症状，增强抵抗力。特别关注患者熬夜后气虚加重的表现，进行针对性调理。

4. 生活方式调整

督促患者规律作息，减少熬夜，建议患者进行午休和放松活动，如冥想、呼吸调节等。

干预效果：干预 10 周后，患者的空腹血糖降至 5.9mmol/L，餐后 2 小时血糖降至 7.5mmol/L，餐后血糖波动幅度减小。患者反馈精神状态明显好转，乏力症状缓解，熬夜次数也有所减少。

案例三：45 岁女性，阴虚体质，长期失眠

基本情况：该患者为 45 岁女性，体质偏瘦。初步检查结果显示，其空腹

血糖为 6.0mmol/L，OGTT 餐后 2 小时血糖为 8.5mmol/L。体质辨识结果为阴虚体质，表现为口干、盗汗、心烦、失眠、舌红少苔。

干预方案

1. 动态血糖监测

重点监测患者晚餐及夜间的血糖波动情况。数据显示，患者在进食辛辣、煎炸食物后，餐后血糖反应剧烈，且夜间血糖波动大，常伴随失眠症状加重。

2. 个性化饮食方案

调整晚餐食谱，减少辛辣、煎炸食物的摄入，增加滋阴食材如银耳、百合、莲子等。晚餐时间适当提前，避免临睡前进食，降低夜间血糖波动。

3. 中医调理

采用滋阴降火的中药，如麦冬、生地、沙参等，结合耳针治疗，以改善患者睡眠质量，并辅以静心调理法，如茶道、香薰等，帮助患者平稳情绪，促进睡眠。

4. 睡眠管理

建议患者形成规律的作息时间，睡前避免刺激性活动（如过多使用电子设备），逐步建立良好的睡眠习惯。

干预效果：干预 8 周后，患者的空腹血糖稳定在 5.7mmol/L，餐后血糖控制在 7.3mmol/L。患者夜间失眠症状显著减轻，盗汗减少，精神状态和整体健康状况均得到改善。

经过改进后的干预方案，更加注重每餐后的血糖反应监测，结合数据调整饮食结构和中医调理方案，提升了个性化管理的精确度。这种综合干预模式不仅能有效控制血糖水平，还能帮助患者建立长期的健康生活方式，从而实现预防糖尿病的目标。

案例四：50 岁男性，气虚体质，腹型肥胖

基本情况：该患者为 50 岁男性，身高 175cm，体重 92kg，BMI 为 30.0kg/m²，属于腹型肥胖。初步检查结果显示，其空腹血糖为 6.8mmol/L，OGTT 餐后 2 小时血糖为 10.1mmol/L。体质辨识结果为气虚体质，表现为疲劳乏力、气短、出汗多、免疫力低下。

干预方案

1. 动态血糖监测

借助 CGM 设备监测患者的每日血糖波动，并重点关注其在进食高脂肪、

高糖食物（如油炸食品、甜点）后的血糖变化情况。监测数据显示，患者在摄入高脂高糖饮食后，血糖波动较大，尤其是餐后1小时和2小时，血糖显著升高，并且维持时间较长。

2. 个性化饮食方案

根据监测数据，为患者制订了低脂、低糖饮食方案。该方案要求减少油炸食品、甜点、红肉的摄入，增加富含膳食纤维的食物，如全谷物、豆类和蔬菜。特别强调早餐要保证摄入足够的蛋白质和膳食纤维，如选择燕麦片、鸡蛋和低脂牛奶，午餐和晚餐则以清淡易消化的食物为主。

3. 中医调理

以补气健脾为主，采用补中益气汤等中药配方，并结合针灸和艾灸调理脾胃功能，提高患者的气血运行和代谢功能。根据气虚体质的特点，建议患者增加温热性食物的摄入，避免生冷食物，以增强体质。

4. 运动建议

每周进行4～5次中等强度的有氧运动，如快走、骑自行车，并结合力量训练，以提高肌肉质量，提高基础代谢率。特别建议患者每天在餐后1小时进行30分钟的有氧运动，以帮助降低餐后血糖。

干预效果：干预16周后，患者的空腹血糖降至6.0mmol/L，餐后2小时血糖降至8.2mmol/L，BMI下降至28.2kg/m^2。通过动态监测，餐后血糖的波动明显减小，尤其在减少高脂高糖饮食摄入后，血糖恢复至正常水平的速度加快。患者的气虚症状如疲劳乏力、气短等有所缓解，整体健康状况得到改善。

案例五：45岁男性，肝火旺盛体质，情绪波动大

基本情况：该患者为45岁男性，身高178cm，体重82kg，BMI为25.9kg/m^2，属于正常范围，但情绪波动较大，易怒易躁。初步检查结果显示，其空腹血糖为6.4mmol/L，OGTT餐后2小时血糖为9.0mmol/L。体质辨识结果为肝火旺盛体质，表现为面红目赤、口苦咽干、头痛、失眠多梦、两胁胀痛。

干预方案

1. 动态血糖监测

借助CGM设备监测患者的每日血糖波动，重点关注患者在情绪激动、压

力较大时的血糖变化情况。监测数据显示，患者在情绪波动较大时，血糖波动显著，尤其在晚餐后和睡前时段，血糖升高较为明显，且恢复时间较长。此外，血糖波动与患者的情绪状态密切相关。

2. 个性化饮食方案

根据监测数据和肝火旺盛的体质特点，为患者制订了清淡、降火的饮食方案。方案要求减少辛辣、油腻及刺激性食物的摄入，增加新鲜蔬果和清凉食品的摄入，如苦瓜、芹菜、绿豆汤等。特别建议患者减少晚餐中高热量食物的摄入，并避免咖啡、茶和酒精等刺激性饮品。

3. 中医调理

以清肝泻火为主，采用龙胆泻肝汤等中药配方，并结合针灸和拔罐治疗，以疏肝解郁，改善患者的情绪状态和睡眠质量。同时，建议患者进行放松练习，如深呼吸、冥想等，以平和心态，缓解肝火旺盛导致的情绪波动。

4. 运动建议

建议患者每天进行中等强度的有氧运动，如快步走、游泳等，并结合一些能够帮助情绪放松的运动，如瑜伽和太极拳。尤其在情绪波动时，鼓励患者通过适度运动帮助调节情绪，降低因压力导致的血糖波动。

干预效果： 干预 12 周后，患者的空腹血糖降至 6.0mmol/L，餐后 2 小时血糖降至 7.5mmol/L，BMI 保持不变。动态监测数据显示，患者的血糖波动显著减小，特别是在情绪管理方面取得了明显效果，肝火症状如头痛、口苦、两胁胀痛等明显减轻，患者的情绪状态和睡眠质量得到改善，整体健康状况显著提升。

案例六： 54 岁男性，气虚血瘀体质，BMI 偏高

基本情况： 该患者为 54 岁男性，身高 175cm，体重 85kg，BMI 为 27.8kg/m^2，属于超重。初步检查结果显示，其空腹血糖为 5.9mmol/L，OGTT 餐后 2 小时血糖为 8.7mmol/L。体质辨识结果为气虚血瘀体质，表现为乏力、面色苍白、舌质淡、脉沉缓。

干预方案

1. 动态血糖监测

借助 CGM 设备监测患者的每日血糖波动，特别关注每餐后 15 分钟、30 分钟、1 小时、2 小时及 3 小时的血糖变化情况。发现患者在摄入高糖、高脂

肪食物（如油炸食品、甜点）后，血糖迅速上升，在餐后 30 分钟和 1 小时达到峰值，且餐后 2 小时血糖仍偏高。

2. 个性化饮食方案

根据监测数据，调整饮食结构，减少高糖、高脂肪食物的摄入，增加富含膳食纤维的全谷物、绿叶蔬菜及优质蛋白质的摄入。午餐和晚餐时注意选择低 GI 食物，如豆类、瘦肉和蔬菜汤，并避免油炸食物和含糖饮料。

3. 中医调理

以健脾益气、活血化瘀为主，采用益气活血的中药如黄芪、当归、丹参等，结合针灸调理气血。同时建议减少寒凉食物的摄入，避免生冷和过多的甜食，以改善气虚血瘀的体质。

4. 运动建议

每天在餐后 30 分钟进行轻度有氧运动，如快步走，以帮助控制餐后血糖；同时，结合每周 3 ~ 5 次的中等强度运动，如骑自行车、游泳等，以增强体质，进一步改善血糖控制。

干预效果：干预 12 周后，患者的空腹血糖降至 5.6mmol/L，餐后 2 小时血糖降至 7.5mmol/L，BMI 下降至 25.8kg/m^2。动态监测显示，餐后血糖的波动幅度明显减小，尤其在减少高糖、高脂肪食物摄入后，血糖峰值显著降低。患者自述乏力感得到改善。

患者反馈

患者在整个干预过程中对个性化干预方案的反馈整体积极。以下是患者的具体反馈：

1. 对饮食调整的感受

患者初期对饮食调整有一定的抵触，特别是在减少碳水化合物摄入方面，感觉饮食选择受限，常出现饥饿感，情绪波动也较大。然而，随着时间的推移，患者逐渐适应了新的饮食习惯，并开始认识到其对血糖控制的积极作用。他表示，新的饮食方案使他能够保持较为稳定的血糖水平，并且逐渐发现，适当增加的膳食纤维和蛋白质摄入不仅改善了血糖控制，还使他的饱腹感增强，进而有助于控制体重。

2. 对动态血糖监测的体验

CGM 技术使患者能够实时查看血糖波动数据，他反馈称这一点对他的自我管理大有裨益。通过监测数据，患者能够清晰地看到不同食物和活动对血糖的具体影响，这极大地增强了他对饮食和运动调整的信心。患者特别提到，看到血糖水平的即时反馈后，他更加自觉地进行饮食控制，并因此坚持了健康的生活方式。

3. 对中医干预的感受

患者对中医药调理的反馈也较为积极。他表示，中药治疗和针灸带来的改善在身体上表现为精力充沛、睡眠质量提升以及整体免疫力的增强。他特别提到，之前的疲劳感明显减轻，精神状态有所改善，这对他的日常生活和工作产生了积极的影响。尽管中药的服用初期可能存在一些不适，但在医生调整剂量和改善服药方式后，他逐渐适应了这种治疗方式。

4. 对综合干预效果的评价

患者对整体干预方案的评价是积极的。他认为，通过中西医结合的综合干预，不仅在血糖控制方面取得了显著成效，而且在生活质量上也得到了显著改善。患者特别认可干预方案的个性化和灵活性，他认为这种因人而异的治疗方案让他感受到被重视和关怀，从而提高了他对干预的依从性，坚定了他坚持治疗的决心。

（三）依从性分析

1. 依从性的挑战

（1）饮食干预的初期适应：在干预初期，患者在饮食依从性上存在一定挑战。减少碳水化合物摄入导致患者出现短期的不适感，如饥饿感和情绪波动。为了提高依从性，干预团队采用渐进式调整饮食方案，并提供了详细的营养教育和支持，帮助患者逐步适应新的饮食模式。

（2）中药服用的坚持问题：在服用中药初期，患者对中药的口感和服用频率有所抱怨。为了提高患者的依从性，干预团队在中药的选择上进行了优化，并与患者讨论了药物的服用方法和剂量的调整。通过这些措施，患者逐渐接受了中药治疗，并对其疗效表示认可。

2. 依从性提高的措施

（1）定期随访与支持：干预团队定期与患者进行沟通，提供心理支持和饮食指导，以提高患者的依从性。通过电话、在线平台或面谈等方式，团队能够及时解答患者的问题，调整干预方案，并给予激励和鼓励，帮助患者坚持干预计划。

（2）数据反馈与教育：利用CGM技术的数据反馈，干预团队向患者展示了饮食和生活方式对血糖的直接影响。这种数据驱动的方法有效地增强了患者对干预措施的认同感，并促进了其行为的改变。团队还提供了个性化的教育资料和实践建议，帮助患者更好地理解和应用干预措施。

（3）调整干预方案：根据患者的反馈和依从性情况，干预团队及时调整了干预方案。例如，在饮食调整方面，团队根据患者的反馈优化了食谱，并提供了更多的食物选择，以满足患者的口味和营养需求；在中药治疗方面，通过调整剂量和改善药物的使用方式，提升了患者的服药体验。

总体而言，患者对个性化干预方案的反馈积极，这表明这种综合干预措施在糖尿病前期管理中具有显著效果。尽管在实施过程中存在一些挑战，但通过科学的调整和个性化的支持，患者的依从性得到了有效提高，干预效果也得到了验证。这些经验为未来类似的干预提供了宝贵的参考和借鉴。

五、模式评价与优化建议

本研究的核心在于构建并验证一种基于动态血糖监测（CGM）技术与中医辨证施治相结合的个性化健康管理模式。该模式特别适用于糖尿病前期的管理，旨在通过精准监测和个体化治疗，达到防止糖尿病进展的目的。在这部分内容中，我们将详细探讨这一模式的应用效果、优势与劣势，并提出未来的优化建议。

（一）应用效果评价

应用效果评价的核心在于衡量该模式对患者健康指标的改善程度以及对病情进展的影响。在这一过程中，我们通过多项指标对个性化健康管理模式的有效性进行了评估。

1. 健康指标改善与病情进展的对比分析

在本研究中，健康指标的改善主要包括空腹血糖（FPG）、糖化血红蛋白（HbA1c）、餐后血糖（PPG）以及胰岛素敏感性指数（ISI）等。通过与传统糖尿病前期管理方法进行对比分析，我们发现使用动态血糖监测与中医辨证施治相结合的模式后，患者的各项健康指标均有显著改善。

动态血糖监测提供了连续的血糖数据，使医生能够精准掌握患者的血糖波动情况，尤其是能够识别出餐后高血糖和夜间低血糖等传统监测方法难以捕捉的血糖异常情况。中医辨证施治则通过个体化的治疗方案，从整体上改善了患者的代谢状态，增强了胰岛素的敏感性，降低了胰岛素抵抗。这种多维度的干预模式，使得糖尿病前期患者的血糖控制更加稳定，病情进展得到了有效遏制。

此外，患者的生活质量也得到了显著提升。通过长期的中医药调理，患者的体力、精神状态和睡眠质量均有所改善。这些变化不仅有助于提高患者的依从性，还进一步增强了健康管理的效果。

2. 个性化方案在实际应用中的效果总结

个性化方案的核心在于根据患者的具体情况灵活调整治疗方案。在应用过程中，动态血糖监测为医生提供了实时的数据支持，使得治疗方案能够根据患者的血糖波动情况进行动态调整。这种灵活性大大提高了干预的有效性，降低了血糖过高或过低的风险。

中医辨证施治则通过对患者体质类型的辨识，制订针对性的中医药治疗方案。例如，对于痰湿体质的患者，使用健脾化痰的中药组合，可以在改善血糖控制的同时，减轻患者的肥胖和疲劳症状；对于气阴两虚的患者，通过益气养阴的调理，不仅提高了胰岛素的敏感性，还增强了患者的整体抗病能力。

这些个性化方案在实际应用中显示出了良好的效果。研究表明，采用该模式的患者血糖波动幅度显著减小，胰岛素敏感性提高，整体健康状况得到明显改善。这些效果不仅体现在短期的血糖控制上，还在长期的疾病管理中展现出了显著的优势。

（二）模式的优缺点分析

尽管该模式在糖尿病前期的管理中展现出了显著的效果，但在实际应用中也面临着一些挑战。通过对模式的优缺点进行系统分析，可以为未来的优化提供指导。

1. 动态血糖监测与中医辨证施治结合的优势

该模式的最大优势在于将西医科学技术与中医药理论相结合，形成了一种兼具精确性和整体性的健康管理方式。动态血糖监测技术提供了连续的血糖数据，使得医生能够实时了解患者的血糖波动情况，及时调整干预措施。这种精细化的管理方式，使得患者的血糖控制更加稳定，避免了传统间歇性监测可能遗漏的血糖异常情况。

中医辨证施治通过辨识患者的体质类型和病症特点，制订个性化的治疗方案，从根本上改善了患者的代谢状态，增强了胰岛素的敏感性。例如，在研究中发现，通过中医药调理，患者的体质得到了改善，整体健康状况显著提升，糖尿病发生的风险得到了有效控制。

此外，这种结合模式不仅在医学层面取得了成功，还在患者的生活质量和依从性方面表现出色。通过中医药的调理，患者的精神状态和体力得到改善，睡眠质量提高，生活质量显著提升。这些积极的变化进一步提高了患者的治疗依从性，增强了干预效果。

2. 实施过程中遇到的挑战与改进空间

尽管该模式在实际应用中取得了良好的效果，但也面临一些实施上的挑战。首先，动态血糖监测设备的高成本和操作复杂性可能限制其在更大范围内的推广。尽管随着技术的发展，设备的价格有所下降，但对于经济条件较差的患者来说，仍然是一笔不小的开支。此外，设备的准确性和使用便捷性也有待进一步提升，以减轻患者的使用负担。

其次，中医辨证施治在临床应用中由于个体差异较大，治疗效果难以实现标准化。中医药的治疗依赖于医生的经验和患者的主观反馈，缺乏像西医那样精确的量化标准，这在一定程度上影响了治疗效果的一致性。因此，在实际应用中，如何提高中医辨证施治的标准化和规范化水平，成为了需要进一步研究和解决的问题。

最后，患者的依从性问题仍然是影响模式效果的一个关键因素。尽管个性化方案能够根据患者的实际情况进行调整，但如果患者不严格遵循方案执行，效果将大打折扣。通过加强患者教育、建立有效的激励机制等方式来增强患者的依从性，是未来优化和推广该模式的重要方向。

（三）未来优化建议

为了进一步提升该模式的效果并推广至更广泛的人群，未来需要在多个方面进行优化。

1. 数据技术与中医结合的进一步探索

未来，随着数据技术的发展，尤其是人工智能和大数据分析在医疗领域的应用，将为中医与西医的结合提供更多、更大的可能性。通过引入智能算法对动态血糖数据进行深入分析，医生可以获得更具洞察力的治疗建议。例如，人工智能可以通过学习海量患者的动态血糖数据和中医治疗案例，为医生提供个性化的治疗建议，进而提高治疗的准确性和效果。

此外，AI技术还能通过分析患者的体质、病症和生活方式等因素，帮助医生更精确地进行中医辨证施治。例如，AI可以通过数据分析识别出不同体质患者的共性和个性特征，从而为每个患者量身定制最适宜的中医治疗方案。这种以数据驱动的中医治疗模式将极大地提升治疗效果，并使中医治疗更加科学化和标准化。

2. 健康管理模式在更大范围内推广的可行性建议

在推广方面，首先需要政府和医疗机构的支持，通过政策引导和财政补贴降低动态血糖监测设备的成本，增加其可及性。同时，开展广泛的健康教育活动，提高公众对糖尿病前期管理重要性的认识，促使更多患者接受这一健康管理模式。

此外，推广策略应根据不同地区的实际情况，因地制宜地调整。例如，在中医资源丰富的地区，可以更多地依赖中医药的调理，而在科技发达地区，则可以更多地应用现代数据技术进行精准管理。通过这种因地制宜地推广策略，可以提高模式的适应性和可行性，确保在更广泛的人群中取得成功。

3. 临床研究与实践验证的持续推进

为了确保该模式在更多人群中的有效性和可行性，未来应继续进行多中心、大规模的临床研究，积累更多的实践数据。通过这些研究，可以进一步验证该模式的普适性，并为其优化提供依据。例如，可以探索不同体质类型的患者对该模式的反应差异，找出最适合这一模式的患者群体，从而提高治疗的个性化水平。

此外，临床研究还应关注长期效果，通过对患者进行长期随访，评估该模式对糖尿病预防的持久性效果。这些研究，可以为该模式的进一步优化提供科学依据，并为其在更大范围内的推广奠定基础。

（四）中西医结合的未来发展趋势

中西医结合是未来医疗发展的一个重要方向。在本研究中，动态血糖监测技术与中医辨证施治的结合初步彰显了中西医结合在糖尿病前期管理中的巨大潜力。未来，随着中西医结合理念的深入发展和技术的不断进步，这一模式有望应用于更多的疾病管理领域。

例如，在心血管疾病的管理中，可以借助动态监测心脏功能指标，并结合中医药调理心血管系统，实现对心血管疾病的综合管理。同样，在慢性肾病的管理中，结合现代监测技术和中医药调理肾功能的治疗方案，也有望取得类似的成功。

（五）模式推广中的社会与经济效益分析

在推广这一健康管理模式的进程中，不仅可以改善糖尿病前期患者的健康状况，还可以带来显著的社会和经济效益。通过预防糖尿病的发生，减少糖尿病相关并发症的出现，可以大幅降低医疗支出，从而减轻社会和家庭的经济负担。此外，提升患者的生活质量，减少病假和劳动能力丧失，也将产生巨大的社会效益。

政府和医疗机构应认识到推广这一模式的多重效益，并积极推动其在全国范围内的广泛应用。通过政策支持和财政补贴，降低患者的经济负担，加速模式的普及，这将有助于实现全民健康的目标。

六、结论与展望

（一）结论

1. 综合性健康管理模式的成效

在糖尿病前期的管理中，本文提出的基于动态血糖监测技术与中医辨证施治相结合的个性化健康管理模式取得了显著的效果。通过这一模式，患者不仅能够实时了解血糖的动态变化，还能根据个体的中医体质进行个性化调理，从而在短期内有效控制血糖水平，降低糖尿病的发病风险。医学研究表明，糖尿病前期是一个可逆的状态，早期干预能够显著降低糖尿病的发病率。然而，传统的管理方法，如单纯依赖药物或一般的饮食建议，往往无法满足患者的个体需求。本文所提出的模式，通过整合现代科技与传统医学，弥补了这一不足，为糖尿病前期患者提供了更为全面和精准的管理方案。

首先，动态血糖监测技术（CGM）的应用为患者提供了全天候的血糖数据支持，能够捕捉到常规血糖监测方法难以发现的血糖波动，如餐后高血糖或夜间低血糖。通过这些数据，医生可以更精准地调整患者的饮食、运动和药物治疗方案，确保血糖始终处于理想范围内。此外，CGM 技术还为患者提供了更直观的反馈，帮助他们更好地理解饮食、运动等生活方式因素对血糖的影响，从而提高了患者的自我管理能力。

与此同时，中医辨证施治的引入则进一步丰富了糖尿病前期管理的内涵。中医强调"治未病"的理念，即在疾病尚未形成之前，通过调整人体的阴阳平衡、气血通畅等方式，防止疾病的发生或恶化。对于糖尿病前期患者而言，中医辨证施治不仅可以通过中药调理、针灸治疗等方法改善胰岛素敏感性、促进血糖代谢，还能够通过调整患者的体质，增强其整体抗病能力。在本文的实践案例中，许多患者在接受中医辨证治疗后，不仅血糖水平得到了有效控制，整体健康状态也得到了显著改善。

2. 模式的应用效果与局限性

通过对多个实践案例的分析，我们可以清晰地看到这一模式在实际应用中的显著效果。例如，患者的健康指标，如空腹血糖、糖化血红蛋白水平等，均有明显改善。许多患者在实施这一模式后的几个月，糖尿病前期的状态得到了逆转，部分患者甚至完全恢复到了正常血糖水平。此外，患者的生活质量也得到了显著提升，许多患者反馈在采用这一模式后，精力更充沛、睡眠质量更好，整体健康状况有了明显的改善。

然而，这一模式在实际应用中也面临着一些挑战和局限性。一方面，动态血糖监测技术虽然提供了丰富的数据支持，但其高昂的成本和复杂的操作流程可能在一定程度上限制其在更大范围内的推广。另一方面，中医辨证施治的效果虽然得到了广泛认可，但其疗效往往因人而异，且依赖于医生的经验和判断，缺乏统一的标准化操作流程。这些问题表明，在未来的推广过程中，我们需要进一步优化和改进这一模式，确保其在不同的患者群体中都能发挥最佳作用。

3. 中西医结合的创新实践

本文所探讨的模式不仅是在糖尿病前期管理中的一次有益尝试，也为中西医结合的实践提供了新的思路。在过去的几十年里，中医药在糖尿病管理中的作用逐渐受到重视，但中医药的研究和应用往往缺乏现代科技的支持。本文通过引入动态血糖监测技术，为中医辨证施治提供了更加精准的数据支持，增强了中医药在糖尿病管理中的科学性和可操作性。

此外，这一模式还体现了个性化治疗的重要性。每个糖尿病前期患者的病情发展和体质情况都不尽相同，因此，针对每个患者的个体差异进行个性化的治疗显得尤为重要。本文所提出的模式借助动态血糖监测技术的实时反馈，以及中医辨证施治的个性化调理，实现了真正意义上的个性化治疗。这不仅提高了患者的治疗效果，也增强了患者的治疗依从性。

（二）展望

1. 技术的进一步发展与应用

未来，随着科技的进步和医学研究的深入，动态血糖监测技术（CGM）有望进一步发展，为糖尿病前期的管理提供更为强大的支持。一方面，未来的 CGM 设备将更加注重提高传感器的精度和稳定性，减少传感器漂移和误差，确保所监测数据的准确性和可靠性。同时，随着生产工艺的改进和市场需求的增加，CGM 设备的成本有望逐渐下降，使其更具价格可负担性，从而为更多的患者提供服务。

另一方面，未来的 CGM 设备还有望集成更多功能，如自动预警系统和智能数据分析，借助人工智能和大数据技术，设备能够实时分析患者的血糖波动模式，预测潜在的高危时刻，并为医生提供个性化的治疗建议。这些技术的应用将使糖尿病前期的管理更加智能化和精准化，进一步提高患者的治疗效果和生活质量。

2. 中医与西医的深度融合

在糖尿病前期的管理中，中医辨证施治与西医科学技术的深度融合仍然是未来研究的重要方向。中医作为一种古老而有效的医疗体系，在预防和治疗慢性病方面具有独特的优势。未来的研究应进一步探讨如何在糖尿病前期的管理过程中充分发挥中医药的作用，与西医科学技术相结合，形成更为全面和个性化的健康管理模式。

例如，可以借助西医的分子生物学技术，研究中药对胰岛素敏感性和糖代谢的具体影响机制，从而为中医辨证施治提供更为科学的依据。此外，还可以探索如何将中医的个性化治疗理念与西医的精准医疗技术相结合，为糖尿病前期患者提供更为个性化的治疗方案。

3. 健康管理模式的推广与应用

随着我国糖尿病前期患者数量的不断攀升，基于动态血糖监测技术与中医辨证施治的个性化健康管理模式在更大范围内推广的必要性日益凸显。未来的健康管理模式不应仅限于糖尿病前期患者，还应拓展至其他慢性病的预防和管理中，通过多学科的合作，推动健康管理模式的普及和应用。

在推广过程中，应充分考虑不同地区、不同文化背景下的适应性问题。例如，在经济欠发达的地区，可以通过商业保险和医疗补助等方式，降低患者使用动态血糖监测设备的经济负担，从而提高模式的普及率。在经济发达地区，可以通过社区健康管理中心的建设，推广中医药的使用和健康生活方式的普及，确保模式的可持续发展。

4. 持续的临床研究与实践验证

为了进一步提高模式的有效性和可操作性，未来的研究应加强对不同人群、不同病程阶段的临床研究，积累更多的实践数据，推动模式的不断优化。同时，鼓励多中心、大规模的临床试验，以验证模式的普适性和长期效果。这将为模式的进一步推广提供坚实的科学依据。

5. 政策支持与社会参与

最后，模式的推广和应用离不开政策的支持与社会的广泛参与。政府应出台相关政策，鼓励和支持中医药与西医科学技术相结合的创新实践，并提供必要的财政和技术支持。此外，社会各界也应积极参与到这一模式的推广中来，通过科普宣传、健康教育等方式，提高公众对这一模式的认识和接受度，为模式的推广创造良好的社会环境。

综上所述，基于动态血糖监测技术与中医辨证施治的个性化健康管理模式在糖尿病前期管理中展现出了广阔的应用前景。然而，随着技术的进步和研究的深入，我们仍需不断探索和优化，以便为患者提供更为精准、有效的健康管理服务。未来，我们期待这一模式在更多领域得到推广应用，助力全民健康水平的提升。

参考文献

[1]ElSayed, N. A., Aleppo, G., Aroda, V. R., et al. Classification and Diagnosis of Diabetes: Standards of Care in Diabetes–2023[J]. Diabetes Care, 2023, 46(Suppl 1): S19–S40.

[2]Tabák A. G. , Herder C. , Rathmann W. , et al. Prediabetes: A High–risk State for Diabetes Development[J]. The Lancet, 2012, 379(9833): 2279–2290.

[3] 杨倩,杨丽霞,邱连利,等.中医治疗糖尿病前期的研究进展 [J].中医临床研究, 2021, 13(1): 137–141.

[4]Xu L., Li Y., Dai Y., et al. Natural products for the treatment of type 2 diabetes mellitus: Pharmacology and mechanisms[J]. Pharmacological Research, 2018, 130: 451–465.

[5]Cowart K., Updike W. H., Franks R. Continuous glucose monitoring in persons with type 2 diabetes not using insulin[J]. Expert Review of Medical Devices, 2021, 18(11): 1049–1055.

[6]Heinemann L., Freckmann G. CGM versus FGM; or, continuous glucose monitoring is not flash glucose monitoring[J]. Journal of Diabetes Science and Technology, 2015, 9(5): 947–950.

[7] 包玉倩.动态血糖监测技术的临床应用 [J].中华内分泌代谢杂志, 2017, 33(6): 460–464.

[8]Estruch R., Ros E., Salas–Salvadó J., et al. Primary prevention of cardiovascular disease with a Mediterranean diet[J]. New England Journal of Medicine, 2018, 378(25): e34.

[9]Jenkins D. J., Kendall C. W., McKeown–Eyssen G., et al. Effect of a low–glycemic index or a high–cereal fiber diet on type 2 diabetes: A randomized trial[J]. JAMA, 2008, 300(23): 2742–2753.

[10]Ludwig D. S., Hu F. B., Tappy L., et al. Dietary carbohydrates: Role of quality and quantity in chronic disease[J]. BMJ, 2018, 361: k2340.

[11]Tian J., Jin D., Bao Q., et al. Evidence and potential mechanisms of

traditional Chinese medicine for the treatment of type 2 diabetes:A systematic review and meta–analysis[J]. Diabetes Obes Metab, 2019, 21: 1801–1816.

[12]Zhao H. L., Tong P. C. Y., Chan J. C. N. Traditional Chinese medicine in the treatment of diabetes[J]. Nutritional Management of Diabetes Mellitus and Dysmetabolic Syndrome, 2006, 11: 15–29.

[13]Li W. L., Zheng H. C., Bukuru J., et al. Natural medicines used in the traditional Chinese medical system for therapy of diabetes mellitus[J]. Journal of Ethnopharmacology, 2004, 92(1): 1–21.